杨维杰

针灸五输穴应用发挥

杨维杰 著

中国健康传媒集团

中国医药科技出版社

内 容 提 要

本书为介绍五输穴理论和临床应用的专著。全书分为五输穴基础理论和五输穴应用两篇。基础理论篇整体介绍五输穴之意义、属性、命名、位置及原理；应用篇详述五输穴的古今各家用法及作者应用五输穴的经验。适合从事中医临床、针灸临床、针灸研究者和爱好者参考阅读。

图书在版编目（CIP）数据

杨维杰针灸五输穴应用发挥/杨维杰著．—北京：中国医药科技出版社，2021.12

ISBN 978 – 7 – 5214 – 2305 – 1

Ⅰ．①针… Ⅱ．①杨… Ⅲ．①针灸疗法 Ⅳ．①R245

中国版本图书馆 CIP 数据核字（2021）第 052951 号

美术编辑 陈君杞
版式设计 友全图文

出版　**中国健康传媒集团**｜中国医药科技出版社
地址　北京市海淀区文慧园北路甲 22 号
邮编　100082
电话　发行：010 – 62227427　邮购：010 – 62236938
网址　www.cmstp.com
规格　710×1000mm $\frac{1}{16}$
印张　18 $\frac{1}{4}$
字数　314 千字
版次　2021 年 12 月第 1 版
印次　2024 年 5 月第 4 次印刷
印刷　河北环京美印刷有限公司
经销　全国各地新华书店
书号　ISBN 978 – 7 – 5214 – 2305 – 1
定价　**59.00 元**

获取新书信息、投稿、为图书纠错，请扫码联系我们。

前　言

　　五输穴为针灸临床常用特定腧穴，系以每经之井、荥、输、经、合穴为主，其位置手不过肘、足不过膝，取穴简捷方便而安全，配合其每穴五行属性，作为每一经络之全息点，善于应用者灵活变化，可治疗脏腑内外之病，发挥极高之临床疗效。

　　惜当年市面迄无此类专著发行，虽有部分针灸书籍及刊物论及五输穴的概念与用法，然不免过于分散，或叙说有限，终究不能顾及全面。

　　维杰值教学及临床之便，时时留心，处处注意，经 10 余年之搜集、整理、体会，得将古今各家说法及用法，融入个人经验，汇编为册。1981 年夏，余于"针灸深造研究讲座"授课时，将其取为教材，专章讲述，反映良好，同学一致要求速予出版，以利研习之便，遂重加校编，于 1981 年 12 月完成《针灸五输穴应用》一书并问世。

　　该书出版后深受读者喜爱，印行达十余版。时间匆匆，此书发行将近 40 年，40 年间余常思将经验及心得加以增订于其中，奈因诊务繁忙，只能利用诊余之暇尽量抽空编写增修，2019 年下半年，余集中精力最后冲刺，终于在 2020 年元月完成此新书。

　　在《针灸五输穴应用》问世后的 40 年间，仍然难得看见关于五输穴的专著，由于缺乏同类书籍参考，所以本书之内容绝大多数为本人之创意及心得，绝对有别于其他经穴书籍，而且此书之内容经过长年推敲印证，甚合临床实用，有别于 1981 年之旧著《针灸五输穴应用》。因此将本书定名为《杨维杰针灸五输穴应用发挥》。

　　对于本书，虽然个人付出极大心力，但任何著作都不可能是一次就圆满无缺的，尤其是医学科学类著作，因此还望广大读者多予提供经验与意见，俾便未来为本书不断充实内容。

杨维杰
2020 年 3 月于洛杉矶罗兰岗

目 录

基础理论

基础理论

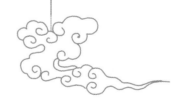

第一章
五输穴之意义

    五输穴是十二经分布于肘膝以下的五个特定输穴，简称五输穴，就是井、荥、输、经、合五个穴，因五输穴各有其特定五行属性，所以又有人将之称为五行穴，它是古人用作气血运行盛衰的比喻，因此每个穴位也就有其不同的作用。

    关于五输穴的意义，《灵枢·九针十二原》说："五脏五输，五五二十五腧；六腑六输，六六三十六输。经脉十二，络脉十五，凡二十七气；以上下所出为井，所溜为荥，所注为输（《灵枢·本输》还有所过为原），所行为经，所入为合。二十七气所行，皆在五输也。"这是说五脏即肝、心、脾、肺、肾，每经各有五个输穴（即井、荥、输、经、合），合计二十五个腧穴。或许由于"心不受邪，心包代之"，所以只有手厥阴的五输穴，而无手少阴的五输穴。晋代皇甫谧突破了"心不受邪，心包代之"的观点，分别以少冲、少府、神门、灵道和少海五穴，填补了手少阴心经五输穴的空白。自此十二经五输穴始为完备。这样六脏（肝、心、脾、肺、肾、心包）实际应有三十输穴，六腑即胆、胃、大肠、小肠、膀胱、三焦，每经各有六个输穴（即井、荥、输、原、经、合），合计三十六穴（六脏没有原穴，以输代原，因原穴与输穴在五行中必为同一属性，所以虽有人另立章说明，但仍有人将之列入五行穴述说）。五输穴共计有六十六穴。

    六腑六脏之经脉相合，即所谓之"经脉十二"。经脉之分支为络脉，每一经皆有一络，足太阴脾另多一络，加上任、督脉之络脉，即所谓之"络脉十五"。"凡二十七气"即指十二经脉与十五络脉而言，其中的"气"应看作是血气，血气在体内流动不息，就如同江河一样，而且也有支干的分别及大小的不同，《灵枢·经水》曾说："经脉十二者，外合于十二经水，而内居于五脏六腑。夫十二经水者，其有大小深浅广狭远近各不同，五脏六腑之高下、小大、受谷之多少亦不等。"前面所说之"所出为井，所溜为荥，所注为输，所行为经，所入为合"就在阐明此意义。

这里将十二经脉之气的流注运行比喻为江河中的水流现象，渐次由远及近，由小到大，由浅入深。它的意思就是说：经气所出，如水的源头，故称井，形容脉气浅小，其穴位于四肢爪甲之侧；经气流过之处，如刚出的泉水微流，故称荥，脉气稍大，其穴位于指（趾）掌（跖）。经气所灌注之处，如水流由浅入深，故称输，脉气较盛，其穴多位于腕踝关节附近；经气所行经部位，像水在通畅的河道中流过，故称经，脉气流注，其穴多位于腕踝附近及臂胫部；经气最后汇集，如百川的汇合入海，故称"合"，脉气深大，其穴位于肘膝关节附近。总体而言，五输穴之穴位"手不过肘，足不过膝"，取穴方便安全，而且实用有效。

历代各医家对井、荥、输、经、合和阳经另一个原穴的意义，也都曾有明白的阐释，尤其是《难经》对于五输穴的属性、意义、作用都有详尽的说明与发挥。《难经·六十三难》说："《十变》言：五脏六腑荥合，皆以井为始者，何也？然，井者，东方木也，万物之始生，故蚑行喘息，蜎飞蠕动，当生之物，莫不以春生，故岁数始于春，日数始于甲，故以井为始也。"《难经·六十五难》说："经言所出为井，所入为合，其法奈何？然，所出为井，井者，东方春也，万物之始生，故言所出为井也。所入为合，合者，北方冬也，阳气入脏，故言所入为合也。"归纳各家所言，扼要摘录如下。

一、井

井者，东方春也，万物始生，故所出为井（《难经·六十五难》）。井者，古称以泉源出水之处为井也。掘地得水之后仍以本为名，故曰井也。人之血气出于四肢，故脉出处以为井也。二十七气行上行下，其始所出之穴名为井穴，如水之所出，从山下之井始，如井泉之发，其气正深也。井者有水，乃淡渗皮肤之血，从井木而陷于脉中，注于输，行于经，动而不居，行至于肘膝，而与经络之气相合者也。这是秦越人将五输穴气血浅深出入的规律，用自然界万物生长发育的规律来比喻。

二、荥

荥者，水始出，其原流之尚微，故所流者为荥。荥者，《释文》为小水也，水从此而流则为荥穴。所溜为荥，急流曰溜，小水曰荥，脉出于井而溜于荥，其气尚微也。所溜为荥，脉内之血气，从络脉而渗灌于脉外，脉外之气血，从络脉而留注于肺中，外内出入之相通也。

三、输

输者，输送致聚也。《难经·六十六难》曰："五脏输者，三焦行气之所留止。"意为三焦之气所输送留止的穴位，为五脏原穴，即输穴也，如肺气与三焦之气，遂致聚于太渊，故名为输也。输者，注此而输运之也，由井、荥注于此而输于彼，其气渐盛也。所注为输，十二经脉之血气，本于五脏五行之所生，而脉外皮肤之气血出于五脏之大络，留注于荥、输。

四、原

原者，三焦所行之原也。三焦者，原气之别名，故所过为原。脐下动气为人之生命十二经之根本，故名曰原。三焦者，原气之别使，主行三气，经营五脏六腑，故原者，三焦之尊称也。是以五脏六腑，皆有原也。五脏以输为原者，以输是三焦所行之气留止处也。六腑者，阳也。三焦行于诸阳，故置一输名原，不应五时也。所以腑有六输，亦与三焦共一气也。

五、经

经者，水行经而过，故所行为经。所行为经，脉气大行经营于此，其正盛也。所行为经者，如经行之道路，所以通往来之行使，故所行之血气厥逆，则郁滞其间而不行，如往来之血气相和，则通行于经脉之中矣。

六、合

合者，北方冬也。阳气入脏故为合，谓其经脉自此而入脏与诸经相合也。如水出井以至海为合，如肺出指井至尺泽，合于本脏之气，故名为合。所入为合，乃脉内之血气，相合于肘膝之间。

各经的五输穴详见表 1 - 1。（注：下表六阳经之原穴，一说五行同于输穴，属木性。）

表 1-1　五输穴表

五输穴名	阳经						五行属性		阴经					
	三焦经(相火)	胃经(戊土)	小肠经(丙火)	胆经(甲木)	膀胱经(壬水)	大肠经(庚金)	阳经	阴经	心经(丁火)	肝经(乙木)	脾经(己土)	肺经(辛金)	肾经(癸水)	心包经(相火)
井(所出)	关冲	厉兑	少泽	窍阴	至阴	商阳	庚金	乙木	少冲	大敦	隐白	少商	涌泉	中冲
荥(所溜)	液门	内庭	前谷	侠溪	通谷	二间	壬水	丁火	少府	行间	大都	鱼际	然谷	劳宫
输(所注)	中渚	陷谷	后溪	临泣	束骨	三间	甲木	己土	神门	太冲	太白	太渊	太溪	大陵
原	阳池	冲阳	腕骨	丘墟	京骨	合谷	阳经原同于输,属木性	阴经以输为原属土性	神门	太冲	太白	太渊	太溪	大陵
经(所行)	支沟	解溪	阳谷	阳辅	昆仑	阳溪	丙火	辛金	灵道	中封	商丘	经渠	复溜	间使
合所入	天井	足三里	小海	阳陵泉	委中	曲池	戊土	癸水	少海	曲泉	阴陵泉	尺泽	阴谷	曲泽

按：一说阳经原穴附于经穴属火性。或谓介于输穴与经穴之间而并有输穴及经穴之性。

第二章
五输穴之五行属性

五输穴的五行属性，阴经与阳经的配合次序是不同的，其与临床应用的关系很大，必须熟记。《难经·六十四难》说："阴井木，阳井金，阴荥火，阳荥水，阴输土，阳输木，阴经金，阳经火，阴合水，阳合土。"就是说：阴经井木，依次为荥火、输土、经金、合水；阳经井金，依次为荥水、输木、经火、合土。

《难经·六十四难》又解释说："然，是刚柔之事也。阴井乙木，阳井庚金。阳井庚，庚者乙之刚也；阴井乙，乙者庚之柔也。乙为木，故言阴井木也，庚为金，故言阳井金也。余皆仿此。"这里将庚金与乙木就五行与天干融合说明（天干之五行系甲乙木，丙丁火，戊己土，庚辛金，壬癸水；其中甲、丙、戊、庚、壬属阳干，乙、丁、己、辛、癸属阴干）。阴与阳相对、刚与柔相对，阳刚阴柔，金刚木柔，刚柔相济，阳井金与阴井木，从五行关系来说是金能克木，但阳井为庚金，阴井为乙木，乙庚相合，阴阳相济而不相犯，构成所谓"夫妻"关系。其余四行：甲己合、丙辛合、丁壬合、戊癸合，依此类推。

这样的配置，阴阳本身是自生，但彼此之间则相克，虽为相克，但又系相合，实际则克中有生，这其中含有控制论的含义。

试以下表解说明之表2－1。

表2－1 五行合化表

阴干	阴经		五输穴		阳经	阳干
乙	木	←	井	—	金	庚
	↓				↓	
丁	火	←	荥	—	水	壬
	↓				↓	
己	土	←	输	—	木	甲
	↓				↓	
辛	金	←	经	—	火	丙
	↓				↓	
癸	水	←	合	—	土	戊

即：乙庚合化金，丁壬合化木，甲己合化土、丙辛合化水、戊癸合化火。呈相克关系。

上表横看，阴经阳经本身之五行虽属相生，直看则皆为相克，但从其天干来看，则又成为乙庚、丁壬、甲己、丙辛、戊癸之相合（详见"五门十变配穴治疗法"一章），亦即乙庚合化金，丁壬合化木，甲己合化土，丙辛合化水，戊癸合化火。

从上表来看：井是乙庚合化金，荣是丁壬合化木，输是甲己合化土，经是丙辛合化水，合是戊癸合化火。本来五输穴不论阴经阳经都是根据五行相生关系排列，但化合后井荣输经合的五行关系却成了金克木、木克土、土克水、水克火、火克金的相克关系。这就说明了阴经与阳经之间虽明为相克，实则制中有生，也就是说，表里二经是阴阳调合、相制相生的。

至于为什么木与阴井、金与阳井有关系呢？这又有两种说法：一般认为井是第一个输穴，就如同一年中的第一个季节——春季，草木也多在春季发芽开花，欣欣向荣，因此就把五行的木、五时的春和五输的井联系起来。而五输又系五脏为主，六腑为属，腑与脏相对，阳与阴相对，刚与柔相对，因而阴经的井穴属木，阳经的井穴属金，其余四输则均依此原则及顺序排列下去。

对于这个问题，张志聪则说："五脏之输出于井木者，五脏合地之五行以应生、长、化、收、藏之气，故从木火土金水而顺行；六腑之输出于井金者，六腑应天之六气，六气生于阴而初于地，从秋冬而春夏，此阴阳逆顺之气也。"这是说五输属性是参照天地阴阳的变化而来，五脏合五行，以春生为始，故以井木为先；六腑应六气，生于阴而始于秋，故其井金在首。

笔者研究：五行虽分为五，但若精简归纳则只阴阳而已，金水沉重而降属阴；木火清扬上升属阳。土则有燥土湿土，燥土属阳，湿土属阴；为什么五输穴阴经井穴起于木，阳经井穴起于金，有关的文章虽然很多，但似乎都抓不到核心。据我个人研究认为：此乃是由五行之气与质而决定的。

这个**首先**可从脏腑所在部位理解：膈以上为阳，肺、心两脏皆在膈上，其经络亦走上，循行于手，与其表里之大肠、小肠亦随之走手。脾、肝、肾皆位于膈下，其经络亦走下，循行于足，与其表里之胃、胆、膀胱亦随之走足。

其次，要了解十二经脉的流注。根据脏腑经脉十二时辰流注的顺序：始于寅时，终于丑时，每时配合一经，即肺经为寅时，大肠经为卯时，胃为辰时，脾经为巳时，心经为午时，小肠经为未时，膀胱经为申时，肾经为酉时，心包经为戌时，三焦经为亥时，胆经为子时，肝经为丑时。各经当其时为气血盛，过其时为气血衰。

然后，再从十二地支之冲合关系来看：**寅午戌三合火，亥卯未三合木，巳酉丑三合金，申子辰三合水**。则肺（寅）、心（午）、心包（戌），手上三条阴经三合火；三焦（亥）、大肠（卯）、小肠（未），手上三条阳经三合木。由于木、火清扬上升属阳，所以其经络走上部，走手。脾（巳）、肾（酉）、肝（丑），足部三条阴经三合金；膀胱（申）、胆（子）、胃（辰），足部三条阳经三合水。由于金沉水降属阴，所以其经络走下部走足（如图2-1）。

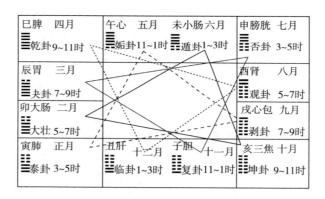

图2-1 十二经与十二地支冲合关系图

手足三阴三阳在中医经络循环交济之基本体现即阴升阳降，这是本于易理之坤卦为地，属阴在下；乾卦为天，属阳在上。地气上升，天气下降乃成天地交泰之象，天地大宇宙，人体小宇宙，阴升阳降象征着天地交泰、上下交济的天人合一观。

试以双腿站立、双手上举，则可见足三阴从足至胸，手三阴从胸走手，手三阳从手走头，足三阳从头走足，这充分体现了阴升阳降的精神。由于木火清扬上升，所以上升之阴经五输穴从木火起；金水重浊沉降，所以下降之阳经五输穴从金水起。

又，阴主血，阳主气，心肝（木火）主血，肺肾（金水）主气，阴经从木火起井荥，阳经从金水起井荥，亦与生理合。

这样的配置，阴经、阳经的穴位不同且相克，据《难经·六十四难》解释其意义大致是：阴与阳相对、刚与柔相对，阳刚阴柔，金刚木柔，刚柔相济，阴阳本身是自生，但彼此之间则相克，虽为相克，但又系相合，实际则克中有生，这其中含有控制论的含义，已如前述。

由于五输穴具有五行的属性这一特点，可以说五输穴就是经络的全息点，如同舌、耳、眼、脉皆有五行分布一样，也因此使每经皆能透过该经的五行穴治疗与其他各脏有关的疾病。而《内经》及《难经》的一些治疗用法，绝大多数即是五行疗法的发挥。其应用在同气相求疗法中运用尤其广泛而具实效，详见后述有关章节。

第三章
五输穴之命名

经穴的名称，仔细探究，深有意义，古人定穴取名的确甚费苦心，有的是从解剖部位来命名，有的则以其作用来定名，因此，了解穴名，认识穴名取穴之启示意义，不但有助于寻找穴位，帮助诊断，更能有助于治疗。

为了便于理解及记忆五输穴的位置，并认识其治疗功能，在此仅根据各家论述及个人之体会，将各经五输穴之命名大要叙述于下，以供参考，顾名可以思义，必将有助于医者诊疗应用。

一、手太阴肺经五输穴

1. 少商 少商为肺井木穴。肺属金，其音商，商而曰少者，经气之始生，又为肺经之根，脉气始发如浅水小流，故名少商。

2. 鱼际 鱼际为肺荥火穴。肺为金脏，火能克金，故此穴一般不言灸。所谓"际"者，赤白肉际也，本穴位于大拇指后，其处纹路交错如鱼，且本穴位于该处之赤白肉际，故名鱼际。

3. 太渊 太渊为肺经输穴及原穴，亦为脉之所会，为脉之渊源也。"太"则言其至为重要，其穴虽浅，作用却深，盖其对全身血脉有影响也，故名太渊。

4. 经渠 经渠位于寸口中，即关上部位。言经渠者，此处为经穴，又为冲渠要道，盖渠为水流之通道要冲，故称经渠。

5. 尺泽 尺泽为肺之合水穴。肺乃藏气之脏，山泽通气，此穴恰在太阴尺中，所谓"尺"者，盖言寸口至此处之距离为尺；此穴在凹窝中，亦像泽，故名尺泽。

二、手阳明大肠经六输穴

1. 商阳 商阳为大肠井穴，属金，五行之音为宫、商、角、徵、羽，商乃金音，大肠属金，为阳腑，故曰商阳。

2. 二间 二间为大肠荥穴，属水，金水相生。间，空隙也。手次指亦名食指，共三节。此穴在二节与三节之中间凹陷处，故曰二间。

3. 三间 三间为大肠输穴，属木，为手阳明脉之所注。此穴在食指本节后之凹陷处，为本经第三个穴位，故名三间。

4. 合谷 合谷为大肠手阳明之原穴，属木。居大指次指歧骨间，稍偏次指微前缺陷中。大指、次指相合处，即两骨相合如山谷处，故名合谷。

5. 阳溪 阳溪乃手阳明所行之经穴，属火。位于合谷穴之后、列缺穴之前。此处手指掌后仰，在大指与次指两筋间陷者中，其处有类山溪，故名阳溪。

6. 曲池 曲池为大肠手阳明之合穴，阳合为土。阳明多气多血，有余者泻之。穴在肘外辅骨稍前陷中，屈曲其肘，穴在肘外辅骨稍前凹陷似池处，屈肘取穴，故名曲池。

三、足阳明胃经六输穴

1. 厉兑 厉兑乃阳明所出之井金穴。厉，疠气也，故尸厥或胃家实者，皆可用锋针浅刺之。又说：厉，丑恶也；兑，尖端也。足次指受大指之排挤，其形恶厉，本穴又善治噩梦，故名厉兑。

2. 内庭 内庭乃胃经荥水穴。在足次趾外间，中趾内间，跗上半寸，两趾之正中，如一庭竖于内，故名内庭。既称内庭，故对子宫及腹部之病有卓效，盖子宫部位亦称内庭也。

3. 陷谷 陷谷乃胃输木穴。穴位在足二趾、三趾之间，本节后凹陷处，下陷如深谷，故名陷谷，又有认为陷谷命名系基于作用者，盖陷谷能治疗腹泻、胃下垂等下陷之症。

4. 冲阳 冲阳为胃经原穴。在足背高起处，有动脉应手，名跌阳脉。久病欲知腑气之强弱者，必诊此脉。冲为冲衢通道也，要冲也。冲又指集中，阳明多气多血，又有动脉于此，此一冲衢，故名冲阳。

5. 解溪 解溪乃胃之经穴，属火。上有胻骨，下有跗属，分解于此穴陷中，又此处正当系解鞋带处，故名解溪，俗称鞋带穴。

6. 足三里 足三里为胃经合土穴。三里穴名，手足阳明皆有，名同穴异，继起针灸家增一足字以别之。里有宽广之义。因胃为水谷之海，无所不到，有宽广之义，故称里。因距膝眼三寸，故称足三里。又《本输》篇称之为

"下陵三里"。为高必因丘陵，大阜曰陵，高于丘也。"陵"冠一"下"字，盖足三里穴不如手阳明三里之高上，故名之曰"下陵三里"。又有一说，三为木之生数，里为土之意，故本穴有调肝脾之用。

四、足太阴脾经五输穴

1. 隐白 隐白为脾经井穴。在足大趾下折纹中，其穴常隐而肉色白，故名隐白。又有一说，隐为藏，白为金色，穴属五行之土，土气发于此，金（白）气亦潜生之，故名隐白。

2. 大都 大都为脾经所溜之荥穴。古代邑有先庙曰都。《周礼·地官》：四县曰都。脾为土脏，乃四象之母。此穴为荥穴，属火，为土之母。又，都为土会，脾主四肢，亦合乎四县为都之义，又合乎四县四都之义，故名大都。其穴在足大趾本节高起之后，赤白肉皆丰满。

3. 太白 太白为脾经输土穴。为土中之土，土能生金，太为始，金色白，故称太白。又，穴之所在处，足内侧肉色较足跗足底白，望其色而名之，故称太白。穴在足内侧核骨下。

4. 商丘 商丘为脾经经金穴。丘者土丘也，内踝形似丘，商为西金之音，本穴属金，故取名商丘。又，脾经此穴以下之穴位皆在足面，位置低，由此起开始登高且亦略为高起，故名商丘。

5. 阴陵泉 阴陵泉为脾经合水穴。在膝下内侧、辅骨下陷中，膝突如陵。泉为水源，此穴能健脾利湿通水如泉。又阴陵泉与阳陵泉相对，位于足内侧，属阴，而且能利尿，对于水湿之证甚为有效，故名阴陵泉。此穴一般不言灸，因为脾为土脏，土中含湿则万物得以生长，如灸之，灼其泉源，则土燥而不能育物。

五、手少阴心经五输穴

1. 少冲 少指手少阴，少又可喻为小。少阴之所冲也。本穴为手少阴心经冲出之所在，故名之少冲。

2. 少府 府，引申为聚集之义。本穴为手少阴脉气汇聚之处，故名少府。

3. 神门 心者，君主之官，神明出焉，心主藏神。门为出入之处。此穴为心气所出入之处，故名神门。

4. 灵道 心藏神。灵，神也；道指通路。本穴为心脉之通道，故名灵道。

5. 少海 百川之会归称之为海，少海穴在肘内廉节后凹陷处，为手少阴脉气汇聚之处，故名少海。

六、手太阳小肠经六输穴

1. 少泽 少泽井金，乃手少阴交手太阳之起穴，为手太阴之发端，故谓之少。泽为润，手太阳主津液，故此穴名之少泽。

2. 前谷 前谷荥水穴。穴在小指本节前凹陷处，其处凹陷如谷，故名前谷。

3. 后溪 后溪小肠输木穴。在手小指本节之后，握拳时成峡谷状，故称后溪穴。内通督脉，乃灵龟八穴之一。

4. 腕骨 腕骨乃手太阳脉所过之原穴。在手外侧腕前一小骨（豌豆骨）下凹陷处，即名腕骨，因此对腕骨之风湿痹痛有卓效。

5. 阳谷 手太阳之经穴。在手外侧腕中，兑骨下（尺骨茎突前外下方）凹陷处，故名阳谷。

6. 小海 小海为合穴，属土。穴处凹陷形似海，又穴为小肠经气汇合之处，喻为小肠经脉之海，故名小海。

七、足太阳膀胱经六输穴

1. 至阴 至阴乃足太阳膀胱所出之井金穴。考经脉十二回环之次序，足太阳终于此穴，而交足少阴肾经，即从阳而至于阴分，由阳经至于阴经，故曰至阴。名称至阴，效果可至阴部，故治难产。

2. 通谷 通谷为足太阳所溜之荥穴。在足小指后之略凹处，其形如谷，为膀胱经必通之处，故名通谷。或说本穴为荥穴，荥，小水也，谷能通行小水，故谓之通谷。

3. 束骨 束骨为足太阳之输穴。前有足小趾本节骨，后有京骨穴上之大骨。此穴居外侧赤白肉际陷者中，为小趾本节骨及京骨之收束处，故曰束骨。

4. 京骨 京骨乃足太阳所过之原穴。京，大也。其穴在足外侧大骨之下。此大骨本名京骨，穴亦同名。本穴别名大骨。

5. 昆仑 昆仑乃足太阳所行之经穴。膀胱为水府。此穴居踝后，其位甚高，高起如山，较井、荥、输、原各穴皆高，故以此名其穴。又：古人认为昆仑为中国之脊，因此穴能治脊柱病，故曰昆仑。

6. 委中 委中乃足太阳膀胱经所入之合穴。穴在腘之中央，委曲而取之，故名委中。

八、足少阴肾经五输穴

1. 涌泉　涌泉为肾所出之井穴。藏真水于肾，肾者主水。万物皆生于水，喻穴为泉水初出之处。涌泉穴在脚底，人身之最低处，脉气从足底发出，犹如地出涌泉之状，故称涌泉。

2. 然谷　然谷为肾经所溜之荥穴，属火，水（肾）经火穴。盖寓坎中有一阳，无根之少火能生气，男子精冷、女子不孕可以取之。谷又通榖，此穴为水经火穴，能治命门火虚之完谷不化，使谷燃化之。又，此处陷下如谷，故名然谷。

3. 太溪　太溪为肾经输土穴。太，大也。该处甚为深下，狭长如溪，故名太溪。即所谓《金匮》少阴脉动之处，如太溪脉已绝，则病不可救。

4. 复溜　肾经经金穴，有补肾行水利尿之功，故名复溜。又，复为返还之意，溜作流义，足少阴之脉别入根中，复从内踝后二寸而溜于此。

5. 阴谷　阴谷为肾经合水穴，穴在内辅骨后下，大筋小筋间如谷，为足阴经最高而深藏不露之穴，故名阴谷。或曰肾为阴经，穴居下肢后侧腘内凹陷处，故名阴谷。

九、手厥阴心包络五输穴

1. 中冲　中冲为心包络之井穴，属木，为心包脉所冲出之处，因位于中指之端，故名中冲。

2. 劳宫　劳宫为心包络之荥穴，属火。劳，指劳动。该穴因位于掌心，掌为劳动最多之处，故名劳宫。

3. 大陵　大陵为心包经之输穴，属土，在掌后两骨结点之下，两大筋骨之凹陷处，其隆伏较大，掌骨如陵，故名大陵。

4. 间使　间使为心包络之经穴，属金。间使二字皆作去声，在内关后与外关别络相通，位于两筋之间，心包络通膻中，为臣使之官，故此穴名间使。

5. 曲泽　曲泽为心包络所入之合穴，在肘内廉大筋之下，陷者之中。"曲"作"屈"解，微屈其肘乃得之，其穴位深，泽有水聚之意，又与尺泽相邻，故曰曲泽。

十、手少阳三焦经六输穴

1. 关冲　关冲为三焦经之井穴，此穴居少冲、中冲之间，故曰关冲。又三焦经关乎上中下，此处为三焦经脉气冲出之处，故名关冲。

2. 液门 液门为三焦经荥穴，属水，门为出入之处。三焦者，决渎之官，水道出焉，水之精谓之液，水气出入之门户，故名之液门，有行水祛湿之功，治风湿颇效。又本穴对于促进血液循环助益甚大；用于消除疲劳具有卓效。

3. 中渚 中渚为三焦经输穴，属木，为手少阳所注，三焦水道似江，穴居其中（四、五两指中央）若江之有渚，故名中渚。

4. 阳池 阳池为手少阳三焦原穴，手腕阳面陷中，穴浅而圆如池状，故名阳池。

5. 支沟 支沟为手少阳三焦之经穴，穴前一寸有外关别络通内关，三焦水道流至此，别有一分支之沟渠，故名支沟。又该穴位于桡、尺两骨之间，其状如沟，故名支沟。

6. 天井 天井为手少阳三焦经脉所入之合土穴，三焦者水道出焉，即含井义。穴在肘外大骨后上一寸两筋骨罅间陷中，位置甚高，居于天位，故名天井。

十一、足少阳胆经六输穴

1. 足窍阴 足窍阴为足少阳胆之井穴，少阳者一阳，阳根于阴，故名窍阴。又，此从阳交于阴也，足少阳与足厥阴相交，通于窍也。

2. 侠溪 侠溪乃足少阳胆之荥穴。侠有夹义，穴在足小趾与足第四趾歧骨间，本节前之凹陷处，穴在两趾相夹间如溪，故名侠溪。

3. 足临泣 足临泣为足少阳之输穴，主目疾，取之可治目眩泪生翳诸证。目者，泣之所出，故曰临泣，为足少阳与足太阳交会处。

4. 丘墟 丘墟乃足少阳胆经之原穴。丘之大者曰墟。穴在足外踝下前凹陷处，其处似丘。又，《诗经·邶风》曰："升彼墟也。"墟，上声也，有升高之义。胆六输穴至此，转而升高，故名丘墟。

5. 阳辅 阳辅为足少阳之经穴，穴在外踝上辅骨前绝骨端，在辅骨之阳侧，故名阳辅。

6. 阳陵泉 阳陵泉乃足少阳胆经所入之合穴。此穴在膝外突出，穴旁之骨隆起如陵，如高陵出泉，与膝内侧阴面之阴陵泉斜对，故名阳陵泉。

十二、足厥阴肝经五输穴

1. 大敦 大敦为足厥阴井穴，穴在足大趾端内侧，其肉敦阜，因喻其趾端敦厚，故名大敦。

2. 行间 行间为足厥阴之荥穴，穴在大趾间动脉凹陷处，在足大趾与次趾两趾缝间，故名行间。

3. 太冲 太冲为足厥阴肝之输穴。太，大也；冲，通道也。本穴为肝经之大通道。又肾脉与冲脉合于此而盛大，故名太冲。肝藏血，女子太冲脉盛，则月事以时下。太冲又为九针十二原之原穴，诊此穴可知病之死生。

4. 中封 中封为足厥阴所行之经穴。穴在踝前陷中，仰足见凹陷，伸足显筋间，宛如两大筋所封闭，故名中封。

5. 曲泉 曲泉为足厥阴肝经之合水穴，水之高而有来源者，谓之泉。穴在膝内侧腘窝横纹端，辅骨之下，大筋之上，屈其膝乃能取得此穴，故名曲泉。

其他诸如列缺穴，位于阳溪穴上桡骨之裂隙上，故名列缺。偏历位于腕后三寸，行至阳溪上，偏向臂内，别阳经脉，而历络于手太阴之经，故名偏历。

总之，如果对于穴名能深入剖析，必能有更多发现，对于针灸治疗当更有所发挥。

目前流行之"董氏奇穴"，取名更是深有意义，了解其穴名含义，对于应用五输穴，当更能将其活用于临床，并将其发扬光大。

第四章
五输穴之位置

五输穴分布于肘膝以下，井穴位于四肢爪甲之侧，能开窍，为开；荥穴位于指（趾）掌（跖）；输穴位于腕踝关节附近，"俞"一般读作"输"，与"枢"同音，《素问·顺气一日分四时》云："病时间时甚者，取之输。"此与少阳小柴胡之枢类同；经穴位于腕踝附近及臂胫部；合穴位于肘膝关节附近，能治脏腑之病。五输穴之命名井（开）、荥、输、经、合（阖），可以说是穴位之开阖枢，与经络之开阖枢互为纵横（可参见余之多本著作之有关开阖枢部分），有异曲同工之妙。

兹依《针灸大成》及《医宗金鉴》所述列述五输穴之位置如下。

一、手太阴肺经

少商（LU11）（井木穴）

《医宗金鉴》：从鱼际穴循行手大指内侧之端，去爪甲如韭叶许，白肉际处。

《针灸大成》：大指内侧，去爪甲角如韭叶。

鱼际（LU10）（荥火穴）

《医宗金鉴》：从太渊穴上鱼，手大指本节后，内侧陷中散脉中白肉际。

《针灸大成》：大指本节后，内侧白肉际陷中。

太渊（LU9）（输土穴，亦为肺之原穴）

《医宗金鉴》：从经渠穴内循手掌后陷中。

《针灸大成》：掌后内侧横纹头。动脉中。

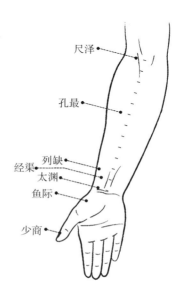

图 4-1　手太阴肺经

经渠（LU8）（经金穴）

《医宗金鉴》：从列缺穴循行寸口陷中。

《针灸大成》：寸口动脉陷中。

尺泽（LU5）（合水穴，金之水穴）

《医宗金鉴》：从侠白穴下行肘中，约纹上屈肘横纹筋骨罅中，动脉应手。

《针灸大成》：肘中约纹上动脉中，屈肘横纹筋骨罅陷中。

二、手阳明大肠经

商阳（LI1）（井金穴）

《医宗金鉴》：在手食指内侧端后，去爪甲角如韭叶许。

《针灸大成》：手大指、次指内侧，去爪甲角如韭叶。

二间（LI2）（荥水穴）

《医宗金鉴》：从商阳穴循食指上廉，本节前内侧陷中。

《针灸大成》：食指本节前内侧陷中。

三间（LI3）（输木穴）

《医宗金鉴》：从二间穴循食指本节后，内侧陷中。

《针灸大成》：食指本节后内侧陷中。

合谷（LI4）（原穴，亦为四总穴之一）

《医宗金鉴》：从三间穴循行手大指、次指歧骨间陷中。

《针灸大成》：手大指、次指歧骨间陷中。

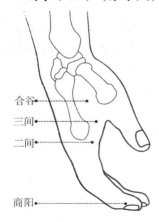

图 4-2 手阳明大肠经（1）

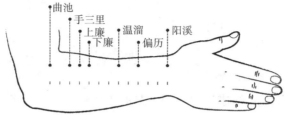

图 4-3 手阳明大肠经（2）

阳溪（LI5）（经火穴）

《医宗金鉴》：从合谷穴循行手腕中上侧，两筋间陷中，张大指、次指取之。

《针灸大成》：腕中上侧两筋间陷中。

曲池（LI11）（合土穴）

《医宗金鉴》：从手三里穴上二寸，以手拱胸屈肘，横纹头陷中取之。

《针灸大成》：肘外辅骨，屈肘横纹头陷中，以手拱胸取之。

三、足阳明胃经

厉兑（ST45）（井金穴）

《医宗金鉴》：从内庭下行足大指、次指之端，去爪角如韭叶许。

《针灸大成》：足大指、次指之端，去爪甲角如韭叶。

内庭（ST44）（荥水穴）

《医宗金鉴》：从陷谷下至足大指、次指本节前歧骨外间陷中。

《针灸大成》：足大指、次指外间陷中。

陷谷（ST43）（输木穴）

《医宗金鉴》：从冲阳下行二寸至足大指次指本节后陷中。

《针灸大成》：足大指、次指外向，本节后陷中，去内庭二寸。

冲阳（ST42）（原穴，《针灸大成》禁针）

《医宗金鉴》：从解溪下行足跗上，即脚面也，高骨间动脉。

《针灸大成》：足跗上五寸，去陷谷二寸，骨间动脉。

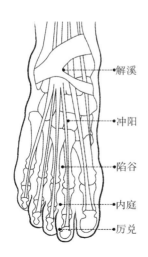

图 4 - 4 足阳明胃经（1）

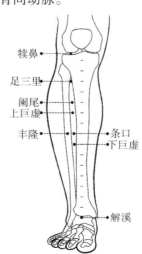

图 4 - 5 足阳明胃经（2）

解溪（ST41）（经火穴）

《医宗金鉴》：从丰隆内循下足腕上，中行陷中。

《针灸大成》：冲阳后寸半，腕上系鞋带处取之。

足三里（ST36）（合土穴）

《医宗金鉴》：从犊鼻下行，胻骨外廉，大筋内宛宛中。犊鼻即膝眼处也。

《针灸大成》：膝下三寸，胻骨外廉大筋内宛宛中，两筋肉分间。坐取之。

四、足太阴脾经

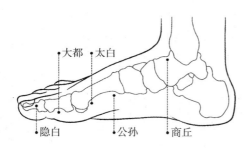

图 4-6　足太阴脾经（1）

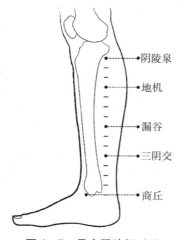

图 4-7　足太阴脾经（2）

隐白（SP1）（井木穴）

《医宗金鉴》：在足大指内侧端后，去爪甲角如韭叶许。

《针灸大成》：足大指端内侧，去爪甲角如韭叶。

大都（SP2）（荥火穴）

《医宗金鉴》：从隐白行足大指内侧，次节末骨缝，赤白肉际陷中。

《针灸大成》：足大指本节后内侧陷中，骨缝赤白肉际。

太白（SP3）（输土穴）

《医宗金鉴》：从大都行足大指后内侧，内踝前核骨下。

《针灸大成》：足大指内侧，内踝前核骨下陷中。

商丘（SP5）（经金穴）

《医宗金鉴》：从公孙上行内踝下，微前陷中。

《针灸大成》：足内踝骨下微前陷中，前有中封，后有照海，其穴居中。

阴陵泉（SP9）（合水穴）

《医宗金鉴》：从地机上行膝下，内侧屈膝横纹头陷中。

《针灸大成》：膝下内侧辅骨下陷中，伸足取之或屈膝取之，在膝横纹头下与阳陵泉相对，稍高一寸。

五、手少阴心经

少冲（HT9）（井木穴）

《医宗金鉴》：从少府行小指内，中行去爪甲角如韭叶。

《针灸大成》：手小指内侧，去爪甲角如韭叶。

少府（HT8）（荥火穴）

《医宗金鉴》：从神门行手小指本节末，外侧骨缝陷中。

《针灸大成》：手小指本节后，骨缝陷中，直劳宫。

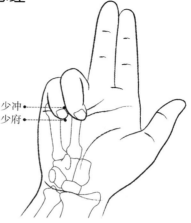

图 4-8　手少阴心经（1）

神门（HT7）（输土穴）

《医宗金鉴》：从阴郄行掌后锐骨端陷中。

《针灸大成》：掌后锐骨端陷中。

灵道（HT4）（经金穴）

《医宗金鉴》：从少海下行掌后一寸五分。

《针灸大成》：掌后一寸五分。

少海（HT3）（合水穴）

《医宗金鉴》：从青灵下行肘内廉，节后大骨外上，去肘端五分，肘内横纹头，屈肘向头取之。

《针灸大成》：肘内廉节后，大骨外，去肘端五分屈肘向头得之。

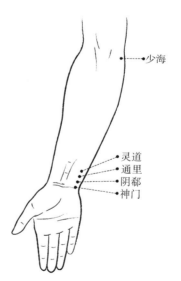

图 4-9　手少阴心经（2）

六、手太阳小肠经

少泽（SI1）（井金穴）

《医宗金鉴》：手小指外侧端，去爪甲角一分陷中。

《针灸大成》：手小指端外侧去爪甲下一分陷中。

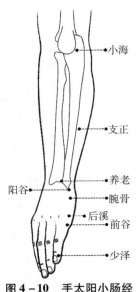

图 4-10　手太阳小肠经

前谷（SI2）（荥水穴）

《医宗金鉴》：从少泽上行手小指外侧，本节前陷中。

《针灸大成》：手小指外侧，本节前陷中。

后溪（SI3）（输木穴）

《医宗金鉴》：从前谷上行手小指本节后，外侧横纹尖上陷中，仰手握拳取之。

《针灸大成》：手小指外，本节后陷中，握拳取之。

腕骨（SI4）（原穴）

《医宗金鉴》：从后溪上行手掌外侧，腕前歧骨下鳔缝陷中。

《针灸大成》：手外侧腕前歧骨下陷中。

阳谷（SI5）（经火穴）

《医宗金鉴》：从腕骨上行手掌外侧，腕下锐骨下陷中。

《针灸大成》：手外侧腕中，锐骨下陷中。

小海（SI8）（合土穴）

《医宗金鉴》：从支正上行肘外大骨外，去肘端五分陷中，屈手向头取之。

《针灸大成》：肘外大骨外，去肘端五分陷中，屈手向头取之。

七、足太阳膀胱经

至阴（BL67）（井金穴）

《医宗金鉴》：从通谷行足小指外侧，去爪甲角如韭叶。

《针灸大成》：足小指外侧，去爪甲角如韭叶。

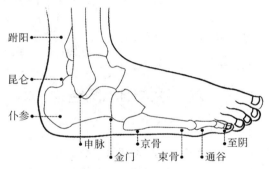

图 4-11　足太阳膀胱经（1）

通谷（BL66）（荥水穴）

《医宗金鉴》：从束骨行足小指外侧，本节前陷中。

《针灸大成》：足小指外侧本节前陷中。

束骨（BL65）（输木穴）

《医宗金鉴》：从京骨行足小指外侧，本节后陷中，赤白肉际。

《针灸大成》：定小指外侧本节后，赤白肉际陷中。

京骨（BL64）（原穴）

《医宗金鉴》：从金门行足外侧大骨下，赤白肉际陷中，按而得之。小指本节后大骨，名京骨，其穴在骨下。

《针灸大成》：足外侧大骨下，赤白肉际陷中按而得之。小指本节后大骨名京骨，其穴在骨下。

昆仑（BL60）（经火穴）

《医宗金鉴》：从跗阳下行，足外踝后五分，跟骨上陷中，细动脉应手。

《针灸大成》：足外踝后五分，跟骨上陷中，细动脉应手。

委中（BL40）（合土穴）

《医宗金鉴》：从委阳下行，腘中央约纹动脉陷中，令人仰颏至地，伏卧取之。

《针灸大成》：腘中央约纹动脉陷中，令人面挺伏地，卧取之。

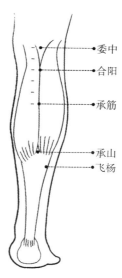

委中
合阳
承筋
承山
飞杨

图 4-12 足太阳膀胱经（2）

八、足少阴肾经

涌泉（KI1）（井木穴）

《医宗金鉴》：在足心陷中，伸腿屈足卷指，宛宛中是其穴也。

《针灸大成》：足心陷中，屈足卷指宛宛中，白肉际，跪取之。

然谷（KI2）（荥火穴）

《医宗金鉴》：以涌泉上行足内踝，前起大骨下陷中。

《针灸大成》：足内踝前起大骨下陷中。一云内踝前直下一寸。

太溪（KI3）（输土穴）

《医宗金鉴》：从然谷行足内踝后五分，跟骨上动脉陷中。

《针灸大成》：足内踝后五分，跟骨上动脉陷中。

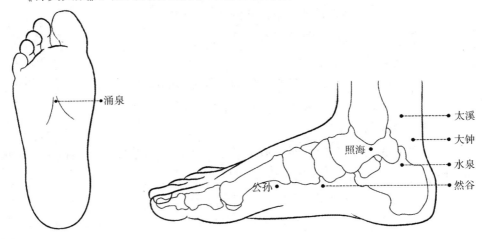

图4-13　足少阴肾经（1）　　　　图4-14　足少阴肾经（2）

复溜（KI7）（经金穴）

《医宗金鉴》：从照海行足内踝后，除踝上二寸许，前傍骨陷中。

《针灸大成》：足内踝上二寸，筋骨陷中，前傍骨是复溜。

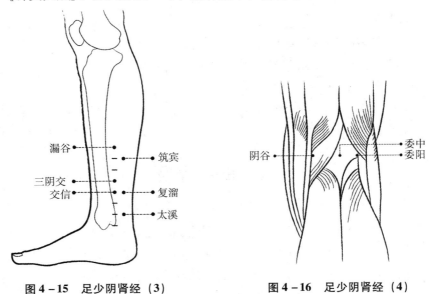

图4-15　足少阴肾经（3）　　　　图4-16　足少阴肾经（4）

阴谷（KI10）（合水穴）

《医宗金鉴》：从筑宾上行，膝下内辅骨后，大筋下小筋上，按之应手，屈膝得之。

《针灸大成》：膝下内辅骨后大筋下，小筋上，按之应手，屈膝得之。

九、手厥阴心包经

中冲（PC9）（井木穴）

《医宗金鉴》：从劳宫穴下行，手中指之端，去爪甲角如韭叶许陷中。

《针灸大成》：手中指端，去爪甲角如韭叶陷中。

劳宫（PC8）（荥水穴）

《医宗金鉴》：从大陵穴下行，掌中央动脉，屈无名指取之。

《针灸大成》：掌中央动脉，《铜人》屈无名指取之，《资生》屈中指取之。

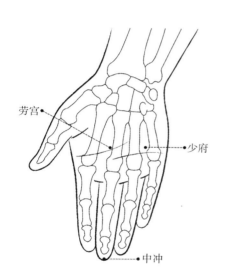

图 4 - 17　手厥阴心包经（1）

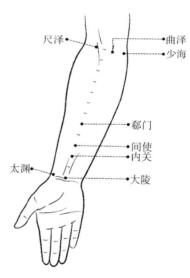

图 4 - 18　手厥阴心包经（2）

大陵（PC7）（输土穴）

《医宗金鉴》：从内关穴下行，掌后骨下横纹，两筋间陷中。

《针灸大成》：掌后骨下，两筋间陷中。

间使（PC5）（经金穴）

《医宗金鉴》：从郄门下行，掌后去腕三寸，两筋间陷中。

《针灸大成》：掌后三寸，两筋间陷中。

曲泽（PC3）（合水穴）

《医宗金鉴》：从天泉穴下行，肘内廉大筋内侧，横纹头下陷中动脉。

《针灸大成》：肘内廉陷中，大筋内侧横纹中动脉是。

十、手少阳三焦经

关冲（TE1）（井金穴）

《医宗金鉴》：在手四指外侧端，去爪甲角如韭叶许。

《针灸大成》：手小指次指外侧，去爪甲角如韭叶。

液门（TE2）（荥水穴）

《医宗金鉴》：从关冲上行手小指次指岐骨间陷中，握拳取之。

《针灸大成》：手小次指岐骨间陷中，握拳取之。

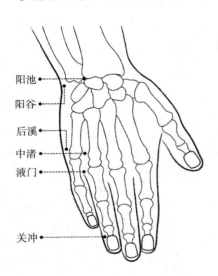

图 4-19　手少阳三焦经（1）

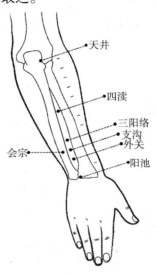

图 4-20　手少阳三焦经（2）

中渚（TE3）（输木穴）

《医宗金鉴》：从液门上行一寸陷中。

《针灸大成》：手小指次指本节后陷中，在液门下一寸。

阳池（TE4）（原穴）

《医宗金鉴》：从中渚由四指本节直上，行手表腕上陷中。

《针灸大成》：手表腕上陷中，从指本节直摸下至腕中心。

支沟（TE6）（经火穴）

《医宗金鉴》：从外关上行一寸，两骨间陷中。

《针灸大成》：腕后臂外二一寸，两骨间陷中。

天井（TE10）（合土穴）

《医宗金鉴》：从四渎斜外上行，肘外大骨尖后，肘上一寸，两筋叉骨罅中，屈肘拱胸取之。

《针灸大成》：肘外大骨后，肘上一寸，辅骨上两筋叉骨罅中，屈肘拱胸取之。

十一、足少阳胆经

窍阴（GB44）（井金穴）

《医宗金鉴》：从侠溪下行足小指四指外侧端，去爪甲角如韭叶。

《针灸大成》：足小指次指外侧，去爪甲角如韭叶。

侠溪（GB43）（荥水穴）

《医宗金鉴》：从地五会下行一寸，足小指四指本节前，歧骨间陷中。

《针灸大成》：足小指次指歧骨间，本节前陷中。

足临泣（GB41）（输木穴）

《医宗金鉴》：从丘墟下行三寸，在足小指四指本节后，足跗间陷中。

《针灸大成》：足小指次指本节后陷中，去侠溪一寸五分。

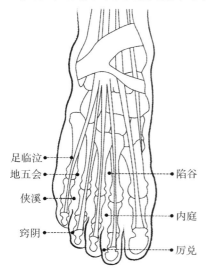

图 4-21　足少阳胆经（1）

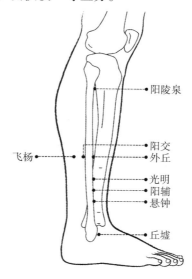

图 4-22　足少阳胆经（2）

丘墟（GB40）（原穴）

《医宗金鉴》：从悬钟行外踝下，斜前陷中。

《针灸大成》：足外踝下，从前陷中骨缝中，去临泣三寸，又侠溪穴中量上，外踝骨前五寸。

阳辅（GB38）（经火穴）

《医宗金鉴》：从光明下行一寸，辅骨前绝骨端，内斜三分。

《针灸大成》：足外踝上四寸辅骨前绝骨端三分，去邱墟七寸。

阳陵泉（GB34）（合土穴）

《医宗金鉴》：从阳关下行膝下一寸，外廉陷中，尖骨前筋骨间，蹲坐取之。

《针灸大成》：膝下一寸，胻外廉陷中，蹲坐取之。

十二、足厥阴肝经

大敦（LR1）（井木穴）

《医宗金鉴》：在足大指端，去爪甲后如韭叶许，外侧聚毛中，其穴也。

《针灸大成》：足大指端，去爪甲如韭叶及三毛中。

行间（LR2）（荥火穴）

《医宗金鉴》：从大敦上行足大指次指歧骨缝间，动脉应手陷中。

《针灸大成》：足大指缝间，动脉应手陷中。

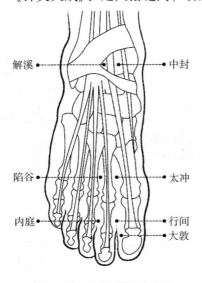

图4-23 足厥阴肝经（1）

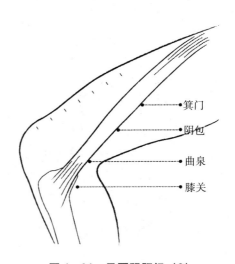

图4-24 足厥阴肝经（2）

太冲（LR3）（输土穴）

《医宗金鉴》：从行间上行二寸许，足跗间动脉应手陷中。

《针灸大成》：足大指本节后二寸，或云一寸半，内间动脉应手陷中。

中封（LR4）（经金穴）

《医宗金鉴》：从太冲上行足内踝前一寸，筋里宛宛中。

《针灸大成》：足内踝骨前一寸，筋里宛宛中。《素注》：一寸半，仰足取陷中，伸足乃得之。

曲泉（LR8）（合水穴）

《医宗金鉴》：从膝关上行膝内辅骨下，大筋上小筋下陷中，屈膝横纹头取之。

《针灸大成》：膝股上内侧，辅骨下，大筋上，小筋下陷中，屈膝横纹头取之。

附文：五输穴理论探讨

一、井穴位置探讨

《灵枢》所指出的井穴位置皆在各指趾之端，而《针灸甲乙经》所述各井穴位置与《灵枢》颇有出入，《针灸甲乙经》除将中冲穴定在中指之端，涌泉穴定在足心，及大敦穴部位稍有不尽一致之外，其他各井穴位置，大都定在各经循行指的去爪甲角如韭叶处。自《针灸甲乙经》后，各主要针灸著述皆宗于《针灸甲乙经》之说。而对医经原始之作《灵枢》上关于井穴的记载，却反而不再去研究它。

《灵枢》认为井穴是经络之气发源所在，有着重要的治疗作用，"病在脏，取之井"，表明井穴是治疗五脏重症要穴。然而有说井穴气血微少不足使为补泻（见《难经·第七十三难》）者，而提出"当刺井者，以荥泻之""当补井者，以合补之"的主张，竟欲弃井穴而不用。这也许是医家对于井穴的位置认识有矛盾所致。关于井穴的位置，大致有下列演变。

（1）《灵枢·本输》及《灵枢·经脉》井穴皆在指端。《灵枢·本输》有关井穴位置的记载，除涌泉在足心外，"少商者，手大指端内侧也""隐白，足大指之端内侧也"，这两经加了"内侧"两字。其他井穴位于各经循行指的指端，《灵枢·经脉》条文所述无论经脉所起和经气所出，亦皆在指端，与《灵枢·本输》记载基本相同。甚至说"肾足少阴之脉，起于小指之下，邪走足心"。连肾经亦起于（足小）指端。《灵枢》将多数井穴位置定在指端，现在一些针灸医家惯用的十宣穴也在指端，对中风闭证或高热惊风等证有着显著的治疗效果，恰恰是"病在脏、取之井"的不谋之合，只是十个穴与十二个穴的区别而已。

（2）在《素问·缪刺》关冲及商阳加了"去端如韭叶"，隐白加了"内侧爪甲上去端如韭叶"，少商加了"内侧去端如韭叶"。这里的"端"仍是指端，去端仅韭叶之距离，是指指端正中，即今之"十宣"之位置。"去端如韭叶"五个字在《素问·缪刺论》中用得很普遍。隐白穴、少商穴为"大指内侧，去端如韭叶"，此二穴均提到大指（趾）"内侧"之说，不同于他穴，但仍与《灵枢·本输》同。"内侧"应系指"桡侧"，这实际上仍应系在指端。

（3）《针灸甲乙经》中一些穴位已由"端"移至"角"。如关冲、厉兑、大敦、少冲、窍阴、至阴等穴为"去爪甲角如韭叶"。

（4）唐代时井穴位置除中冲、涌泉外，已全部由"指（趾）端"移至"爪甲角"。可以说由汉代历经晋代至唐代而逐步定形。那么，为什么会造成这种穴位位置变异呢？有人推测认为，可能原因如下。

①同指（趾）二穴，需要避让。大敦、隐白皆位于足大趾，不可能皆挤在趾端正中，于是两个穴分别分布于大趾两边，《针灸甲乙经》增补一少冲穴，为心经之井，中冲改为心包经之井，由于少冲与少泽同位于一指，也不可能皆挤在趾端正中，于是少泽穴也就由"小指之端"改到了"去爪甲下一分陷者中"。如此一来，连涌泉、中冲就已有四个位于"爪甲角"，最后连其他穴也最终移开了指趾端。

②避刑法之嫌。古有酷刑，以竹签刺入指端，称为"签爪"。为避免如同刑法而避开穴位。

因而有人认为对于井穴之运用宜有所变通，建议一指一穴者当位于指端，一指二穴者当如现行。其理由为：如此较易取穴，刺指端较刺甲旁方便；指端为阴阳之界，阴经阳经交合于此，若井穴皆在爪甲角，岂不阴经之穴亦跑到阳位了；并且认为这是回归《灵枢经》，有利于井穴位置的统一。

这些理由乍看之下有其一定道理。但若从经络循行发展来看，个人认为井穴位置的变异，应系一种进步的过程与结果。《灵枢经》穴位并不全，《针灸甲乙经》才补足了十二经的五输穴。《灵枢经》井穴原皆位于指端，也就是现在的十宣位置。谓之"阴阳之界，阴经阳经交合于此"并不全然合理，事实上这些部位皆在白肉部位，距离黑肉有一段距离，仍应属阴面，不能谓之阴阳之界，但为什么治疗中风闭证或高热惊风等证有着显著疗效，从对应理论来看，十宣位在指（趾）顶端，刚好对应于头顶，与神志相关，当然治之特效。

现今之井穴位置虽与《灵枢经》有出入，然而却与十二经络之循行相合，如少商为肺经井穴，手太阴肺经循行于大指内（桡）侧，少商即在"大指内（桡）侧，去爪甲如韭叶（《针灸大成》）"；商阳为大肠经井穴，手阳明大肠经即在"手大指次指内侧，去爪甲如韭叶（《针灸大成》）"，其余各经井穴位置皆与经络循行符合。所谓"去爪甲如韭叶"正是穴位关键所在，即以少商及商阳取穴为例，以指甲直线与底线之转角如韭叶之距离取穴，此一位置适在黑白肉之交会处，稍一外偏便是白肉，可以说也就是阴阳之交会处，井穴之特色即是交阴阳，今日之位置不正是与其作用相合吗？

二、五输穴循行理论探溯

五输穴为临床应用最频繁、最广泛、最普遍的特定要穴。五输穴由指趾端的井穴开始，经过荥穴、输穴、经穴至肘膝附近的合穴进入体内。其循行流注方向皆为向心性流注。与《灵枢·经脉》所言之十二经脉中手三阴、足三阳之循行显著不同，因此不少人怀疑是否其中有误，对于后学者而言，亦每感深奥困惑莫衷一是。有关五输穴循行的渊源及其与十二经脉循行的区别和联系，的确有必要进行比较并作一番探讨。

关于五输穴循行理论，当前较一致的看法是认为与《内经》之标本学说有关。笔者就平日研究所及，透过对《内经》及有关针灸文献之分析，提出几点看法如下。

1. 五输穴循行与《足臂十一脉灸经》学术思想有关

1973 年长沙马王堆汉墓出土的《帛书》中有《足臂十一脉灸经》和《阴阳十一脉灸经》。《足臂十一脉灸经》（以下简称《足臂》）被认为是中国现存最早的经络专书，其所记载十一条经脉的循行，皆起于手足之末端而向心胸走行。下面以肺、胃经在《足臂》中的循行记载为例："臂太阴温（脉），循筋上兼（廉），以奏（凑）臑内，出夜（腋）内兼（廉）之心""足阳明温（脉），循府中，上贯膝中，出股，夹（挟）少腹，上出乳内兼（廉），出脰（嗌），夹（挟）口，以上之鼻"。可见其与十二经气血循行并不一致。

《足臂》的经脉循行皆始于手足之端，经过肘膝向头面胸腹循行，脉气由微至盛，与五输穴中脉气由微至盛的观点恰相吻合。此外，《足臂》中的经脉只有十一条，缺少手厥阴心包经，《灵枢·本输》所载五脏穴也只有十一条，也少了手厥阴之五输穴，这种现象，不能视为巧合，说明五输穴理论与《足臂》学术思想有一定联系，其观点可使五输穴意义得到满意解释。

2. 五脏循行理论与"标本""根结"学说有关

"标本"学说始见于《灵枢·卫气》篇。"根结"学说始见于《灵枢·根结》篇。《根结》篇论述了足六经的根结及手足三阳经的根、溜、注、入，其次序与十二经脉循行略有出入。如足三阳"太阳根于至阴，结于命门，命门者，目也。阳明根于厉兑，结于颡大，颡大者，钳耳（颈维穴）也。少阳根于窍阴，结于窗笼。窗笼者，耳中也""足太阳根于至阴，溜于京骨，注于昆仑，入于天柱、飞扬也。足少阳根于窍阴，溜于丘墟，注于阳辅，入于天容、光明也。足阳明根于厉兑，溜于冲阳，注于下陵（解溪穴），入于人迎、丰隆也"。其经脉脉气根到结所"根""溜""注"的部位，多与五输穴脉气流动有密切关联，甚或是通过五脏穴脉气循行来实现的。根即四肢末端的井穴，结在头、胸、腹一定部位。

由此可见，经气根于四肢，结于头胸躯干，为向心性流注。说明了四肢末端与头面躯干的特定联系，也表达了五输循行，体现了根结脉气的具体运行情况。

3. 五输循行与脉气的逆数回还有关

《灵枢·邪客》说："手太阴之脉，出于大指之端，内屈，循白肉际，至本节之后太渊，留以澹；外屈，上于本节下。内屈，与阴诸络会于鱼际，数脉并注，其气滑利，伏行壅骨之下，外屈，出于寸口而行，上至于肘内廉，入于大筋之下，内屈上行臑阴，入腋下，内屈走肺。此顺行逆数之屈折也。"

此段之后又举述了手厥阴心主之脉的内屈、外屈、上入等。这里所说的"内屈"意指由浅入深，"外屈"意指由深出浅。这里就手太阴肺经由远及近、由小到大、从浅至深作了具体描述，此篇手太阴之脉的循行，与《灵枢·经脉》手太阴之脉的循行方向完全相反，《邪客》篇所述手太阴从手走胸，为向心性循行，《经脉》篇所述手太阴从胸走手，为离心性循行。杨上善注说："举手太阴、心主二经，余之十经，顺行逆数，例皆同也。即其他各经依此类推之意。"

《灵枢·邪客》说明了经脉流注有常有变，有顺有逆，十二经脉流注言其常，五脏流注述其异，五输穴脉气流注是各条经脉脉气本身的屈折回还的方式，《灵枢·邪客》提出十二经脉流注与五输流注是两种不同形式的流注现象，这种抽象与具体的联系，也说明了经络学说阴中有阳、阳中有阴的制约性。

4. 五输循行与营卫之气出入有关

《灵枢·卫气》说："其浮气之不循者为卫气，其精气之行于经者为营气，阴阳相随，外内相贯。"张隐庵注说："营行脉中，卫行脉外，脉内血气从络脉而渗灌于脉外，脉外之血气从络脉而溜注于脉中，外内出入相通也。"脉中营气除从络脉出而与卫气在肌表相合外，亦从头、胸、腹、经四街之气街而入，与卫气相合。

张隐庵注曰："脉内之血气从气街而出于脉中，脉外之血从井荥而溜于脉中。"从而可知"井"穴之所谓"出"，实系脉外肌腠的血气回流至络脉而入于经脉的开始，与经脉血气的屈折回亦有一定关系，也可知五输是人体营卫之气在躯体出入交会的部位所在。

此外，卫气特性"慓疾滑利"，弥散之力甚强，能不受经络约束及制约而扩散至脉外，在《灵枢·邪客》有"其气滑利，伏行壅骨之下"之条文，有人认为此系卫气循行之特点，《灵枢·邪客》又说："卫气者，出其悍气之慓疾，而先行于四肢分肉皮肤之间而不休也。"

5. 小结

五输穴之循行全系向心性流注，虽与《经脉》所述有向心及离心有显著不同，并非谬误或毫无根据，从《内经》有关条文所载看来，大致不外：①与《足臂》有关；②与"标本""根结"学说有关；③与脉气的逆数回还有关；④与营卫之气出入有关。

至于有人另持"另一层次运行"及"时代演进烙印"说，在此就不再多加讨论了。

第五章
五输穴之原理

　　五输穴全部位于肘膝以下，肘膝下还包括络穴、郄穴、下合穴和八脉交会穴等特定穴位。这些穴位一直被认为是治疗范围广、效果好的穴位，不仅可治疗局部、邻近和循经的疾病，还可治疗全身脏腑的疾病。一些高明的医生仅针手脚（指肘膝以下）的穴位即能达到起病愈疾的目的。

　　为什么肘膝以下的穴位效果好、治病广泛？从解剖学分析，除了与其所治疾病部位或脏腑有节段神经的牵连关系外，可以认为主要是由于肘膝以下的穴位在大脑皮层的代表区特别大的缘故。

　　相关神经解剖学知识指出，人体各部在大脑皮层上的投射代表区的大小，不是与人体该部体积的大小成正比，而是与该部功能的繁简成正比。手是劳动器官，足是运动器官，它们的功能很复杂，所以它们在大脑皮层上的投射代表区也就较人体其他部分大得多。

　　因此，将之应用于针灸，即针肘膝以下的穴位对大脑皮层的影响范围广，作用力强大，从而能更好地调整由疾病引起的大脑皮质功能紊乱，达到治愈疾病的目的。

　　进而言之，在手上，拇指的功能比其他四个手指的功能复杂；在脚上，蹞趾的功能比其他四个脚趾的功能复杂。因此拇指和蹞趾在大脑皮质的投射代表区更大，针灸医生常用靠近拇指位于第一、二掌骨之间的合谷穴（大肠经的原穴）和脚上靠近蹞趾第一、二跖骨之间的太冲穴（肝经的原穴），认为这两个穴道治病的范围广、作用强、疗效好；同时把合谷、太冲两对穴道一起使用叫作"开四关"，有镇定、镇静、镇痉等作用。可以治诸脏腑病症和很多疑难杂症，尤其对神经和精神方面的疾病常有很好的疗效。

　　董氏奇穴——手指部位的穴位特多，疗效亦好，特别是大拇指上的五虎穴及妇科穴，其效果更非十四经穴所能及，这些亦是基于此原理之认识而应用的。

临床应用

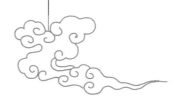

第六章
五输穴应用概论

五输穴是临床应用最为广泛之特定要穴，可谓灵活而生动，历代文献虽有不少有关记载，近人也有许多独特经验散见医籍，可惜都各执一端，不够完整，笔者尽力搜览古今针灸书籍有关五输穴之文献，加以整理，并经临床试验，更融入个人心得，将五输穴之应用归纳为下列几章分述。

1. 《内经》《难经》经典用法及其现代应用

这一部分主要以《灵枢》"一日四十分刺"所述为中心内容，另外包括《灵枢》"邪气脏腑病形""本输""寿夭刚柔"，《素问》"咳论"的有关叙述。《难经》部分则对"六十七难"及"七十四难"作详细分析，探讨五输穴之古代应用。最后就《内经》和《难经》经典用法作一综论，综合两书之用法合并讨论，并在这方面有很大的发挥。

2. 升降应用法

此法原载于《素问·刺法论》，内容有五运欲升及欲降而受抑抑之针刺，提示扼要，用法实际，值得提出特别讨论。

3. 五门十变用法

这也是从《难经·六十四难》发展出来的一种用法，也有多种变化，有化合治疗法及互合治疗法等。子午流注也是此法的一种支法，但限于篇幅及用法之分类，子午流注用法另于第十六章中说明。

4. 制化取穴法

本法是与母子取穴治疗法相对的一种治疗法，是利用相克及制衡为原则进行施治的方法。包括一般制化用法、制化补泻法、泻南补北法等。

5. 子母补泻法

子母补泻法源于《难经·六十九难》，有本经母子穴补泻法、母子经母子穴补泻法、井穴补泻之变通等，因应用广泛，所以辟单章予以说明。

6. 原穴应用法

原穴因其五行与输穴相同，亦属五输穴，但亦有其特别意义及用法，亦以专章加以解说。

7. 局部疗法用法

这是最普通的用法，又称"阿是疗法"。

8. 五输穴应用空间观

此部分是笔者的心得体会。叙述五输穴的空间对应，进而灵活运用，是非常实用的一章。

9. 五输穴应用时间观

此部分也是笔者的心得体会。首先叙述五输穴的时间急缓快慢对应，进而发挥灵活运用，也是非常实用的一章。

10. 四季四时分刺法之应用法

在《内经》记述有此法，又分四季分刺法及一日四时分刺法。

11. 子午流注针法之应用法

也属时间针法的一种，除了介绍其源流、意义、组成外，重要的是推算，更重要的是应用。并另以专章介绍了子午流注"闭穴变开"的方法。

12. 五输穴取象应用法

"象""数"是中国医学哲学的重要范畴，与易学有关，五输穴"数"的应用在时间针法中经常可及，如四时分刺法、子午流注等，这些内容已在相关章节中分别叙述，这章仅就取象方法在五输穴的应用作一专门介绍，也是笔者的心得。首先叙述五输穴的空间对应，进而灵活运用，是非常实用的一章。

13. 同气相求法

这是结合五行及脏腑兼证辨证的一种用法，施用简单而效果迅速，是笔者30年前的心得，正日益受到重视，有以专章探讨的必要，此次修订举述了几个病例。

14. 五输穴通透调候法

这是在同气相求疗法的基础上再发展的疗法。有通透、同气、通关、互合、体应、扶调等内容。

15. 易卦针法

易卦取穴之原则是本于阴阳相对及阴阳平衡之原则所产生，本章介绍了易卦取穴之原理与应用及体会。

16. 五输穴刺血法

刺血疗法疗效惊人，应用五输穴之机会极多。相关章节详细介绍了刺血常用五输穴部位及适应证。

17. 五输穴古代经验疗法

历代对五输穴之应用都有很好的发挥。这里根据古代最常用的歌赋，如：《百症赋》《席弘赋》《肘后歌》《灵光赋》《通玄指要赋》《卧岩凌得效应穴歌》《长桑君天星秘诀歌》《玉龙歌》《玉龙赋》《胜玉歌》《杂病穴法歌》《医宗金鉴》等所记，摘录于本节并略作简析，以明古人对五输穴之应用，然后据以用于临床。

18. 五输穴通经取穴法

又称"同名经取穴法"。也称六经相通取穴法，是接经取穴法的延伸，也是经络疗法的一种。所谓的六经相通，即手太阴通足太阴，手阳明通足阳明，手少阴通足少阴，手太阳通足太阳，手厥阴通足厥阴，手少阳通足少阳的手足三阴三阳相通。同名经相通之应用，其应用方法本章分为五种，亦颇为实用。

19. 五输穴与太极对应

易学的太极元气论，基于中医学中一个重要的论点"天人相应"的整体观，认为人身为一小宇宙，而人体的任一局部又为一小人身，即整体包含局部，而局部亦有整体的信息，这种思想用之于中医诊断及临床，即成为中医特有太极对应疗法，又分大太极、中太极、小太极、微太极等，极为实用。

20. 五输穴配穴方法

针灸穴位互相配伍能使穴位作用相辅相成，发挥更大的效果。五输穴的配穴规律一般可分为按部位、经络、穴性等几大类。基本上能够掌握这些原则，灵活配伍，在临床方面即足以运用裕如。

21. 综合应用

前述各种用法甚多，若无法系统结合，东抓一把、西抓一把，有可能会导致用法紊乱，反而失去其效果，因此有加以综合融汇的必要。

22. 杨维杰应用经验

本章中笔者综合时间观、空间观、象数观、同气相求等观念与理论，并融入古法经验，在临床应用验证后之心得及体会，对五输穴之应用发挥经验作一提要说明，希望能有助于针灸医师之临床并助益中医之发扬。

第七章
五输穴经典应用

五输穴的应用方法很多，但最实用最重要者则为《内经》及《难经》之经典用法。即《灵枢·顺气一日分为四时》所说"病在脏者取之井，病变于色者取之荥，病时间时甚者取之输，病变于音者取之经，经满而血者病在胃，及饮食不节得病者取之于合。"及《难经·六十八难》说："井主心下满，荥主身热，输主体重节痛，经主喘咳寒热，合主逆气而泄，此五脏六腑井、荥、输经、合所主病也。"能掌握这两篇的内容，基本上就可算是掌握了五输穴的应用要领，若能灵活应用于临床，就能治好绝大部分的病症。以下就对其分析介绍。

一、《内经》一般用法

《黄帝内经》有关五输穴应用的报道很多，但应用最广泛则是《灵枢·顺气一日分为四时》所说："病在脏者取之井，病变于色者取之荥，病时间时甚者取之输，病变于音者取之经，经满而血者病在胃，及饮食不节得病者取之于合。"这里指出了五输主治五变的应用纲要。此外，《灵枢·邪气脏腑病形》曾说："荥输治外经，合治内腑。"《灵枢·夭寿刚柔》则说："病在阴之阴者，刺阴之荥输，病在阳之阳者，刺阳之合，病在阳之阴者，刺阴之经，病在阴之阳者，刺络脉。"这些对临床也有一定的指导意义。下面分别看看其如何应用。

（一）《灵枢·顺气一日分为四时》之应用

1. 病在脏者取之井

井穴有醒脑开窍、宁神泄热及泻实、祛邪的作用，对神志突变之急救或炎性证初发期之暴痛，或某一脏器之功能失调，有一定治疗作用。根据《灵枢·本脏》所述，五脏者所以藏精神血气魂魄者也，古人以失神形无知者为病在脏，又《伤寒论》说："凡厥者，阴阳气不相顺接，便为厥。"井穴为十二经交接点，急救必用，例如：在少商、商阳点刺出血，能泻脏热，疏通经脉中气血凝滞，开郁通窍，对中风、热厥、喉肿、狂疾有特殊疗效。脾井隐白，配胃井厉兑能安神治梦魇不宁。隐白（脾统血）配肝井大敦（肝藏血）能治崩漏急症。心井少冲、小肠井少泽均能治中风猝倒，猝然昏沉，痰涎壅盛，不省人事。少冲清热镇心尤有卓效。膀胱经井穴至阴能矫正胎位及治难产，肾经井穴涌泉善治各种厥逆，及各种痫症、小儿惊风。此外，中冲、关冲均能回阳救逆，治疗中风猝倒。窍阴也能治失眠。

从这些例子看来，可见病在藏者取之井，是经验的结晶。《乾坤生意》也说："凡初中风跌倒，卒暴昏沉痰涎壅盛，不省人事，牙关紧闭，药水不下，急以三棱针刺手指十二井穴，当去恶血，又治一切暴死恶候，不省人事及绞肠痧，乃起死回生妙诀。"点明了井穴急救的特殊作用。

急症常会见到心下满闷不通，邪实壅闭心窍，井穴能疏泄邪热，开通心窍，也是能治急症的原因（详见后述《难经》一般用法）。

2. 病变于色者取之荥

阴经之荥穴属火，阳经之荥穴属水，病变于色多为火热或水寒所致。荥穴对各经病变于色的初发病期，及原发性神经痛有一定疗效。例如：临床上治疗肺热病（急性支气管炎或肺炎）喘咳右颊先赤之发病初期，刺手太阴经之荥穴鱼际和手阳明经之荥穴二间，有退热镇咳平喘之效。鱼际穴对于肺热及肺热之气喘，皆有立刻定喘之效。晕针时脸色惨白，可针心经荥穴少府强心以解之。

此外，《灵枢·五邪》指出：邪在肝病胁中痛，取之行间（肝经之荥穴），以肝经行胁下，临床上治疗胁间神经痛刺行间，有镇痛疗效。还有三焦荥穴液门配肺荥鱼际善治喉病（见《百症赋》）等也在临床常用。

3. 病时间时甚者取之输

输穴有益气化湿之功，善治肿满、倦怠、溏泄、疼痛之疾。输穴对于阵发性的神经痛及间歇性的发热有效，所谓"时间时甚"就是有时间歇（停止），有时严重。这种状况的病变在临床最为常见，疼痛除"伤风"及"癌痛"外，几乎皆为"时间时甚"之痛。盖输穴非属土（阴经）即属木（阳经），木主风，土主湿，例如风湿痛平时天气好则平安无事，下雨天潮即疼痛发作。还有疟疾、癫痫也是有间歇性的发作，这些都是输穴主治的范围。个人临床常用束骨治后头痛巅顶痛，陷谷治前头痛，足临泣治偏头痛，效果很好，这些便都是输穴。

此外，用各经输穴治风湿病痛也极有效，这都是从"病时间时甚者取之输"的原则出发所致。

4. 病变于音者取之经

经穴之五行属性在脏属金，金与发音有关，金与肺相应，与风寒有关。经穴能温通经络，疏散风寒，对于病变导致声音失常之症状，皆有疗效。对于各经病变累及某一器官，官能失调者也适用。

例如：刺肺经之经穴经渠能治喘咳就是有调整呼吸器官功能紊乱失调的作用，又脾经脉连舌本散舌下，《针灸大成》记载刺脾经经穴商丘，能治舌本强痛就是一例。而前述之喘咳及舌本强痛亦皆能导致声音改变，此外心经经穴通里善治暴喑（见《医宗金鉴》）亦是本于"病变于音者取之经"的原则下施用的。

综合观察各经经穴，如阳溪治牙痛（见《席弘赋》）。解溪治风水面肿（见《医宗金鉴》）及颏部、下颌、前颈病变。阳谷（小肠经经穴）治颔肿口噤（见《百症赋》）。昆仑（膀胱经经穴）能定喘（《灵光赋》）及治齿痛（《医宗金鉴》）。复溜（肾经经穴）亦能定喘。间使（心包经经穴）可治失音（《百症赋》）皆与咳喘或口部发音有关，足见此一定律的确有其临床价值。

5. 经满而血者，病在胃及饮食不节得病者取之于合

合穴能益经气，调整内脏器官之生理机能活动，主脏腑一切慢性病，有健脾强胃、扶正培元之功。善治逆气、胀闷、泄泻等症。对于饮食不节所致之病变亦有特效。例如，肠胃有关消化之病多取足三里、曲池、阴陵泉等合穴。又刺手阳明经之合穴曲池和足阳明经之合穴足三里，具有促进消化、呼吸、新陈代谢的强壮保健作用。尺泽、委中、足三里刺血均能治饮食不节、急性肠胃病变，又"经满而血者"取之于合，委中、尺泽、曲泽、足三里等合穴都是治疗瘀血及刺血常用穴位。

（二）《灵枢·邪气脏腑病形》之应用

《灵枢·邪气脏腑病形》说："**荥输治外经，合治内腑。**"这条是说荥穴、输穴适于治疗各经所过的体表和所属经脉病变，合穴则适于治疗体内各自所属六腑的疾病。这条所指出的取穴原则，对临床有一定的指导意义。

所谓"荥输治外经"，一系指荥输部位较浅，所以用治体表及经脉病，其次是与荥输的五行属性有关，盖阴经之荥穴属火，阳经之荥穴属水，水火与寒热有关，也即是与外感有关，外感风寒风热之病及上火火热、体寒阳虚之病多取荥穴。因而荥穴善治外感病，常用三焦经之液门穴治疗感冒特效。液门常作为外感病起手针，配合肺荥鱼际疗效尤佳，鱼际治疗感冒喉痛及气喘（多因外感引起）其效，临床上亦常用于治疗肺炎热病喘咳，肺经荥穴鱼际，配合手阳明经之荥穴二间，有退热镇咳平喘之效。此外，胃经热病常取内庭（胃经之荥穴），肝经热病常取行间（肝经之荥穴）等也是临床常用。

阴经之输穴属土，阳经之输穴属木，土应脾主湿主肉，木应肝主风主筋，外经病多与风湿及筋肉有关，所以风湿筋肉疼痛之病多取输穴，每一经之输穴皆善治本经之筋肉疼痛，如束骨治腰痛、颈痛及太阳经走向之坐骨神经痛；临泣善治偏头痛，腰侧痛等少阳经之疼痛，又如上牙痛取内庭，下牙痛取二间、三间，耳鸣耳聋取液门、中渚、束骨等有效，这就都是"荥输治外经"的具体实践。

至于"合治内腑"，一则系指合穴较深，能治疗较广较深之病；一则系指合穴五行属土（阳经）及水（阴经），土与脾相应为后天之本，水与肾相应为先天之本，针合穴有调先后天之作用。

据报道针刺健康人及胃病患者的足三里和手三里，发现胃弛缓时，会使收缩增强；胃紧张时，能使之弛缓，并可解除幽门痉挛。又如，阳陵泉，以胆囊造影研究发现，针刺无胆囊疾患健康成年人的阳陵泉，能增强胆囊的运动和排空能力，因此对胆石症有一定治疗作用。这说明了"合治内腑"是有科学依据的。

（三）《灵枢·夭寿刚柔》之应用

《灵枢·夭寿刚柔》说："**病在阴之阴者，刺阴之荥输，病在阳之阳者，刺阳之合，病在阳之阴者，刺阴之经，病在阴之阳者，刺络脉。**"这可以说是五输穴的刺五体法。这条的意思是说内为阴，体内的五脏属阴，五脏有病，即所谓病在阴中之阴，当刺阴经的荥火穴和输土穴；外为阳，体表的皮肤属阳，如果皮肤有病，即所谓病在阳中之阳，就当刺阳经的合土穴；外为阳，体表的筋骨属阴，如果筋骨有病，即所谓病在阳中之阴，就当刺阴经的经金穴；内为阴，体内的六腑属阳，如果六腑有病，所谓病在阴中之阳，就当刺阳经的络穴。

《灵枢·厥病》有"肝心痛也，取之行间、太冲……肺心痛也，取之鱼际、太渊"的举例。**病在脏（阴之阴）取荥输之原因大致如下：**脏病以心为急，又心为五脏六腑之大主，主明则下安。杨上善注："诸经皆络于心，一经有病，其脉逆行，逆则乘心。"阴经荥穴属火，与心相应，针之有护心气之作用。阴经之输穴属土，针之有健脾固后天之本的作用，而且阴经之输穴与原穴同穴，《灵枢·九针十二原》说："五脏有疾，当取之十二原，十二原者，五脏之所以禀三百六十五节气味也。"针输穴有调脏腑原气之作用。

如心经有火，出现舌赤、口燥、心烦等症时，可取心包经的荥穴劳宫、输穴大陵治之。肾经有热，出现尿频、溲赤、腰痛等症状时，可取荥穴然谷、输穴太溪治疗。此处取荥输主要是指阴经之荥输，与前述荥输主外经，多系取阳经之荥输有别。此处之应用，多系荥输穴连用，与前述之荥穴、输穴单独能治外经也有不同。

病在皮肤（阳之阳）取阳经合穴，如皮肤瘙痒、荨麻疹等病常用大肠经曲池穴治疗。其他，天井、足三里、委中（以刺血为主）、阳陵（治带状疱疹）均能治相应的各经皮肤病变，盖合穴属土，刺合穴一则通于脾，清热利湿，一则补土生金，增强皮肤之抗病力。而且阳经之合穴曲池、足三里等合穴多位于肘膝气血较丰、较为突出之部位，善于走表走阳分。

阴经的经穴性属金，可生水资木，泻金可使不克木，木得松弛，则筋骨舒利。故刺阴经经穴治疗筋骨病。《肘后歌》有"骨寒髓冷火来烧，灵道妙穴分明记"的记叙。本来"经主寒热"，再配合治疗骨病，就能治疗此"骨寒髓冷火来烧"。

（四）四季四时分刺法

此外《灵枢·本输》曾说："春取络脉诸荥……夏取诸输孙络……秋取诸合……冬取诸井……"《灵枢·顺气一日分为四时》也提出："冬刺井……春刺荥……夏刺输……长夏刺经……秋刺合。"这些都与季节有关，留在时间疗法用法部分再详加说明。

二、《难经》一般用法

（一）《难经·六十八难》用法

《难经·六十八难》说："井主心下满，荥主身热，输主体重节痛，经主喘咳寒热，合主逆气而泄，此五脏六腑井荥输经合所主病也。"这就是五输穴配合五行属性及藏象所提出的治例，为什么说井穴可治心下满，荥穴可治身热，输穴可治身痛，经穴可治喘咳寒热，合穴可治气逆下泄？

对此，虞庶注解说："井法木以应肝，脾位在心下，今邪在肝，肝乘脾，故心下满，今治之于井，不令木乘土也。荥为火以法心，肺属金，外主皮毛，今心火灼于肺金，故身热，谓邪在心也，故治之于荥，不令火乘金，则身热必愈也。输者法土应脾，今邪在土，土必刑水，水者肾，肾主骨，故病则节痛，土自病则体重，宜治于输穴。经法金应肺，今邪在经，则肺为病，得寒则咳，得热则喘（吕注：金主肺，肺主寒热也）。合法水应肾，肾气不足，伤于冲脉，则气逆而里急，肾主开窍于二阴，肾气不禁，故泄注……以上井荥输经合，法五行，应五脏，邪凑其中，故主病如是。善诊者审而形之……各依其时而调治之。"

从现代观点来看：因为井在脏属木为肝，肝分泌胆汁，输送十二指肠，以助消化，若肝失调达而郁结，则中脘必现痞满，故心下满，当取井穴。荥穴在脏属心、五行属火，心主血脉，脉是营养全身根本，若受外邪侵入，使体内发生变化，即现身热，当刺荥穴；荥穴能清热泻火治疗各种热性病（急性热性病），也能育阴清热治慢性热病。输在脏属脾属土，脾助消化，其分野实相当西医之淋巴，若其吸收运化迟滞，就发生体重节痛，当取输穴；输穴能补土益气化湿，除疼痛外，肿满、倦怠、泄泻都有较好疗效。经穴在脏属肺、五行属金，肺合皮毛，司呼吸并有调温作用，若客邪皮毛，调温失常，就发生寒热，客邪传肺，肺失肃降，因起抵抗作用，以事救济，就发生咳嗽，两者病证，均用经穴。合穴在脏属肾属水，肾为滤水器官，膀胱乃排水总枢，若邪热客于膀胱，膀胱失职，水分就从大便排出，发生逆气而泄之病，又肾主受纳，与肺之肃降共同完成气之呼吸。肾虚则气逆不降，而为喘、胀、闷，宜针合穴。

下面谈谈《难经·六十八难》所述之五输主病如何应用，并进一步叙述其主病之道理。

1. 井主心下满

其运用经常可及，例如：脾井隐白配胃俞、天枢治腹胀效果很好，配厉兑（胃井）能治梦魇不宁，中医学说认为"胃不和则卧不安"，胃不和多兼有心下满症状，脾胃井穴皆能治之。又，急症常见心下满闷不通，邪实壅闭心窍，井穴能疏泄邪热，开通心窍，故能治急症。

为何井穴皆治心下满呢，所谓"心下满"，即中脘痞满。"井穴"位在手指与足趾端，称为十二井穴，这些输穴古人喻之若井，如水之源泉。因为经脉之气由此起源而发出。这些井穴能主治心下满病。所谓满，有如下说法。

一说满为肺气不顺。阳经井穴属金与肺相应主气，也就是与清肃沉降收藏相应，取胃井厉兑、小肠井少泽，胆井窍阴、大肠井商阳、膀胱井至阴、三焦井关冲等阳经之井穴属金，针之能肃降下气消满。

一说满为肝气不疏。阴经井穴属木应肝主血，与升发疏散相应。取肺井少商、脾井隐白、心井少冲、肾井涌泉、肝井大敦、心包井中冲等阴经之井穴属木，针之能疏肝理气除满。

一说心下满多系土胜之实病。阳经井穴属金，金为土之子，点刺出微血，能达实则泻其子的作用而除满；阴经井穴属木，木能克土，针之能制土去满。因此井穴皆治心下满。

总之，阴井为木应肝主血，阳井为金应肺主气。"井主心下满"，阳经井穴属金则与清肃沉降收藏相应；阴经井穴属木则与升发疏散相应。因此井穴虽皆治心下满，但阳井属金则以下气消满为治；阴井属木则以疏肝理气为治。

2. 荥主身热

荥穴属火能治热，所以各经与热有关之病皆可取该经荥穴治疗。鱼际为肺经荥穴，对于伤风袭肺之发热有退热作用，能用于治肺炎。液门为三焦经荥穴，能治三焦之热，尤以上中焦壅热所导致之五官咽喉疾患（《医宗金鉴》《百症赋》）效果较佳，配合鱼际治疗喉痛，更是特效（《百症赋》）；二间为大肠经荥穴，善治大肠经热证，《玉龙赋》《天星秘诀》《席弘赋》等古诀均认为本穴可治牙痛，临床应用确有卓效；胃经荥穴内庭亦为治牙痛要穴（尤其是火牙痛），对于胃肠热病，疗效亦佳；其他大都能治温热病（《医宗金鉴》），然谷能泻肾治热（《通玄指要赋》《医宗金鉴》），劳宫能清心火，治口疮（《医宗金鉴》），清胸膈之热（《针灸精粹》）等，都说明了荥主身热是具有实用价值的。

为何荥穴皆能治身热呢？荥主身热即荥穴能治身体内外之热，荥穴系井穴后第二个穴位，古人将这些穴喻若水流，经脉之气由此急流溜过。这些荥穴皆能治身热病，所谓身热病，有二解。

一说身热系虚火之热。阴经之荥穴属火，针刺可补火不足。取肺荥鱼际、脾荥大都、心荥少腑、肾荥然谷、心包荥劳宫、肝荥行间等阴经之荥穴属火（火主热），能补火治虚火。

一说身热为火有余。阳经之荥穴属水，针刺可清火；取胃荥内庭、胆荥侠溪、大肠荥二间、小肠荥前谷、膀胱荥通谷、三焦荥液门等阳经荥穴为水（水主寒）以清热治实火。故荥皆能主治身热病。

荥穴虽皆治身热病，但阴荥为火（火热），主虚火之热多为内热。阳荥为水（水寒），主有余之热多为外热，又阳荥属水则补水以清热；阴荥属火则泻火以清热。虽同是"荥主身热",但阳荥、阴荥还是有所区别的。

3. 输主体重节痛

临床运用最为广泛,结合《内经》所言"病时间时甚者取之输",对于除因外邪引起之各种疼痛外均有极佳之疗效(外邪引起之疼痛,痛无休止,但外邪解则痛自愈,外邪之痛一般取荥穴)。例如:伤风感冒的四肢重痛,可取肺经输穴太渊;消化不良的四肢重痛可取脾输太白;腕肩腰背痛取后溪,上肢内侧痛取大陵、太渊;下肢痹痛取太冲、太溪;还有临泣治偏头痛、陷谷治太阳穴(胃经所过)、束骨治后头痛,也都是应用输穴治痛的例子。

为何输穴皆治体重节痛呢?输主体重节痛即输穴能治身体沉重、关节疼痛,尤善治风湿疼痛。阳经输穴属木,木主风应筋,阴经输穴属土,土主湿应肉。身体沉重多与湿有关,关节痛多与风或湿有关。所以风湿及筋肉疼痛之病多取输穴,输穴有益气化湿之功,善治肿满、倦怠、溏泄、疼痛之疾。输穴善治风湿,故主体重节痛,对于本经之疼痛最为常用。

又体重节痛常系土气不足或土湿有余之病。取阴经输穴(属土),补土气之不足;取阳经之输穴(属木),制土湿之有余,泻湿邪之太过。故输穴皆能主治体重节痛。

又木应肝,土应脾,疼痛也常因情绪不安肝脾不和而加重。因此以各相关之输穴治疗颇为有效。由于木主风,风性较急,阳经输穴为木,故多主新痛;土主湿,湿性较缓、较缠绵,阴经输穴为土,故多主久痛。

输穴或为木或为土,亦主肝脾不和之病。又"病时间时甚取之输",输穴如小柴胡汤,善于治疗有时间规律之病变。

笔者临床常用各经之输穴治疗各本经之疼痛极为有效。例如用束骨治后头痛、巅顶痛,及腰痛、颈痛,以及太阳经走向之坐骨神经痛。用陷谷治前头痛,临泣治偏头痛、腰侧痛等少阳经之疼痛,效果很好,这些便都是输穴。

4. 经主喘咳寒热

此则与《内经》所言"病变于音者取之经"有异曲同工之妙,中医认为金为发音之器,金实则不鸣,金破亦不鸣。肺属金,与发音有关,与喘咳及寒热(即发热恶寒)亦有关。而事实上,喘咳与声音也有关,是一种会发出或改变声音的病,因此可用经穴治疗。又由于"寒热"与表证有关,所以兼有表证或由表邪引发之病变也可采用经穴治疗。如经渠(肺经经穴)对小儿急性支气管炎有特效,对于大人感冒喘咳亦有着效。解溪(胃经经穴)能治土虚不能制水之风水证（肾炎）疗效甚佳（《医宗金鉴》）。个人亦常以阳辅（胆经经穴）治疗伤风感冒引起之偏头痛，以昆仑（膀胱经经穴）治感冒引起之后头痛，效果都很好。

但阴阳经之经穴主治亦有不同，阴经之经穴其主喘咳，以内伤为主；阳经之经穴其主寒热，以外感为主。例如：刺肺经之经穴经渠能治喘咳就是有调整呼吸器官功能紊乱失调的作用，昆仑（膀胱经经穴）能定喘（《灵光赋》）及治齿痛（见《医宗金鉴》）。复溜（肾经经穴）亦能定喘。间使可治失音、呃逆、咳喘，足见此定律确有其临床价值。

5. 合主逆气而泄

合穴主逆气而泄应用尤多，效果尤佳。逆气之病每经皆可见及，肝气逆则肝阳上亢，肺气逆则气喘、咳嗽，胃气上逆则便秘、呕吐，脾气上逆则嗳哕、腹胀，肾气逆则小便不通等，皆可取该经之合穴治疗。

临床常用尺泽治气喘（《灵光赋》）；足三里（胃经合穴）治疗腹胀、呕吐（《针灸大成》《杂病穴法歌》《百症赋》），可定喘（《席弘赋》《玉龙歌》《杂病穴法歌》《行针指要歌》）；阴陵泉（脾经合穴）治心腹胸胁之满（《席弘赋》《医宗金鉴》）。此外，常用曲池（大肠经合穴）和阳陵泉（胆经合穴）治疗肝阳上亢之血压高，颇有佳效。治疗泄泻则曲池、足三里、阴陵泉也都有着效，可见合主逆气而泄确有其道理存在。

合穴皆治逆气而泄，有谓"合治腑病"，合穴能益经气，调整内脏器官之生理功能活动，有健脾强胃补后天、扶正培元益先天之功。阳经合穴为土主后天，阴经合穴为水主先天，这些穴位均能主治逆气而泄。肾水先天之气不足，则发为冲气上逆或下泄之病，取阴经之合穴属水，能调先天所主原气之肾气，能补肾水之不足降逆气；脾土后天之气不足，亦能造成胀闷哕呃泄泻等逆气，阳经之合穴属土，主中气脾气，能补中气不足之虚喘，亦能止水气泛滥所致泄泻之病。

故合穴所治皆主逆气而泄。对于饮食不节所致之病变亦有特效。总之阳合为土，阴合为水。合治腑病，阳合为土主后天，阴合为水主先天。阳合为土主中气脾气，阴合为水主原气肾气。

（二）《难经·七十四难》用法

《难经·七十四难》也曾经提出："春刺井，夏刺荥，季夏刺输，秋刺经，冬刺合……"的理论，因为与季节有关，具体在时间疗法用法部分进行讲述。

综上,《内经》说:"病在脏者取之井,病变于色者取之荥,病时间时甚者取之输,病变于音者取之经,经满而血者,饮食不节得病者取之于合。"《难经》说:"井主心下满,荥主身热,输主体重节痛,经主喘咳寒热,合主逆气而泄。"此两种用法为《内经》及《难经》最重要之用法,乍看之下似不相关,但仔细研究则两者之理论并不相悖而实为一致,综合讨论如下。

1. 井穴之属性非金即木

阳经井穴属金,金有清肃作用;阴经井穴属木,木能通春发之气,有阳生雪融之意,故能醒脑开窍,疏肝散风,治心下满及病在脏之症。井穴有通络止痛、泻热消炎、活血消肿之功,善治中风猝倒、不省人事,一切急性热病,急性神智病变,尤善治窍病。如:少商出血治喉病,商阳刺血治喉病及腹泻,中冲刺血治昏迷,大敦治疝痛阳痿,至阴矫正胎位治难产,隐白大敦灸治崩漏,少泽治乳汁不足,窍阴治耳鸣等,皆系治"窍"病。

2. 荥穴在阴经属火,在阳经属水

针之能泄热滋阴,亦能使水不克火,而能温阳去寒,治"身热"及"病变于色"之病,盖寒热均能导致面部及身热之颜色改变。

3. 输穴在阴经属土,在阳经属木

属土则有健脾祛湿作用,能治肌肉之病;属木则有祛风镇定作用,能治筋病,合之则善治木土不和,肝郁之病,及风湿筋肉疼痛。例如:落枕及腰扭伤,取输穴后溪及束骨,效果即很好。而"输"穴恰在五输之中央,也可说正在表里之间,又"木"通于少阳,故能治"时间时甚"之病,而善治发作性疾病。

4. 经穴在阴经属金,在阳经属火

金与肺相应,发音大小与肺气有关,主咳喘及发热恶寒之外感寒热之病。肺热肺寒皆能导致咳喘,取经穴可收泻肺热补肺金之效。新感咳喘治肺即可,久病咳喘则必兼治心,则经穴治咳喘寒热有其道理。而咳喘之病又皆系有声"音"之病,经主"病变于音"实系同一道理。

5. 合穴在阴经属水,在阳经属土

属土则能健脾,补中气调后天(脾胃)之气,善治"饮食不节"之病。属水能通肾,调先天(肾)之气。故善治"逆气而泄"之病,由于能并调先后天,故善治"腑"病。又,合穴附近经常有青筋血脉浮出,可在此处刺血,治"经满而血"之瘀血病变。如:委中刺血善治腰扭伤、颈部及后头之久年杂病，尤善治痔疮；尺泽、曲泽刺血治气喘，心脏重病、久病特效；足三里刺血治久年或严重的性胃病、气喘、心脏病等。这些都是很好的用例。（表7-1）

表7-1　脏腑井荥输经合主治表

病脏（腑）		胆	肝	小肠	心	胃	脾	大肠	肺	膀胱	肾
脉象		弦	弦	浮洪	浮洪	浮缓	浮缓	浮	浮	沉迟	沉迟
主症		善洁、面青、善怒	淋溲、便难、转筋、四肢满闭、脐左有动气	面赤、口干、喜笑	烦闷、心痛、掌中热而哕、脐上有动气	面黄、善噫、善咏	腹胀满、食不消、体重节痛、怠惰嗜卧、四肢不收、当脐有动气、按之牢若痛	面白、善嚏、悲愁不乐、欲哭	喘嗽、洒淅寒热、脐右有动气、按之牢痛	面黑善欠	逆气、小腹急痛、泄如下重、足胫寒而逆、脐下有动气、按之牢若痛
配穴	心下满（井）	窍阴	大敦	少泽	少冲	厉兑	隐白	商阳	少商	至阴	涌泉
	身热（荥）	侠溪	行间	前谷	少府	内庭	大都	二间	鱼际	通谷	然谷
	体重节痛（输）	临泣	太冲	后溪	神门	陷谷	太白	三间	太渊	束骨	太溪
	喘咳寒热（经）	阳辅	中封	阳谷	灵道	解溪	商丘	阳溪	经渠	昆仑	复溜
	逆气而泄（合）	阳陵泉	曲泉	小海	少海	足三里	阴陵泉	曲池	尺泽	委中	阴谷
	备注（原）	总刺丘墟		总刺腕骨		总刺冲阳		总刺合谷		总刺京骨	

第八章
升降应用疗法

在《素问》之遗编《刺法论》中曾经指出，针刺可以："折郁扶运，补弱全真，泻盛蠲余，令除斯苦。"其中凡属五运六气升降失常之病，皆可取五输穴治疗。岐伯说"升降之道，皆可先治"，尚未发病者，更可取五输穴预防，此就五运之气升降抑窒分"升"与"降"二部分说明如下。

一、五运欲升而受抑窒之针刺

《素问·刺法论》曾说："……升之不前，即有甚凶也；木欲升而天柱（金星名）窒抑之，木欲发郁，亦须待时，当刺足厥阴之井（大敦穴）；火欲升而天蓬（水星名）窒抑之，火欲发郁亦须待时，君火相火同刺包络之荥（劳宫穴）；土欲升而天冲（木星名）窒抑之，土欲发郁亦须待时，当刺足太阴之输（太白穴）；金欲升而天英（火星名）窒抑之，金欲发郁亦须待时，当刺手太阴之经（经渠穴）；水欲升而天芮（土星名）窒抑之，水欲发郁亦须待时，当刺足少阴之合（阴谷穴）。"也就是：木气不能升，可取足厥阴（肝经）之井穴大敦，火气不能升可针手厥阴（包络）之荥穴劳宫……

表解如后（表8-1）。

表8-1　五行欲升之刺法取穴表

五运欲升	窒星	刺穴	刺法
木欲升	天柱（金星）	大敦	足厥阴（肝）之井（木）穴
火欲升	天蓬（水星）	劳宫	手厥阴（心包）之荥（火）穴
土欲升	天冲（木星）	太白	足太阴（脾）之输（土）穴
金欲升	天英（火星）	经渠	手太阴（肺）之经（金）穴
水欲升	天芮（土星）	阴谷	足少阴（肾）之合（水）穴

从上表可知木欲升可针木（肝）经木（井）穴；火欲升可针火（心包）经火（荥）穴；土欲升可针土（脾）经土（输）穴；金欲升可针金（肺）经

金（经）穴；水欲升可针水（肾）经水（合）穴，**总结之，即各行欲升可针各经本穴**。例如：临床治疗疝气、血崩等属于肝经病变，针刺大敦穴即能收到升提止血之效。

二、五运欲降而受抑窒之针刺

《素问·刺法论》亦说："木欲降而地晶（金星名）窒抑之，降而不入，抑之郁，发散而可得位，降而郁发，暴如天间之待时也，降而不下，郁可速矣，降可折其可胜也，当刺手太阴之所出（少商穴），刺手阳明之所入（曲池穴）。火欲降而地玄（水星名）窒抑之，降而不入，抑之郁，发散而可矣，当折其所胜，可散其郁，当刺足少阴之所出（涌泉穴），刺足太阳之所入（委中穴）。土欲降而地苍（木星名）窒抑之，降而不下，抑之郁，发散而可入，当折其胜，可散其郁，当刺足厥阴之所出（大敦穴），刺足少阳之所入（阳陵泉穴）。金欲降而地彤（火星名）窒抑之，降而不下，抑之郁，发散而可入，当折其胜，可散其郁，当刺心包络（中冲穴），刺手少阳所入也（天井穴）。水欲降而地阜（土星名）窒抑之，降而不下，抑之郁，发散而可入，当折其土，可散其郁，当刺足太阴之所出（隐白穴），刺足阳明之所入（三里穴）。"也就是说：木气不能降，当取手太阴之所出（井穴）少商，手阳明之所入（合穴）曲池，其余类推。表解如表 8－2。

表 8－2　五行欲降之刺法取穴表

五运欲降	窒星	刺穴	刺法
木欲降	地晶（金）	少商	手太阴肺之所出（井）
		曲池	手阳明大肠之所入（合）
火欲降	地玄（水）	涌泉	足少阴肾之所出（井）
		委中	足太阳膀胱之所入（合）
土欲降	地苍（木）	大敦	足厥阴肝之所出（井）
		阳陵泉	足少阳之所入（合）
金欲降	地彤（火）	中冲	手厥阴心包络之所出（井）
		天井	手少阳三焦之所入（合）
水欲降	地阜（土）	隐白	足太阴脾之所出（井）
		三里	足阳明胃之所入（合）

从上表可知，木欲降可针阴金之井，阳金之合；火欲降可针阴水之井，阳水之合；土欲降可针阴木之井，阳木之合；金欲降则针阴火之井，阳火之

合；水欲降则针阴土之井，阳土之合；**总结之，即各行欲降可针所不胜之经络之井（阴井）合（阳合）穴。即克其经之阴井阳合穴。**

例如：临床治疗肝阳上亢之病即可针少商、曲池平肝潜阳。又如，《素问》的病机十九条谓："诸热瞀瘛，皆属于火；诸躁狂越，皆属于火；诸禁鼓栗，如丧神守，皆属于火；诸逆冲上，皆属于火；诸病胕肿，疼酸惊骇，皆属于火。"举凡上述各症针刺涌泉、委中皆能收取大效。还有如水气不降，小便不通，针足三里、隐白能有显著功效等也都是很好的治例。

第九章
五门十变配穴治疗法

五门十变首载于《素问·天元纪大论》，主要是由阴阳相合刚柔相配的原理发展而来，即合为五，分之为十。一般对五门有两种解释，一种是将十天干演变为五种相合形式，即《素问》所载，亦有称之夫妻相配者；另一种是根据十二经脉中井、荥、输、经、合所属五行的相生关系，以及"虚补其母""实泻其子"的原理所规定的母子穴，本章所叙系指前者而言。

根据《河图》之数，一、二、三、四、五是生数，六、七、八、九、十是成数，又称为五行生成数，故天地中的阳干阴干，按顺序隔五相合。"天一生水，地六成之"，故甲与己合；"地二生火，天七成之"，故乙与庚合；"天三生木，地八成之"，故丙与辛合；"地四生金，天九成之"，故丁与壬合；"天五生土，地九成之"，故戊与癸合。

每岁五运的起建，都是依该岁正月所建十干的相生推算而来的。例如甲己年之岁首正月皆建丙寅，天干丙属火，火生土，故甲己为土运。乙庚年之岁首正月皆建戊寅，戊属土，土生金，故乙庚为金运。其他丙辛之年，正月皆建庚寅，丁壬年岁首建壬寅，戊癸年岁首建甲寅，可依此类推。即甲己年一月为火干（丙），火能生土，所以甲己合化成土；乙庚年一月为土干（戊），土能生金，所以乙庚合化成金；丙辛年一月为金干（庚），金能生水，所以丙辛合化成水；其余丁壬合化木；戊癸合化火道理亦同。这甲与己、乙与庚、丙与辛、丁与壬、戊与癸合而为五，分而为十，故称五门十变。

根据天干之脏腑配合，为甲胆、乙肝、丙小肠、丁心、戊胃、己脾、庚大肠、辛肺、壬膀胱、癸胃。因此可做图表如下（表9-1）。

表9-1　五门十变合化表

天干合化	脏腑合化
甲己合化土	胆、脾合化脾胃
乙庚合化金	肝、大肠合化肺、大肠

续表

天干合化	脏腑合化
丙辛合化水	小肠、肺合化肾、膀胱
丁壬合化木	心、膀胱合化肝、胆
戊癸合化火	胃、肾合化心、小肠

这种配穴法又可分为多种，下面详细说明。

一、化合治疗法

例如甲己合化土，就是甲（胆经）之本穴（木穴）临泣加己（脾经）之本穴（土穴）太白等于土。这种方法，用在补泻治疗时，仅针二经之本穴，就产生化合治疗效果。各经之化合取穴如下。

1. 肝经与胆经属木

实证：以火泻之，戊癸合化火，用胃经本穴足三里，及肾经本穴阴谷。

虚证：以水补之，丙辛合化水，用小肠经本穴阳谷，及肺经本穴经渠。

2. 小肠经与心经属火

实证：以土泻之，甲己合化土，用胆经本穴临泣，及脾经本穴太白。

虚证：以木补之，丁壬合化木，用心经本穴少府，及膀胱经本穴通谷。

3. 脾经与胃经属土

实证：以金泻之，乙庚合化金，用肝经本穴大敦改行间，及大肠经本穴商阳改二间。（泻井当泻荥）

虚证：以火补之，戊癸合化火，用胃经本穴足三里、及肾经本穴阴谷。

4. 肺经与大肠经属金

实证：以水泻之，丙辛合化水，用小肠经本穴阳谷及肺经本穴经渠。

虚证：以土补之，甲己合化土，用胆经本穴临泣及脾经本穴太白。

5. 膀胱经与肾经属水

实证：以木泻之，丁壬合化木，用心经本穴少府及膀胱经本穴通谷。

虚证：以金补之，乙庚化合金，用肝经本穴大敦改曲泉，及大肠经本穴商阳改曲池。（补井当补合）

化合治疗法之应用，也有仅以经络配合为主，而不拘泥于穴道，亦不拘泥于所治病症，这种配穴法，古医书中说的很多，就甲己合而言，如《玉龙赋》所说："阴陵、阳陵，除肿之难熬，商丘、丘墟，脚痛堪追"（阴陵与商丘均属脾经，为己土；阳陵与丘墟均属胆经，为甲木）；乙庚相合，就是肝经的穴和大肠经的穴相配，如《席弘赋》所说："手连肩脊痛难忍，合谷针时要太冲"，又如《百症赋》所说："项强伤寒，温溜期门而主之"（太冲、期门均属肝经，为乙木，合谷温溜均属大肠经，为庚金）；其余丙辛相合，即小肠经配肺经，如《千金》所说"后溪并列缺，治胸项有痛"（后溪属小肠经，为丙火，列缺属肺经，为辛金）；丁壬相合，如《百症赋》所说："委阳、天池，腋肿针而速散"（天池属心包经，为丁火，委阳属膀胱经，为壬水）；戊癸相合，如《百症赋》所说："中邪霍乱，寻阴谷三里之程。"（阴谷属肾经，为癸水，三里属胃经，为戊土）。这些例子，就都没有拘泥于用各经本穴，治疗也未拘泥于甲己合化治脾胃，乙庚合化治肺大肠之呆滞。

二、互合治疗法

这种方法就是相互化合之脏腑可以治疗彼此之病变。例如：甲己相合，针治胆经本穴临泣，可以治疗脾经疾病，针治脾经本穴太白可以治疗胆经疾病。其他各经均可依此类推，各经之互合取穴如下。

（1）胆经（甲）的病变用脾经（己）的本穴太白治疗。

（2）脾经（己）的病变用胆经（甲）的本穴临泣治疗。

（3）肝经（乙）的病变用大肠经（庚）的本穴商阳以二间代替（泻井当泻荥）治疗。

（4）大肠经（庚）的病变用肝经（乙）的本穴大敦以行间代替（泻井当泻荥）治疗。

（5）小肠经（丙）的病变用肺经（辛）的本穴经渠治疗。

（6）肺经（辛）的病变用小肠经（丙）的本穴阳谷治疗。

（7）心经（丁）的病变用膀胱经（壬）的本穴通谷治疗。

（8）膀胱经（壬）的病变用心经（丁）的本穴少府治疗。

（9）胃经（戊）的病变用肾经（癸）的本穴阴谷治疗。

（10）肾经（癸）的病变用胃经（戊）的本穴足三里治疗。

这种方法在临床应用亦多，也有只重经络而不拘泥穴道亦有效果者。例如：甲己相合，针治胆经的穴位，可以治疗脾经的疾病；如胆经的日月穴能治呕吐、黄疸、肠疝病、鼓胀等症；针脾经的穴位，可以治疗胆经的疾病，如脾经的商丘穴能治疗癔病（及胆虚证，身寒善太息，心悲气逆）；又如：脾经大包穴可治胸膜炎（即胸胁中痛，邪入胆经，布之胁下之故）。

三、五门十变在子午流注之应用

《针灸大成》曾经指出：阳日（甲丙戊庚壬为阳日）阳时（子寅辰午申戌为阳时）阳穴（阳经穴），阴日（乙丁己辛癸为阴日）阴时（丑卯巳未酉亥为阴时）阴穴（阴经穴），阳以阴为阖，阴以阳为阖，阖者闭也，闭则以本时天干与某穴相合者针之，阳日遇阴时，阴日遇阳时，则前穴已闭取其合穴针之。

例如：甲与己合之穴，则取甲胆穴道与己脾穴道同用；丙与辛合，则取丙小肠穴道与辛肺穴道同用；戊与癸合，则取戊脾与癸肾之穴道同用。

又：甲日乙亥时为阳日阴时不开穴，则取与甲相合之己日的乙亥时之开穴中封穴代替，乙日丙戌时为阴日阳时不开穴，则取与乙相合之庚日的丙戌时之开穴阳谷代替。

关于五门十变在子午流注之应用，详见第十六章"三、子午流注的形成"之"（四）五门十变"部分。

第十章
子母配穴疗法

第一节　子母补泻之一般用法

子母补泻始载于《难经·六十九难》："虚则补其母，实则泻其子"，将此法应用于五输穴，即根据脏腑经脉之间的五行生克关系，配用母穴或子穴，使起补泻的作用。所谓虚则补其母，实则泻其子，古人所称的虚证与补的意义，就是指某组织的生理功能减退而予以兴奋；实证与泻的意义，亦就是指某组织的生理功能亢进而予以抑制。此法多用于脏腑疾患，但经络病症亦可采用。首先判断发病脏腑或发病所在之所属经络，辨别疾病性质的虚实，按"虚则补其母"，"实则泻其子"的原则，采用本经或异经的五输穴，并施以相应的补泻手法。要运用这种取穴原则，首先必须将五脏的相生关系搞清，而其相生关系是由于每一脏器都有一个代表该脏器功能的五行性质。肝属木，心属火，脾属土，肺属金，肾属水，这是它们的五行性质。木生火，火生土，土生金，金生水，水生木，这是它们的相生关系（见图 10 - 1）。因其顺序相生，所以木的母是水，木的子是火；火的母是木，火的子是土；土的母是火，土的子是金；金的母是土，金的子是水；水的母是金，水的子是木。这种母子相生的原则应用在治疗上，其具体操作方法有两种类别。

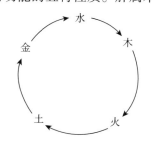

图 10 - 1　五行相生关系图

一、本经母子穴补泻法

此法为时下一般针书最常见之母子补泻法，各经取穴参考后表，例如：肾脏亏虚，肾脏属水，则可取本经之母穴金穴复溜补之，肾实则可在本经之子穴木穴涌泉泻之；如肝病虚，肝属木，可取本经母穴水穴曲泉补之，肝实则取本经之子穴火穴行间泻之，以下按十二经分别说明如下。

1. 胆经

胆经属于甲木，荥穴侠溪是胆经中的水穴，属于壬水，水能生木，即胆经的母穴，虚则补其母，所以侠溪能治胆经虚病；经穴阳辅是胆经中的火穴，属于丙火，木能生火，即胆经的子穴，实则泻其子，所以阳辅能治胆经实证。

2. 肝经

肝经属于乙木，合穴曲泉是肝经中的水穴，属于癸水，水能生木，即肝经的母穴，虚则补其母，所以曲泉能治肝经虚证；荥穴行间是肝经中的火穴，属于丁火，木能生火，即肝经的子穴，实则泻其子，所以行间能治肝经实证。

3. 小肠经

小肠经属于丙火，输穴后溪是小肠经的木穴，属于甲木，木能生火，即小肠经的母穴，虚则补其母，所以后溪能治小肠经虚证；合穴小海是小肠经的土穴，属于戊土，火能生土，即小肠经的子穴，实则泻其子，所以小海能治小肠经实证。

4. 心经

心经属于丁火，井穴少冲是心经中的木穴，属于乙木，木能生火，即心经的母穴，虚则补其母，所以少冲能治心经虚证（《玉龙赋》："心虚热壅、少冲明于济夺"）；输穴神门是心经中的土穴，属于己土，火能生土，即心经的子穴、实则泻其子，所以神门是精神病及心脏病的要穴，能治心经实证。

5. 胃经

胃经属于戊土，经穴解溪是胃经中的火穴，属于丙火，火能生土，即胃经的母穴，虚则补其母，所以解溪能治胃经虚证；厉兑是胃经的井穴，属于庚金，土能生金，即胃经的子穴，实则泻其子，所以厉兑能治胃经实证。

6. 脾经

脾经属于己土，荥穴大都是脾经中的火穴，属于丁火，火能生土，即脾经的母穴，虚则补其母，所以大都能治脾经虚证；商丘是脾经的经穴，属于辛金，土能生金，即脾经的子穴，实则泻其子，所以商丘能治脾经实证。

7. 大肠经

大肠经属于庚金，合穴曲池是大肠经中的土穴，属于戊土，土能生金，即大肠经的母穴，虚则补其母，所以曲池能治大肠经虚证；二间是大肠经的荥穴，属于壬水，金能生水，即大肠经的子穴，实则泻其子，所以二间能治大肠经实证。

8. 肺经

肺经属于辛金，输穴太渊是肺经的土穴，属于己土，土能生金，即肺经的母穴，虚则补其母，所以太渊能治肺经虚证；合穴尺泽是肺经的水穴，属于癸水，金能生水，即肺经的子穴，实则泻其子，所以尺泽能治肺经实证。

9. 膀胱经

膀胱经属于壬水，井穴至阴是膀胱经的金穴，属于庚金，金能生水，即膀胱经的母穴，虚则补其母，所以至阴能治膀胱经虚证；输穴束骨是膀胱经的木穴，属于甲木，水能生木，即膀胱经的子穴，实则泻其子，所以束骨能治膀胱经实证。

10. 肾经

肾经属于癸水，经穴复溜是肾经的金穴，属于辛金，金能生水，即肾经的母穴，虚则补其母，所以复溜能治肾经虚证；井穴涌泉是肾经的木穴，属于乙木，水能生木，即肾经的子穴，实则泻其子，所以涌泉能治肾经实证。

11. 三焦经

三焦经是相火，亦属于丙火，输穴中渚是三焦经中的木穴，属于甲木，木能生火，即三焦经的母穴，虚则补其母，所以中渚能治三焦经虚证；合穴天井是三焦经的土穴，属于戊土，火能生土，即三焦经的子穴，实则泻其子，所以天井能治三焦经实证。

12. 心包经

心包经是相火，亦属于丁火，井穴中冲是心包经的木穴，属于乙木，木能生火，即心包经的母穴，虚则补其母，所以中冲能治心包经虚证；输穴大陵是心包经的土穴，属于己土，火能生土，即心包经的子穴，实则泻其子，所以大陵能治心包经实证。

上述十二经的二十四个母子穴，《针灸大成》载有一首简明的歌诀是："肺泻尺泽补太渊，大肠二间曲池间，胃泻厉兑解溪补，脾在商丘大都边，心先神门后少冲，小肠小海后溪连，膀胱束骨补至阴，肾泻涌泉复溜焉，包络大陵中冲补，三焦天井中渚痊，胆泻阳辅补侠溪，肝泻行间补曲泉。"

二、母子经母子穴补泻法

本法书中较少记载，此法亦为老辈针灸医生所乐用，例如：肝经虚证可用肾经阴谷穴（阴谷穴是合穴属水，水乃木之母，补水即等于补母）；肝经实证，宣泄心经少府穴（少府是荥穴属火，木生火，泻火即是泻子）。也就是说：**虚则补母经所属经之同一五行穴，实则泻子经所属五行之同一五行穴。**

例如：肝虚则补母经（肾水）之同一五行（水）穴，实则泻子经（心火）之同一五行（火）穴。其余各经以此类推。

二法虽较一法少用，然据经验所悉，效果并不逊于前法。据经验二法与一法合并使用，效果更佳。例如：肝虚取阴谷，亦可取曲泉（本经母穴属水），肝实除取心经少府，亦可取行间（本经子穴属火）。其配合取穴可参见下表10－1。

表10－1　五输穴之本经、异经母子穴补泻配合取穴表

经别	虚实	本经取穴	异经取穴
手太阴肺经	虚	太渊	太白
	实	尺泽	阴谷
手少阴心经	虚	少冲	大敦
	实	神门	太白
手厥阴心包经	虚	中冲	大敦
	实	大陵	太白
手肠明大肠经	虚	曲池	三里
	实	二间	通谷
手太阳小肠经	虚	后溪	临泣
	实	小海	三里
手少阳三焦经	虚	中渚	临泣
	实	天井	三里
足太阴脾经	虚	大都	少府
	实	商丘	经渠
足少阴肾经	虚	复溜	经渠
	实	涌泉	大敦
足厥阴肝经	虚	曲泉	阴谷
	实	行间	少府
足阳明胃经	虚	解溪	阳谷
	实	厉兑	商阳
足太阳膀胱经	虚	至阴	商阳
	实	束骨	临泣
足少阳胆经	虚	侠溪	通谷
	实	阳辅	阳谷

子母补泻法在临床上应用既多且好，例如：肺经实证，如喘息气粗、胸满、仰息、干呕、胸胁肩背痛均可取尺泽穴泻之。又就五行关系而言，肺实则金克木，肝木受克则筋挛拘急，泻尺泽，可以舒筋活络，对于消除肩部、肘部拘急及腿腹筋紧有一定功效，个人常用于治疗五十肩迭收奇效。二间治牙痛虽因荥穴能治火热，亦系大肠子穴能泻大肠实证之故。

解溪为胃经母穴，对于胃经虚证，尤其是土虚不能制水之风水（肾炎）症疗效甚佳。

商丘为脾经子穴，对于脾经一切实证，如身体困重、腹部胀满、黄疸等湿盛之证，皆能施泻法而治之而有效。

心经母穴少冲，《玉龙赋》及《医宗金鉴》皆认为其能治心经虚证。

涌泉为肾经子穴，泻之能治心肌炎及心悸亢进、小儿抽搐、五趾尽痛等肾实症状。

复溜为肾经母穴，专治肾亏，应用极广，例如：治四肢厥逆、久年腰痛、肾虚水肿均极有效。

大陵为心包经子穴，治口干、口臭及诸疮痛痒有效。

天井为三焦经子穴，泻之可治疗少阳经之郁火邪热，凝滞经络所成之瘰疬，素为要穴（《医宗金鉴》《玉龙赋》《玉龙歌》《胜玉歌》）。

阳辅为胆经子穴，凡胆经实证均可泻治之，又"经主喘咳寒热"，因此本穴治胆经外感实证极效，对于伤风感冒之偏头痛尤具特效。

侠溪为胆经母穴，能补胆虚，治晕眩有卓效。这些都是很好的用例。

子母补泻法如能配合时间之流注，则效果更佳，例如：戌时补复溜治疗肾亏效果特佳，详见第三节纳支法之说明。

第二节 井穴补泻之变通

母子补泻法是就五输穴之五行属性施用补泻的，但按照这个规则行针，那么有几条经络势必要在井穴补泻，可是我们知道各经井穴，皆在神经末梢，感觉异常敏锐，适用于一切闭郁诸证之迅速刺血，不宜施用补泻。《难经·七十三难》问："诸井者，肌肉浅薄，气少不足使也（气血微少不足使为补泻也），刺之奈何？"解答说："诸井者，木也（指阴经而言），荥者，火也。火者，木之子，当刺井者，以荥泻之。"指出了"泻井当泻荥"的变通方法，滑伯仁又补充了"补井当补合"就更臻完善。十二经中应用井穴补泻的有心、心包、肾、膀胱、胃五经，兹将其补泻应用及变通列表如后。

表 10 - 2　井穴之补泻变通表

	阴经				阳经	
经别 属性	心经 （火）	心包经 （火）	肾经 （水）	经别 属性	膀胱经 （水）	胃经 （土）
井（木）	少冲	中冲	涌泉	井（金）	至阴	厉兑
荥（火）	少府	劳宫	然谷	荥（水）	通谷	内庭
输（土）	神门	大陵	太溪	输（木）	束骨	陷谷
经（金）	灵道	间使	复溜	经（火）	昆仑	解溪
合（水）	少海	曲泽	阴谷	合（土）	委中	足三里
治法	补	补	泻	治法	补	泻
补泻变通法	补井当补合	补井当补合	泻井当泻荥	补泻变通法	补井当补合	泻井当泻荥
应刺穴	少海穴	曲泽穴	然谷穴	应刺穴	委中穴	内庭穴

从上表中，我们已经知道有五经需要采用变通式的补母泻子法，根据各家之临床经验，这种变通法，是有显著疗效的。例如：泻内庭代厉兑治疗牙痛，已为公认之特效穴；另如补少海、曲泽代少冲或中冲治疗心经虚，疗效亦好；足见"泻井当泻荥，补井当补合"的变通补泻法，是行之有效的。这是因为五行穴之间有其相生规律，井能生荥，泻荥即泻井（泻其子）。合能生井，补合即补井（补其母），这是我们必须明确认识的。

第三节　纳支法

子母补泻法如能配合时间之流注，则效果更佳，其用法一般称之为纳子法，又称为纳支法。

纳支补泻法是以十二经脉纳支时刻与经气流注盛衰的关系为基础的补泻法。《素问·针解》说："补泻之时者，与气开阖相合也。"开就是经气正来大盛之时，阖即为经气已过衰退之时，这是说十二经脉的血气盛衰，各有一定的时刻，补泻必须以经气的开阖为根据。当其开时，经脉流注时刻正临，经气大盛，乘时刺之为泻；当其阖时，经脉流注时刻已过，经气始衰，乘时刺之为补，亦正符和了《灵枢·卫气行》所说的："刺实者，刺其来也，刺虚者，刺其去也。"

纳支法应用时结合"虚补其母，实泻其子"的方法，配取子母穴来进行治疗，十二经脉配属十二地支，名为"纳支"，所以这种按纳支时刻配穴针刺的方法就称为纳支法。纳支法因为十二地支起于子时，所以也称为"纳子法"（见下表）。

十二经之流注为：子时到肝—丑时到胆—寅时到肺—卯时到大肠—辰时到胃—巳时到脾—午时到心—未时到小肠—申时膀胱—酉时到肾—戌时心包—亥时三焦。一般泻取流注之旺时，补取流注刚过之衰时。

下表可做参考（表10－3）。

表10－3　十二经脉纳子法取穴及针刺时刻表

经脉	泻			补		
	配穴	时辰	钟点	配穴	时辰	钟点
肺	尺泽	寅	3～5	太渊	卯	5～7
大肠	二间	卯	5～7	曲池	辰	7～9
胃	厉兑	辰	7～9	解溪	巳	9～11
脾	商丘	巳	9～11	大都	午	11～13
心	神门	午	11～13	少冲	未	13～15
小肠	小海	未	13～15	后溪	申	15～17
膀胱	束骨	申	15～17	至阴	酉	17～19
肾	涌泉	酉	17～19	复溜	戌	19～21
心包	大陵	戌	19～21	中冲	亥	21～23
三焦	天井	亥	21～23	中渚	子	23～1
胆	阳辅	子	23～1	侠溪	丑	1～3
肝	行间	丑	1～3	曲泉	寅	3～5

病例一：王某某，女，45岁，牙龈肿痛3日来诊。症见牙龈略肿，大便常秘，口干喜凉饮，小便黄，苔黄略腻。此胃火上炎，为之针胃经荥穴内庭及大肠经荥穴二间，泻肠胃之火，并针大肠经原穴合谷，嘱其次日辰时（上午8：00）来诊，辰时胃经当旺，在其子穴厉兑出血少许，并针大肠经子穴二间（又为荥水穴），痛势渐减，龈肿亦消。

纳子法之应用，除前述之旺时用子泻，衰时用母补之外，尚有多种，最常用于治疗时间性的病症，即是指发病有较规律的时间性，对此，按"子午流注"纳子法的脏腑归属施治，每获佳效。

病例二：张某某，男，35岁，每日上午辰巳时（8：00～11：00）即发前头痛及太阳穴痛，病已多日，发则剧痛不已，过时自止。盖辰巳乃脾胃经流注之时，又前头及太阳穴所在亦为胃经所过，为之针脾之络穴公孙，胃经输穴陷谷，立止疼痛。次日辰巳时虽发头痛，但能忍耐，嘱其第 3 日上午辰时（上午 8：30）来针，仍接上穴针之，留针半小时，并嘱其每五分钟己按摩头部一分钟，针下立即止痛，之后即痊愈未再疼痛。

病例三：李某，男，39 岁，每晚睡至十二点即鼻塞已 3 周，呼吸不畅，随即醒来，至凌晨三点左右逐渐减轻而再入睡。

按：子时为胆经流注之时，丑时为肝经流注之时，此为肝胆经之扰所致，针太冲、合谷穴后，当夜即症情减轻，再针时加胆经火穴丘墟，病又大减，续针一次而愈。盖太冲为肝经输穴，善治"时间时甚"之病，又为原穴，调气作用甚强；合谷为大肠经原穴，经络至鼻，调气至鼻塞甚佳，配太冲又称之开四关，理气作用更强，加丘墟（胆经火穴）泻胆经之火，疗效更佳。

第十一章
制化疗法

一、一般制化用法

制化取穴治疗法，是与母子取穴治疗法相对的一种治疗法，是利用相克及制衡为原则进行施治的方法。这种疗法效果甚佳，临床上治疗肝病胁痛胸满、呕逆、脉弦者，根据制化的原则，取用脾经（受克之经）的土穴太白穴，或同时灸脾输穴，以实其脾气，防其肝病传脾，收到"治未病"的作用。又如"逆气而泄"或为肺病，或为肾病，可通过补足三里或曲池（都是阳明合穴，属土），使土旺能生肺金，并能克制肾中邪水，故肺虚之咳逆上气，大气下陷之泄泻，或肾虚水泛之喘咳、水泻皆可得治，这是补土制水之法。

又如：尺泽为肺经之水穴，能治疗肺经火热证，因此亦为咽喉炎及扁桃体炎特效穴；少商为金经（大肠经）金穴，能制木，故为治疗中风要穴，又善治头面之病；二间为大肠水穴，治疗大肠经火热证亦为要穴，善治牙痛；内庭为胃经水穴，亦为治胃经火热证要穴，也善治牙痛；陷谷为胃经木穴，能疏土，常用治木土不和之症；复溜为水经母穴，补水能润木，又系水之金穴，金能制木，既制又润，实为治肝要穴；这些也是制化疗法的一部分，在"同气相求"疗法中将有更详细的解说。

二、制化补泻法

制化补泻法是利用制化法取穴补泻以达到治病效果的一种方法。泻所胜（克我者）及所不胜（我克者）就能补虚；补所胜及所不胜即能泻实。这种方法也有本经取穴及他经取穴的不同，例如：肺（金）虚，泻所胜少商（本经木穴），所不胜鱼际（本经火穴）；肺实则补上述二穴，这是本经取穴法。文如肺虚也可取所胜经络肝经之本（木）穴大敦，或所不胜经络心经木（火）穴少府用泻法；肺实则取上述二穴补之，这是他经取穴法。这种方法也可配合母子补泻法应用，教果更好，其配合及应用关系详见下页表。

三、泻南补北法

泻南补北法也是制化补泻法的一种，始载于《难经·七十五难》："经言东方实，西方虚，泻南方，补北方，何谓也？然：金木水火土，当更相平。东方木也，西方金也。木欲实，金当平之；火欲实，水当平之……东方肝也，则知肝实；西方肺也，则知肺虚。泻南方火，补北方水。南方火，火者木之子也；北方水，水者，木之母也。水胜火，子能令母实，母能令子虚，故泻火补水，欲令金不得平木也。"

这段的意思是说：肺金虚泻南方"火"即可使其不克金，补北方水，水为金之子，"子能令母实"。简括之，就是**泻克我之经，补我生之经，便能治本经虚证**，例如肝实（东方实）肺虚（西方虚），应泻心经（南方火），宜泻少府（心经火穴，南方火），补阴谷（肾经水穴，北方水）。这种取穴方法虽应用少，但效果甚佳，其配穴法参见表 11－1。

表 11－1　泻南补北法

病理	疗法（补我生，泻我克）		配穴	
			阳经	阴经
肺虚（肝实）	补水	水经	（膀胱水穴）通谷	（肾经水穴）阴谷
	泻火	火经	（小肠火穴）阳谷	（心经火穴）少府
肾虚（心实）	补木	木经	（胆经木穴）足临泣	（肝经木穴）大敦
	泻土	土经	（胃经土穴）足三里	（脾经土穴）太白
肝虚（脾实）	补火	火经	（小肠火穴）阳谷	（心经火穴）少府
	泻金	金经	（大肠金穴）商阳	（肺经金穴）经渠
心虚（肺实）	补土	土经	（胃经土穴）足三里	（脾经土穴）太白
	泻水	水经	（膀胱水穴）通谷	（肾经水穴）阴谷
脾虚（肾实）	补金	金经	（大肠金穴）商阳	（肺经金穴）经渠
	泻木	木经	（胆经木穴）足临泣	（肝经木穴）大敦

第十二章
十二原穴应用

十二原穴亦为特定穴，均分布在腕踝关节以下，与人体的原气密切相关，是脏腑经络之根本——原气所过而流止的穴位。原穴与三焦有密切关系，三焦是原气的别使，它导源于脐下肾间动气，而输布全身。原穴是人体原气作用表现的部位。脏腑病变，往往反应于十二原穴。

目前所公认的十二原穴即：肺之原太渊、心包之原大陵、心之原神门、脾之原太白、肝之原太冲、肾之原太溪、大肠之原合谷、三焦之原阳池、小肠之原腕骨、胃之原冲阳、胆之原丘墟和膀胱之原京骨。十二原次列表如下，表12-1。

表 12-1　十二原穴表

经脉（阴经）	原穴	经脉（阳经）	原穴
手太阴肺经	太渊	手阳明大肠经	合谷
足太阴脾经	太白	足阳明胃经	冲阳
手少阴心经	神门	手太阳小肠经	腕骨
足少阴肾经	太溪	足太阳膀胱经	京骨
手厥阴心包经	大陵	手少阳三焦经	阳池
足厥阴肝阴	太冲	足少阳胆经	丘墟

一、源流

现在论及十二原，皆以十二经脉各自位于腕踝附近的"原"穴为主，即前列之十二原穴表为主，但在古代人们对原穴的认识却有多种说法，是有一段历史衍变而来。

（一）《灵枢》说法

六阳经各有一原，六阴经以输代原。"十二原"的名称，始见于《灵枢·

九针十二原》篇（以下称《九针》）："五脏有六腑，六腑有十二原，十二原出于四关，四关主治五脏，五脏有疾，当取之十二原，十二原者，五脏之所以禀三百六十五节气味也。五脏有疾也，应出十二原，而原各有所出，明知其原，睹其应，而知五脏之害矣……肺也，其原出于太渊，太渊二……心也，其原出于大陵，大陵二……肝也，其原出于太冲，太冲二……脾也，其原出于太白，太白二……肾也，其原出于太溪，太溪二。膏之原，出于鸠尾，鸠尾一。肓之原，出于脖胦，脖胦一。凡此十二原者，主治五脏六腑之有疾者也。"上述经文指出五脏之原左右各一，共十个原穴，加上膏之原及肓之原共有十二个原穴，五脏之原穴与五阴经之输相同。而膏之原、肓之原实为脏腑之会穴。膏之原出于鸠尾，其位在上，属阳，主上焦之疾；肓之原出于脖胦，脖胦即气海，其位在下，属阴，主中、下焦之疾。

经文中并没有提到六腑之原穴，五脏有疾当取十二原，透过脏腑表里相通，所以十二原穴主治五脏六腑之病。但应注意到上文中的心之原"大陵"，其实是心包经的原穴，也就是说心经并无原穴。

在《灵枢·本输》中论述手足阳经脉均有"所过"之原穴，即大肠经原穴过合谷，胃经原穴过冲阳，小肠经原穴过腕骨，膀胱经原穴过京骨，三焦经原穴过阳池，胆经原穴过丘墟。其中关于阴经原穴的记载为为："肺……注于太渊，太渊……为输；心……注于大陵，大陵……为输；肝……注于太冲，太冲……为输；脾……注于太白，太白……为输；肾……注于太溪，太溪为输……"其中并无膏、肓之"原"的记述。这里将五脏之"原"指为"输"，可以看到亦是将心包的大陵作为"心"的输（原）穴。

这种以手厥阴心包经的输代替手少阴心经输穴的观点可能是受《足臂十一脉灸经》的影响。其原因在《灵枢·邪客》篇可以找到答案，它说："心者，五脏六腑之大主也，精神之所舍也，其脏坚固，邪弗能容也，容之则心伤，心伤则神去，神去则死矣。故邪之在于心者，皆在于心之包络。包络者，心主之脉也，故（手少阴）独无输焉。"

这里指出心包能代心受邪，所以取该经输穴可治心病。该篇又说："其外经病而脏不病，故独取其经于掌后锐骨之端。"意思是心虽不受邪，但外经仍会生病，可取掌后锐骨之端的穴位来治疗，虽未指出穴名，但已点出了"神门"穴的位置。

（二）《难经》《针灸甲乙经》说法

《难经·六十六难》说："经言肺之原出于太渊，心之原出于大陵，肝之原出于太冲，脾之原出于太白，肾之原出于太溪，少阴之原出于兑骨，胆之原出于丘墟，胃之原出于冲阳，三焦之原出于阳池，膀胱之原出于京骨，大肠之原出于合谷，小肠之原出于腕骨。"删去了膏、肓之原，记述了心之原大陵，加入了"少阴之原出于兑骨"。虽仍以心包代心，但已指出少阴之原在兑骨。

《针灸甲乙经》之原穴说法仍从《灵枢·九针十二原》之说法，即十二原为五脏之原及膏、肓之原。但《针灸甲乙经》说心经之输为神门，心包经之输为大陵。并首倡心经与心包经皆有井、荥、输、经、合，补足了《内经》少阴经无输穴的说法，即："少冲者木也，少阴脉所出为井；少府者火也，少阴脉所溜为荥；神门者土也，少阴脉所注为输；灵道者金也，少阴脉所行为经，少海者水也，少阴脉所入为合。"至此十二经井、荥、输、经、合始全。

后世医家则宗《难经》五脏以输为原之法，在《难经》和《针灸甲乙经》的基础上，确定了心之原为神门，心包之原为大陵，从而形成六脏六腑各有一原的十二原穴理论。

二、意义

（1）"原"的第一个意义是指本原、原气，肾间之动气，人生根本之气。《难经·八难》说："诸十二经脉者，皆系于生气之原。所谓生气之原者，谓十二经之根本也，谓肾间动气也。此五脏六腑之本，十二经脉之根，呼吸之门，三焦之原。"《难经·六十六难》说："五脏输者，三焦之所行，气之所留止也。三焦所行之输为原者，何也？然脐下肾间动气者，人之生命也，十二经之根本也，故名曰原。三焦者，原气之别使也，主通行三气，经历于五脏六腑。原者，三焦之尊号也，故所止辄为原。五脏六腑之有病者，皆取其原也。"从此段引文看来，可以理解原穴是经脉原气留注而深入作用于内脏的部位，也是经脉原气所聚集的部位，所以称作"原"。这里强调了原气是"人之生命，十二经之根本"。原气输布全身，关系着整个人体气化功能及五脏六腑的生理活动，是人体生命活动的原动力，由此可知原穴的重要性。

（2）"原"的另一意义可以指宽阔平坦之处，《尔雅》说："广平曰原。"因"原"穴所在之处平坦如平原，故称之"原"，观原穴所在之处多较平坦宽阔，亦合其义。从"体应"原理来看，此处肉多，主气。

三、分布

原穴的分布有一特点，即手不过腕，足不过踝。上肢原穴皆位于腕关节处或腕关节与掌指关节之间；下肢原穴皆位于踝关节处或踝关节与跖趾关节之间，基本上都分布在手足大小关节周边。

原穴在六阳经中，排列于五输穴的输穴之后，多居脉气丰盛处。诸脏之原恰与输合，而诸腑之原在输穴之后，为另设之原穴，为什么阳经要另设原穴呢？《难经·六十二难》说："腑者阳也，三焦行于诸阳，故置输，名曰原。"阳经另加一"原"的原因是因其属"阳"，阳经一般脉气较阴经为长。滑伯仁说："膀胱之输束骨，过于京骨为原。胆之输临泣，过于丘墟为原……大肠之输三间，过于合谷为原，盖五脏阴经，止以输为原，六腑阳经，既有输，仍别有原。"也在指阳经脉气经过输原一带较长，可以说阳经之输至原此一区带皆可谓之原。而且阴经在腕踝以下只有三个穴，而阳经则多至五个穴，其中包含一"原"穴。原穴所在之处多平坦宽阔，阳经尤其明显，穴位亦合其义。

四、应用

（一）用于诊断

原穴与人体的原气密切相关，是脏腑经络之根本——原气所过而流止的穴位。原穴是人体原气作用表现的部位。脏腑病变，往往反应于十二原穴。根据原穴部位的反应变化，可以诊知病位，诊断脏腑功能盛衰。《灵枢·九针十二原》说："五脏有疾也，应出十二原。十二原各有所出。明知其原，观其应，而知五脏之害矣。"就是说：在五脏有疾病时，它的内在变化，就会反映在十二原的部位上，根据十二原所出现的现象，可以了解原穴的性质；观察穴位上所出现的反应，就可以知道五脏的受病情况。例如：慢性支气管炎及气喘在太渊穴有压痛；心肌炎在大陵穴有压痛等。有人用知热感度测定法更有助于诊察确定脏腑及经络的虚实。

（二）用于治疗

原穴与三焦有密切关系，三焦是原气的别使，它导源于脐下肾间动气，而输布于全身，和内调外，宣上导下，关系着整个人体的气化功能，特别是促进五脏六腑的生理活动。《灵枢·九针十二原》说"五脏有疾当取之十二原"，说明十二原穴主要用治五脏疾病，透过表里关系也能治六腑疾病。《难经·六十六难》说："五脏六腑之有病者，皆取其原也。"更直接指出原穴也能治腑病。这就说明原穴治疗内脏病有重要作用。原穴的主治特点在于既可补虚，又可泻实，原穴具有反映本脏腑气血盛衰、邪正消长病理变化的作用，针刺原穴可使原穴的经气直达该脏腑而起治疗作用。原穴有调整脏腑经络虚实的功能，即是原穴和某些穴位一样，具有所谓"双向性调整"的作用。

又《灵枢·顺气一日分为四时》曾说："原独不应五时，以经合之，以应其数……"由于阴经以输代原，"荥输治外经"，故原穴能治经脉病；而阳经之原，以经合之，经能生合，故治疗腑病的作用也能理解。因此原穴不但可以治疗所属脏腑疾患，与脏腑相关的器官、肢体疾病，还可治本经经脉病，不论虚证、实证、寒证、热证、急性病、慢性病、疼痛病都能治疗，可以说原穴是治疗本经及本脏病的"总治穴"。

原穴不但应用广，而且疗效高、见效快。在《针灸大成·治症总要》中的 151 首针灸处方中，原穴的使用率高达 52%，不仅如此，临床验证"原"穴有效率亦极高。笔者之特殊经验：原穴，尤其是阳经之原穴，多在肌肉丰厚处，为多气之处，气多则与脾相应，能补后天。又，原穴与三焦原气及肾间动气相应，能补肾补先天。可以说，原穴能脾肾双补、先后天并调，所以主治作用特别广泛，疗效亦高。董氏奇穴的许多重要穴位，即在"原"穴之周围，如火主（太冲）、腕顺二（腕骨）、灵骨（阳溪）等。

五、配穴

（一）原穴单用（原穴与原穴配）

最常用者为"脏腑别通法"，取上下肢相应，阴阳经相配，即以开合枢之太阳配太阴（开），少阳配少阴（枢），阳明配厥阴。就是手太阳配足太阴，手太阴配足太阳；手少阳配足少阴；手少阴配足少阳……亦即是脏腑别通的小肠与脾通；肺与膀胱通；三焦与肾通；心与胆通；大肠与肝通；心包与胃通。例如：头晕目眩肝郁风动之症为肝经之病，取大肠经之原穴合谷配肝经原穴太冲，此即有名之"四关穴"。又如：小肠经之颧面疼痛或颤抖，可针小肠经之原穴腕骨，配脾经之原穴太白穴。心经之失眠，取心经之原穴神门，配胆经之原穴丘墟。

（二）原络配穴

此为原穴应用最多之配穴法，又分多种配用法。

1. 本经原络配

即本经有病先取本经之原穴，再取本经之络穴，应用时可一手取原穴，另一手取络穴，两手各取一穴即可，如胸痛、咳嗽，取一侧肺经之原穴太渊，取另一侧肺经之络穴列缺。

2. 本经原穴配表里经络穴（主客原络配穴法）

本经有病先取本经之原穴，再取与其相表里的经络之络穴，此法应用甚多，由于疾病常相互影响，常表里经相传，本法适用于治疗某经病兼有表经或里经病症者，**一般以先针本经的原穴为主，再针表里经之络穴为客**。例如：肺经（里）先病，大肠经（表）后病，则取手太阴原穴太渊为主，手阳明络穴偏历为客；反之，大肠经先病，肺经后病，则取手阳明原穴合谷为主，手太阴络穴列缺为客，其余各脏以此类推。

十二经主客原络治症配穴见表 12 − 2。

表 12 −2　十二经主客原络治症配穴表

主	客	原	络	主治病证
肺	大肠	太渊	偏历	气管炎、咽喉炎、气短、痰多、出汗、掌心发热、肩内侧痛、两乳痛
大肠	肺	合谷	列缺	齿龈炎、牙神经痛、颔下淋巴腺炎、腮腺炎、咽喉炎、口干、目黄、鼻流清涕、肩前侧痛
脾	胃	太白	丰隆	舌强、腹痛、呕吐、身体沉重无力、便秘、黄疸、下肢内侧痛、疟疾
胃	脾	冲阳	公孙	鼻出血、面神经麻痹、神经衰弱、下肢前侧痛、疟疾、腹胀
心	小肠	神门	支正	心绞痛、心动过速、口干、目黄、上肢尺侧痛
小肠	心	腕骨	通里	下颌肿痛、肩痛、颈痛、耳聋、上肢外后侧痛
肾	膀胱	太溪	飞扬	神经衰弱、精神不振、食欲不佳、视力减退、腰酸痛、下肢无力、面色灰黑
膀胱	肾	京骨	大钟	眼痛、颈痛、腰背及下肢疼痛、癫痫、神经病、角弓反张、眶上神经痛、鼻出血、脱肛、痔疾、疟疾
三焦	心包	阳池	内关	耳聋、咽喉炎、结膜炎、肩背痛、脊间痛、便秘、尿闭、遗尿
心	三焦	大陵	外关	前臂及手指痉挛疼痛、胸肋痛、心悸、心烦、心区痛、掌心发热、喜笑不休
肝	胆	太冲	光明	睾丸炎、疝气痛、胸满呕吐、腹痛、腹泻、尿闭、遗尿
胆	肝	丘墟	蠡沟	胸肋痛、头痛、眼痛、颈淋巴性结核、甲状腺肿、疟疾

3. 手足同名经之原络穴相配

即在同名经之手足经上，一取原穴，一取络穴。例如：肝风内动、痰火蒙心之癫痫，针足厥阴经之原穴太冲，及手厥阴经之络穴内关。又如：肝阳上亢、痰火上扰之中风后遗症，可取足厥阴肝经之原穴太冲，及手厥阴心包经之络穴内关。

4. 时辰配穴

即以流注之纳子法配合取该时辰流注经络之原穴为主，加取表里经之络穴，纳子法详见"子午流注针法及应用"一章。这里仅简单举两例说明，例如辰时来针，经络流注至胃，即取胃之原穴冲阳加胃之络穴丰隆。若是申时来针，取流注经络膀胱经之原穴京骨，加膀胱经之络穴飞扬。

（三）原俞配穴（与背俞配）

这是根据原穴与背俞穴主治的共性，取本经之原穴与相应的背俞相配，例如，胆囊炎发作，可针胆经原穴丘墟配背俞胆俞穴；腰扭伤可针背俞之肾俞穴，配肾经之原穴太溪。咳嗽可取背俞肺俞配肺经之原穴太渊。

（四）原合配穴

又可分本经配、表里经配、手足同名经配、异经配等。

1. 本经原合配

同经之原穴配合穴，如大肠经之原穴合谷配合穴曲池，能调理气血、清利头目，善治皮肤及五官病变；脾经之原穴太白配脾经之合穴阴陵泉，善于调理脾胃，治腹泻便溏、腹胀身困之症。

2. 表里经原合配

可取阳经原穴配相表里阴经之合穴，或取阴经原穴及与其相表里阳经之合穴（手经则取下合穴为佳）。如肝气郁而化火之口苦、目赤、胁胀痛，可取肝经原穴太冲配胆经合穴阳陵泉，两者皆为木经土穴，对于木土不和肝郁气滞之病甚效。又如，脾胃阳虚之腹胀便溏、食欲不振或呕逆噫气之病，可针脾之原穴太白配胃经合穴足三里。

3. 手足同名经原合配

例如肠胃病可取手阳明之原穴合谷配足阳明胃经之合穴足三里。又如肝风内动颤抖之症可取肝经原穴太冲，配心包经合穴曲泽（属水），太冲能疏肝祛风，曲泽能滋水清火祛风，又在筋旁亦与肝相应。

4. 其他经原合配

除上述之原合配外，其他经也可用原合配穴。如外感病邪热极生风，可取大肠原穴合谷配合穴曲池，再配合膀胱经之合穴委中刺血。又如胁肋胀痛、胸脘痞闷、消化不调、烦急易怒等，可取肝经之原穴太冲配胃经之合穴足三里，调和肝胃。又如，小便不畅、尿急尿涩之症，可取肝经原穴太冲疏肝（肝经绕阴部一周），配脾经之合穴阴陵泉健脾气利水气而能使小便通畅，若再针五淋要穴气海或膀胱募穴中极则效果更佳。总之，原穴是很实用的穴位，虚实寒热皆能调，急症慢症皆适用，取穴方便安全，疗效又高。加之配穴方法既多而又灵活，是临床常用的特定腧穴，了解其应用特点及配穴方法，对于提高治疗效果大有裨益。

第十三章
局部疗法

局部疗法类似于"阿是疗法"，这是各种针灸疗法中最基本的疗法，就是在病患局部选穴的一种方法。身体表面和脏腑的大部分经穴，主治该部位本身的病证。

例如：尺泽位于肘部，治肘痛有特效（见《席弘赋》《通玄指要赋》《玉龙歌》），曲池、小海等穴也位于肘部，治疗肘痛亦有特效。太渊位于手腕，可治腕肘无力（见《医宗金鉴》），腕骨、阳池等穴也位于腕部，治疗腕部病莫亦有特效。阴陵泉位于膝部，善治膝痛膝肿（《玉龙歌》《席弘赋》），足三里（《胜玉歌》）、阳陵泉（《席弘赋》《玉龙歌》《玉龙赋》）亦位于膝部附近，也善治膝病。其他如昆仑、太溪之治脚踝痛，解溪、丘墟、商丘治脚腕痛，各经井穴、荥穴治脚趾痛等均是同样的道理。

局部取穴是一种极简单极省事的方法，在不明诊断或无法诊断出真正原因以前，可以先取局部穴位，以减轻患者当前的痛苦而控制病情的发展。

局部取穴虽然有其方便性及一定效果。但是在临床必须注意到：绝不能全部以局部取穴来治病止痛，更不能将其作为主穴主针，而应是作为辅助或配合的一部分。一般来说：中医针法最简单的是在痛处下针，可以减轻痛楚，其效甚暂，如依穴道治病，技术较高，效验较好。因此，局部取穴仅能作为一种取穴参考及一时权宜的配伍，最实际的还是掌握好活用一般取穴法则，才是针灸医师临床处方最重要的原则。

局部取穴法还有一个缺点，就是取穴稍多。例如：治膝痛常取足三里、阴陵泉、阳陵泉并用；治脚踝痛常太溪、昆仑、悬钟并取；治疗十指皆痛则十二井，这种治疗方法不但浪费时间，也相对增加患者痛苦。若能依据针灸取穴法则，采用对症治疗，而将局部疗法作为辅助疗法，则疗效将更快更高。例如：笔者常用内关治膝痛，液门治大腿痛，陷谷治偏头痛，束骨治后头痛等，治疗取穴均只取一穴，但效果却极为迅速而突出，即是明显的例子。

第十四章
五输穴空间观应用法

五输穴是针灸临床中最常用的特殊要穴，是古典针灸的代表穴位。善用五输穴者可谓针灸界的经方派，正如同方药的经方派，用药少而疗效高，针灸经方派亦如是，用针少而疗效高。五输穴的应用有空间性及时间性，掌握其时空用法，也就能把五输穴发挥得更好，一针即能治多病。这里先来看一看五输穴的空间观及其应用。

第一节　根据《内经》《难经》发挥

《灵枢·顺气一日分为四时》说："病在脏者，取之井；病变于色者，取之荥；病时间时甚者，取之输；病变于音者，取之经；经满而血者，病在胃及以饮食不节得病者，取之于合。"《灵枢·邪气脏腑病形》说："荥输治外经，合治内腑。"《难经·六十八难》说："井主心下满，荥主身热，输主体重节痛，经主喘咳寒热，合主逆气而泄，此五脏六腑井荥输经合所主病也。"这些都指出了五输主治所在及应用纲要，根据上述几条可以对其应用归类分析如下。

一、病在脏者取之"井"

古人以失神、形无知者为病在脏，这里的脏病主要是指神志病而言，当然也包括一些脏器功能失调的病变。井穴有醒脑开窍、宁神泄热及泻实、祛邪的作用，能治脏病，对于神志突变之急救，有很好的治疗作用，从部位对应之手躯逆对及足躯逆对两法来看，手指尖及足趾尖可对应于头顶，即等同于百会、神庭等穴，是以井穴能治疗神志病变及头部病症。例如，膀胱经井穴至阴能治久治不愈之头巅顶痛及后头痛；脾经井穴隐白，配胃经井穴厉兑能安神治疗梦魇不宁；大敦（或说隐白）、少商共用合称"鬼哭穴"，治疗痴癫之症；肾经井穴涌泉穴善治各种厥逆，及各种痫症、小儿惊风；此外，中冲、关冲均能回阳救逆，治疗中风猝倒……从这些例子来看，病在脏者取之井，是古人临床经验的结晶。

又井穴能开窍祛寒，善治"窍病"，从部位对应之手躯顺对及足躯顺对两法来看，手指及足趾可对应于阴部，如肝井大敦能治阳痿；隐白（脾统血）配肝井大敦（肝藏血）能治崩漏急症。

井主心下满，井穴能治心下满，即中脘痞满。临床以脾井隐白配胃俞、天枢治腹胀效果很好；隐白配厉兑（胃井）能治梦魇不宁。中医学说认为"胃不和则卧不安"，胃不和多兼有心下满症状，脾胃井穴皆能治之。又，急症常见心下满闷不通，邪实壅闭心窍，井穴能疏泄邪热，开通心窍，故能治急症。

从上述来看：井穴对应于头顶、阴窍、心下。也就是说井穴能治疗这些部位的病变，因而善治神志病、阴窍病、心下满。

二、病变于色者取之荥，荥主身热，荥输治外经

这里的外经与经络有关，与外邪也有关，从全息对应来看，荥穴对应于面目鼻喉，感冒最常侵袭这些部位。外感病或为风寒或为风热，而病变于色亦多为火热或水寒所致。阴经之荥属火，阳经之荥属水。因此，荥穴对各经外感病变，或病变于色的初发病期，及原发性神经痛有一定疗效。例如：常用三焦经之液门穴治疗感冒特效，刺手太阴肺经之荥穴鱼际治疗感冒喉痛及由外感所致的气喘，临床上治疗肺炎热病喘咳面颊发赤之初发病期，刺手太阴经之荥穴鱼际，和手阳明经之荥穴二间，有退热镇咳平喘之效。此外，《灵枢·五邪》指出：邪在肝即病胁中痛，取之行间（肝经之荥穴），以肝经行胁下，临床上治疗胁间神经痛刺行间，有镇痛疗效。还有三焦荥穴液门配肺荥鱼际善治喉病（见《百症赋》）等也在临床常用。

从上述来看：荥穴对应于五官面目鼻喉和外经，也就是说能治疗这些部位的病变，而善治外感病、五官病。

三、输主体重节痛，荥输治外经

身体沉重多与湿有关，关节痛多与风或湿有关。外经病多与风湿及筋肉有关，所以风湿及筋肉疼痛之病多取输穴，输穴有益气化湿之功，善治肿满、倦怠、溏泄、疼痛之疾，对于本经之疼痛最为常用。盖输穴非属土（阴经输穴）即属木（阳经输穴），木主风，土主湿；又木应筋，土应肉；木应肝，土

应脾，疼痛也常因情绪不安肝脾不和而加重。因此以各相关之输穴治疗颇为有效。笔者临床常用各经之输穴治疗各本经之疼痛极为有效。例如，用束骨治后头痛、巅顶痛，及腰痛、颈痛，以及太阳经走向之坐骨神经痛；陷谷治前头痛；临泣治偏头痛、腰侧痛等少阳经之疼痛，效果很好，这些便都是输穴。

所谓"荥输治外经"，一指荥输部位较浅，所以用治体表外感病，也就是说荥穴、输穴适于治疗各经所过的体表和所属经脉病变。外经病风湿筋肉疼痛之病多取输穴，外感风寒、风热之病及上火火热、体寒阳虚之病多取荥穴。如上牙痛取内庭，下牙痛取二间、三间（《玉龙赋》《天星秘诀》《席弘赋》）；耳鸣耳聋取液门、中渚、束骨等有效，这就都是"荥输治外经"的具体实践。

另外，值得研究的是：输穴位于五输穴之中间（界于井荥与经合之间），井荥所治偏于急病或外感病，经合所治偏于缓病或脏腑病，则输穴之位置位于表里之间，其所治直可谓相当于方剂之小柴胡汤，多为半表半里之病，因此对于一些不算太浅也不算太深的病都能运用，治疗作用及范围都可说是很大的。

从上述来看：输穴对应于五官、身体关节、半表半里（少阳阳明合病或兼病），也就是说能治疗这些部位的病变。

四、病变于音者取之经，经主喘咳寒热

经穴之五行属性在脏属金，金与发音有关，金与肺相应，与风寒有关。喘咳亦为有声音之病变。经穴能疏散风寒，对于病变导致声音失常之症状，皆有疗效。例如刺肺经之经穴经渠能治喘咳就是有调整呼吸器官功能紊乱失调的作用，又脾经连舌本散舌下，《针灸大成》记载刺脾经经穴商丘，能治舌本强痛就是一例。而前述之喘咳及舌本强痛亦皆能导致声音改变。此外，心经经穴通里善治暴喑（《医宗金鉴·刺灸心法》）亦是本于"病变于音者取之经"的原则而施用的。整体来看，经穴主治皆系与发音有关的器官及部位，主要是肺及喉舌口齿。综合观察各经经穴，即是能治这些部位的病变。如：阳溪治牙痛（《席弘赋》）；解溪治风水面肿（《医宗金鉴》）及颊部、下颌、前颈病变；阳谷（小肠经经穴）治颔肿口噤（《百症赋》）；昆仑（膀胱经经穴）能定喘（《灵光赋》）及治齿痛（《医宗金鉴》）；复溜（肾经经穴）亦能定喘；间使（心包经经穴）可治失音（《百症赋》）及呃逆，皆与咳喘或口部发音有关，足见此一定律的确有其临床价值。

从上述来看：经穴对应于发音有关之器官及部位，主要是肺及喉舌口齿，

也就是说能治疗这些部位的病变。

五、合主逆气而泄，经满而血者，病在胃及饮食不节得病者取之于合

每一脏腑皆有其逆气之病，肝气逆则肝阳上亢；肺气逆则气喘咳嗽；胃气上逆则便秘呕吐；脾气上逆则嗳啰腹胀；肾气逆则小便不通，等等，皆可取该经之合穴治疗。合穴能益经气调整内脏器官之生理功能活动，有健脾强胃、扶正培元之功，善治逆气、胀闷、泄泻等症。对于饮食不节所致之病变亦有特效。临床常用尺泽治气喘（《灵光赋》）；足三里（胃经合穴）治疗腹胀、呕吐（《针灸大成》《杂病穴法歌》《百症赋》），并可定喘（《席弘赋》《玉龙歌》《杂病穴法歌》《行针指要歌》）；阴陵泉（脾经合穴）治心腹胸胁之满（《席弘赋》《医宗金鉴》）。此外，常用曲池（大肠经合穴）和阳陵泉（胆经合穴）治疗肝阳上亢之高血压，颇有佳效。治疗泄泻则取曲池、足三里、阴陵泉也都有著效，可见"合主逆气而泄"确有其道理。

"饮食不节得病者，取之于合"也是合穴临床常见之用法。例如：肠胃有关消化之病多取足三里、曲池、阴陵泉等合穴。又，刺手足阳明经之合穴曲池和足阳明经之合穴足三里，具有促进消化、呼吸、新陈代谢的强壮保健作用。尺泽、委中、足三里穴刺络放血均能治饮食不节所致的急性肠胃病变。

又"经满而血者，取之于合"，是说经络有瘀血皆可在本经之合穴刺针，如委中、尺泽、曲泽、足三里等合穴都是刺血常取穴位，常用来治疗本经有瘀血的病变。

至于"合治内腑"，是说合穴适于治疗体内各自所属六腑的疾病。其实也包括了脏病。这条取穴原则，对临床有一定的指导意义。合治内腑，其原因一则系合穴较深，一则系合穴之属性属土（阳经合穴）或水（阴经合穴），土与脾胃相应为后天之本，水与肾相应为先天之本，有医者说久病多虚应补脾胃，有医者说久病必入肾。合穴有调先天肾（阴经合水穴）或后天脾（阳经合土穴）的作用，因此善治脏腑病。针刺足三里，当胃弛缓时，会使其收缩增强；胃紧张时，能使之弛缓，并可解除幽门痉挛。又如阳陵泉，用胆囊造影研究发现，针刺无胆囊疾患健康成年人的阳陵泉，能增强胆囊的运动和排空能力，因此对治疗胆石症有一定作用。这说明了"合治内腑"是有科学道理的。

总结一下，合穴对应于：①脏腑，也就是说能治疗脏腑的病变；②与消化有关之器官，善治肠胃有关消化疾病；③本经之瘀血部位之瘀血病。经合

穴所在，肌肉较丰，皆能治疗脏腑病，随穴位位置所在之对应及五行所属，经穴或属火或属金，能治心肺病，重点在上焦。合穴或属土或属水，能治脾肾病，重点在下焦。不过合穴反过来也能治头面上焦病。

第二节　同气相求之空间相应

五输穴与自然节令有其相应关系，与脏腑亦有相应关系，这就是所谓的"同气相求"。"同气相求"疗法在五输穴的应用方面占有极重要的分量，是非常值得深入研究的一种疗法。

同气相求法也称之为"交应疗法"，亦系全息对应之一种，又可分为相生、相克、相应、相通及真五行等五类，但在单穴一针疗法部位对应方面最重要的是"相应"，下面加以说明。

相应是同气相求疗法的中心用法，其原则在于将五行与藏象之相应密切结合，然后用之于临床，是同气相求疗法中应用最广的一种方法。具体应用时以本经病为主经，旁及他经病变则在本经找与之相应的穴位即可，换言之以本经病为主，兼有他脏病机参与者，可取本经之五行相应穴。

穴性属木者，都能治疗该经与肝及风及筋有关的疾病。穴性属火者，都能治疗该经与心及火有关的疾病。穴性属土者，都能治疗该经与脾及湿及肉有关的疾病。穴性属金者，都能治疗该经与肺及气及发音有关的疾病。穴性属水者，都能治疗该经与肾及水及寒有关之疾病。举例如下。

1. 木穴

陷谷为土经木穴，笔者常用之于木土不和（肝脾不和）之病，对于泄泻腹痛，偏正头痛，月经疼痛均极有效；后溪穴为太阳经输木穴，木主筋，因此对于太阳经所行有关"筋"之病变皆能治之，例如，颈项强硬、弯腰不便、腿弯难伸等皆有疗效。腕骨穴（属木，亦有同样之效果）为小肠经原（木）穴，小肠为分水之官，因此腕骨穴自古为治疗黄疸之要穴。束骨为水之木，木主筋，治本经所行筋强之病亦有卓效，亦常用治颈项强硬，闪腰等病（"输主体重节痛"亦同此理），透过经络及补水润木作用，治巅顶痛尤具卓效；涌泉亦为水（肾）之木穴，透过补水润木也能治巅顶痛（厥阴头痛也），又木主风，井穴镇定作用极强，所以涌泉亦为治痫症、风证要穴。隐白为土（脾）经木（井）穴，虽统血亦含藏血之义，治疗崩漏疗效极佳，三间为大肠之木穴，腹泻、肩胁痛之场合可用。

2. 火穴

大都为脾（土）经火穴，能治四肢（脾主四肢）不温（火应火，能升高体温）。昆仑为水（膀胱）经火穴，素为治疗腿足红肿（红肿属火，本穴亦属火）之要穴（《玉龙歌赋》《通玄指要赋》），治肾火上炎之牙痛亦有效（《医宗金鉴》），因系水之火穴，尤其常用于治疗命门火虚（即水中火虚）之五更泄。然谷亦为水（肾）经火穴，然谷与燃谷亦通，治疗命门火虚之病，疗效较昆仑更好，治疗肾经热病亦极效。

3. 土穴

太渊为肺经土（输）穴，治疗外感病而兼有体重节痛或呕吐腹泻（皆属土病）症状有效，神门为心经土穴，治各类神经病变而见胃肠功能衰弱者更为相宜。太溪为肾经土穴，对于肾病而有脾胃症状如呕吐、泄泻等均有效，也能治五更泄，因系肾（水）经土穴，对于脾肾阳虚之病，也常取为主穴。大陵为火（心包）之土穴，能治脾胃经虚热之病及心火而有脾胃症状之病，因此常用于治口臭（《玉龙歌》《玉龙赋》《胜玉歌》）。阳陵泉为木（胆）之土穴，又为筋会穴，因土主肉、主四肢，因此本穴筋肉皆主，治疗四肢筋肉不利之运动系统障碍及病变颇为有效，为治疗半身不遂之主要穴道；又因系木经土穴，对于木不疏土，肝脾不和之病也有疗效。

太冲亦为木之土穴，治疗与阳陵泉类似，亦为调理肝脾要穴。行间为木（肝）经火穴，肝郁能生火，本穴能泻之，故又为疏肝理气之要穴。

4. 金穴

灵道为心经金穴，能治暴喑、失音（心主神，金应声）；间使（心包经经金穴）能治失音（《百症赋》）；至阴（膀胱经井金穴）能治失音（《百症赋》）、治痒疾（《百症赋》），皆与"金有关"。

5. 水穴

阴陵泉为土经水穴，补土制水作用极强，所以能利尿治水湿肿满；少海为火（心）经水穴，善治肾虚而神志变化之病；曲泉为肝经水穴，善治阴部（肝经所行）与肾水有关之病，如尿道炎、淋病、阴囊水肿等。笔者老师董景昌用二间治腰痛，二间为金（大肠）之水穴，水与肾相应，也有同气相求的关系。尺泽为金之水穴，能治本经火热病如扁桃体炎、咽喉炎；从金水同源，合水与肾水五行相应而言，又能治尿意频数；由于金能克木，水能润木，木主筋，所以也是理筋要穴。

临床上的例子真是多不胜举。从上述应用及实效来看，五输穴可以说就是经络的全息点，五行反应五脏，因此才能以之治疗五脏病变。针灸治病的最高艺术就在于一穴多用而非一病多穴，活用同气相求疗法，对于此一目标的追求将有莫大的助益。

第十五章

五输穴时间观

第一节 穴位主治病症的时间观

五输穴的应用有空间性，也有时间性，掌握了其空间观再掌握其时间用法，可以把五输穴发挥得更好更高。这里就来看一看五输穴的时间应用。《灵枢·顺气一日分为四时》说："病在脏者，取之井；病变于色者，取之荥，病时间时甚者，取之输；病变于音者，取之经；经满而血者，病在胃及饮食不节得病者，取之于合。"《灵枢·邪气脏腑病形》篇说："荥输治外经，合治内腑。"《难经·六十八难》说："井主心下满，荥主身热，输主体重节痛，经主喘咳寒热，合主逆气而泄，此五脏六腑井、荥、输、经、合所主病也。"根据前述所言可以对其时间应用归类分析如下。

一、井穴治病最急

"病在脏者，取之井"，古人以失神形无知者为病在脏，尤其是在中风昏厥时，常有神志改变之病症。井穴能醒脑开窍、宁神泄热及泻实祛邪。而常用于神志突变之急救。《伤寒论》说："凡厥者，阴阳气不相顺接，便为厥。"井穴皆在指趾之末端，为十二经交接点，能接通阴阳，急救必用，能治中风及各种急症。例如：在少商、商阳点刺出血，能泻脏热，疏通经脉中气血凝滞，开郁通窍，对中风、热厥、喉肿、狂疾有特殊疗效，尤其是治疗感冒之喉痛可立见效果。隐白（脾统血）配肝井大敦（肝藏血）能治崩漏急症。心井少冲、小肠井少泽均能治中风猝倒，卒然昏沉，痰涎壅盛，不省人事。膀胱经井穴至阴能矫正胎位及治难产，肾经井穴涌泉善治各种厥逆，及各种痫症，小儿惊风。此外中冲、关冲均能回阳救逆，治疗中风卒倒……窍阴也能治失眠。从这些例子看来，可见井穴治疗急病最擅胜场，《乾坤生意》也说：

"凡初中风跌倒，卒暴昏沉痰涎壅盛，不省人事，牙关紧闭，药水不下，急以三棱针刺手指十二井穴，当去恶血，又治一切暴死恶候，不省人事及绞肠痧，乃起死回生妙诀"，点明了井穴急救的特殊作用。

二、荥穴治病次急

"荥输治外经""荥主身热"，这里的外经与经络有关，与外邪也有关。外感症或为风"寒"或为风"热"，而荥穴或属水或属火，因此荥穴善于治疗外感症，外感症虽不急如中风昏迷，但风者善行而数变，常突如其来，亦属急症，只是较中风昏厥略缓而已。一则荥穴位置在井穴之后，所治较井穴为缓；再则从对应来看荥穴对应于面目鼻喉，感冒最常侵袭这些部位。常用三焦经之液门穴作为起手针治疗感冒特效；刺手太阴肺经之荥穴鱼际治疗感冒喉痛并能退热镇咳平喘，治肺炎甚效（多因外感引起）。"病变于色者，取之荥"，病变于色亦多为火热或水寒所致。急病常致脸色及肤色改变，如肺炎两颧发红，晕针脸色发白，均不可谓不急。前者针肺经荥穴鱼际，后者针心经荥穴少府强心。又如荨麻疹突如其来，极为瘙痒，皮肤发红疹，亦可说是病变于色之急症，根据"诸疮痛痒者，皆属于心"，取心经荥穴少府可立刻止痒。

三、输穴治间歇、定时发病

输穴主治缓急交替发作的病变，或定时发病的病症。"病时间时甚者，取之输"，所谓"时间时甚"就是有时间歇（停止），有时严重。这种状况的病变在临床最为常见，疼痛除"伤风"及"癌痛"外，几乎皆为"时间时甚"之痛。因此输穴在治疗疼痛方面应用最多。输穴有益气化湿之功，善治肿满、倦怠、溏泄、疼痛之疾。输穴对于阵发性的神经痛及间歇性的发热有效，这是由于输穴非属土（阴经）即属木（阳经），木主风，土主湿，例如：风湿痛患者，平时天气好则平安无事，下雨天潮疼痛即发。还有疟疾、癫痫也是间歇性发作，这些都是输穴主治的范围。

"病时间时甚者，取之输"，也可说是有时间性之疾病，即定时发病，也可取输穴治疗，一般宜配合时间流注应用，取发作时间所属经络之输穴治疗，这个可参考子午流注纳子法。

又不少疾病受情绪影响，因肝脾不和（木土不和）所致，输穴属木、属土，能调和肝脾、疏肝解郁，能治疗情绪所致之疾病。

再则，输穴位于五输穴之中间（界于井荥与经合之间），井荥所治偏于急病，经合所治偏于缓病，则输穴之位置不啻位于表里之间，真可谓相当于方剂之小柴胡汤，所治多为半表半里之病及有时间性的病变，因此对于一些不算太急也不算太缓的病都能运用，治疗作用及范围都可说是很广的。

四、经穴主治兼输、合之性

经穴，急病能治，但所治之病仍以慢性居多，"经主喘咳寒热"，虽说咳喘也是声音改变之病，某些与外感有关，但更多的咳喘则属于慢病、久病，如老年慢性支气管炎及慢性阻塞性肺气肿等，这些病常因外感引发，但终属慢性病，用经穴治疗最好。"病变于音者，取之经"，经穴之五行属性，在脏属金，金与发音有关，金与肺相应，因此经穴对于各种病变导致声音失常之症状，皆有疗效。对于各经病变累及某一器官，官能失调者也适用。整体来看，与发音有关之器官及部位，主要是肺及喉、舌、口齿，这些病有急有慢，但仍以慢性居多。

从经穴之位置来看，经穴在输穴及合穴之间，络穴也在这个范围内，四个络穴紧临经穴之前，八个络穴紧临经穴之后，参考络穴的主治除联络表里外，也善治络病，所谓"久病"入络，因此经穴所治之时间性与络穴有相近之处。

五、合穴主治以慢性病为主

尤其是脏腑一切慢性病，合穴之作用有"合治内腑"，"经满而血者，病在胃及饮食不节得病者，取之于合""合主逆气而泄"等。合穴虽亦治急性之肠胃病及脏腑逆气病变，但治疗以慢性病居多，所谓"饮食不节得病者取之于合"，是说饮食不节所得之病常见逆气、胀闷、泄泻等症。合穴能益经气调整内脏器官之生理功能活动，有健脾强胃，扶正培元之功。对于饮食不节所致之病变有特效。例如与肠胃有关之消化病多取足三里、曲池、阴陵泉等合穴。尺泽、委中、足三里刺血均能治饮食不节、急性肠胃病变。至于"经满而血者"，取之于合，是说经脉有瘀血者可在合穴刺血，久病多瘀，久病易致瘀，委中、尺泽、曲泽、足三里等合穴，这些都是临床治疗瘀血之刺血常用穴位。

《灵枢·邪气脏腑病形》篇说："荥输治外经，合治内腑。"即，荥穴、输穴部位较浅，所以用治体表及经脉病。合穴在五输穴之最后，位置都在肘膝附近，穴位周边肌肉肥厚，穴位最深，穴气较充，适于治疗体内各自所属六腑的疾病。合治内腑，其时也包括了脏病。其原因除合穴位置较深外；另外则是中医认为久病多入肾，肾为水火之脏，气虚则多由肺脾而入肾，血虚则多由心肝而入肾，而阳虚多见脾肾阳虚，阴虚则多见肝肾阴虚，皆能入肾。

因此必以补肾为先。也有人认为久病脾胃功能必然较差，主张补脾胃。合穴之属性属土（阳经合穴）及水（阴经合穴），土与脾胃相应为后天之本，水与肾相应为先天之本。针刺合穴有调先天及后天之作用。因此，合穴善治脏腑病。

此外，对于发病有较规律的时间性者，也可以按"子午流注"纳子法的脏腑归属采用五输穴施治，每获佳效。

▌小 结

五输穴时间观反映了穴位主治由急到慢一般旋律。五输穴的时空观蕴含着穴位与自然时空结合的内容，其运用正符合中医学说最高的哲学思想精髓"天人合一"之道，若能掌握其用法并发挥到极致，就能多病取一针，以一针治多病，这就是针灸之王道。

第二节 四季四时分刺法之应用

时间治疗学虽是新近崛起的一门临床科学，但远在两千多年前的中医古籍《黄帝内经》中，即早已有甚多篇幅的记载，并提出了一些因时施治的针灸方法。明代徐凤根据《内经》而总结了子午流注疗法的规律，更丰富了这方面的内容。

临床治疗疾病如何选穴，疾病的发病时间及治疗时间也是重要的决定因素。急病、慢病或不急不慢之病的取穴各有不同，选择早上、晚上，春夏秋冬来治疗取穴疗效亦各有不同。

五输穴在时间治疗学之有关应用有：四时分刺法、子午流注针法等。本章主要介绍四时分刺法。四时分刺法之针灸疗法始载于《内经》，又可分为"四季分刺法"及"一日四时分刺法"两大类。

一、四季分刺法

《灵枢·本输》曾说："春取络脉诸荥大经分肉之间，甚者深取之，间者浅取之；夏取诸腧孙络肌肉皮肤之上；秋取诸合，余如春法。冬取诸井诸腧之分，欲深而留之。"（注：夏取之腧为十二经输穴，冬取之腧为背后俞穴）。又《灵枢·顺气一日分为四时》也曾提出："脏主冬，冬刺井；色主春，春刺荥；时主夏，夏刺腧；音主长夏，长夏刺经；味主秋，秋刺合。"这些都说明人体的脏腑及五输穴与气候变化有联系，认为其彼此相应的关系可作为针刺取穴的准则。

所谓"脏主冬，冬刺井；色主春，春刺荥"等句，其意义就是说：因五脏主藏，冬行闭藏之令，井是出水的泉源，如同冬季的一阳初生，所以认为凡有内脏的病，以及和冬季的闭藏之气可以相应的，可分别针刺各经的井穴，也就是说各经的井穴都有开闭通窍的作用。又如，五色蕃华，与春季万紫千红的生发之令可以相应。荥，是小水的意思，初出泉源，其气尚微，就如春季是阳气渐盛的季节一样，所以把五色、春季、荥穴三者联系起来，认为凡是病变可现气色方面问题（例如：晕针时必然脸面变色，笔者经验刺心经荥穴特效，即取色应荥的原则），以及和春季的生发之气可以相应的，当分别针刺各经的荥穴。也就是说，各经的荥穴都有泻热和疏调血行的作用。根据五输穴脉气的由微而盛，由井、荥流注到输穴、经穴以至合穴的次序，井、荥以下的输、经、合穴可以分别与夏、长夏和秋季相应。

关于如此取穴之理由，《素问·水热穴论》解释道："秋者金始治，肺将收杀，金将胜火，阳气在合，阴气初胜，湿气及体阴气未盛，未能深入，故取输以泻阴邪，取合以虚阳邪，阳气始衰，故取于合……冬者水始治，肾方闭，阳气衰少，阴气坚盛，巨阳伏沉，阳脉乃去，故取井以下阴逆，取荥以实阳气。"故曰：冬取井荥，春不鼽衄。

这种方法的应用非常简便，取穴少，却疗效宏速，只要根据病发脏腑或经络，再配合季节，选取该发病经络之五输穴针治，即可达到满意疗效。

根据《内经》所载"春主肝，其病发惊骇，在变动为握"，我们在临床上在春季遇到发热病而发现有惊骇、抽搐、握拳等症状时，则可取肝经之荥穴行间治之，收到退热、镇惊、缓解抽搐之效。《针灸大成》记载行间可治小儿急惊风，所以经络的五输穴在临床上应用上与季节有密切关系。

又如，有一腰痛患者夏天来诊，腰痛属膀胱经，只要在膀胱经之输穴束骨施针，即可止痛。胁痛患者秋天来诊，胁痛属胆经，只要在胆经合穴（秋刺合）施针，即可止痛。这是很好的一种治疗方法，值得推广使用。

为了易于研究和运用本节所述针刺的法则，再提示下表于后（表15－1）。

表 15－1　四季分刺法取穴表

藏	色	时	音	味
冬	春	夏	长夏	秋
井	荥	输	经	合

《难经·第七十四难》也曾提及："经言春刺井，夏刺荥，季夏刺输，秋刺经，冬刺合者……"这个次序的实用意义，主要还在于"春夏刺浅，秋冬刺深"，因为井荥所在部位，肌肉都较浅薄，经合所在部位，肌肉都比较厚，输则在二者之间。又春夏阳气向外、向上，经脉之气多行于肌肤较浅处，秋冬阳气向下，经脉之气多行于筋骨较深之处。因此与《内经》所言并无冲突。不过实用意义没有《内经》来的大而已。

二、一日四时分刺法

《灵枢·顺气一日分为四时》亦曾提出："春生、夏长、秋收、冬藏，是气常也，亦应之，以一日分为四时，朝则为春，日中为夏，日入为秋，夜半为冬。朝则人气始生，病气衰，故旦慧，日中人气长，长则胜邪，故安，夕则人气始衰，邪气始生，故加，夜半人气入藏，邪气独居于身，故甚。"指出在一天之中，可以像春、夏、秋、冬一样划分四时，来说明疾病在一天的变化情况，因此在治疗时，我们亦可根据四季分刺法予以施治，效果亦佳。

依据四时分刺法，则早上以刺荥穴为主，中午以刺输穴为主，傍晚以刺合穴为主，深夜以刺井穴为主。

临床应用时可依病症所在经络按时选取穴位，据病情需要也可略加一二穴作为辅助治疗。例如：临床上治疗一般肺经外感风温，症见发热咳嗽，可先针水金（董氏奇穴），然后按时取穴。如患者早晨来诊，我们可以根据症状和时间，针肺经的荥穴鱼际以治之，便可以收退热治咳之效；如病者在中午来诊，可以根据当时的时间，针肺经之输穴太渊治之，便可以收到助长肺经之气，以收扶正祛邪之效；如病者在夕阳西下的时候来诊，可以根据当时的时间以及患者的症状，并结合患者的生活习惯，针肺经的合穴尺泽治之，便可收到清除痰涎，肃降肺气，减少咳嗽的效果；如患者在深夜喘咳之时来诊，我们就根据患者的症状和深夜阴寒气盛的特点，刺肺经之井穴少商为主，以达到下阴逆、止喘咳的效果。

病案举例

张某，女，1963 年秋天下午六点钟到诊。症见感冒咳嗽。治疗：因病属肺经，且时值秋天下午，合乎针刺合穴规则，故于尺泽下针，并加针水金穴（董氏奇穴），当即咳止，一次而愈。

第十六章
子午流注针法及其应用

子午流注针法是时间针法的一种，以十二经的五输穴即井、荥、输、原、经、合六十六穴为基础，根据天人相应的观点，推算人体气血流注盛衰的时间规律，并运用此规律用针治病的方法之一。

一、子午流注之源流

子午流注起源于《黄帝内经》，据《素问·六微旨大论》曰："天气始于甲，地气始于子，子甲相合，命曰岁立，谨候其时，气可与期。"又曰："言天者求之本，言地者求之位，言人者求之气变，天气下降，气流于地，地气上升，气腾于天，故上下相召，升降相因，而变作矣。"又《素问·六节藏象论》曰："天以六六为节，天有十日，日六竟而周甲，甲六复而终岁，三百六十五日法也。"扁鹊引用子午流注作了子午经，便于十日之推算，增加心脏五穴，共为六十六穴（心经五穴，《灵枢·本输》并未记载，皇甫谧于《针灸甲乙经》补入）。六十六穴手不过肘，足不过膝。

至明朝时，徐凤根据《内经》完成了子午流注疗法的规律，此法是以每日气血流注，由子到午，由午到子，手足三阴三阳十二经，气血流行上下往返一次，需时二刻，而周遍全身为一度，水下百刻气行五十度，一昼夜为九十六刻有奇，气行四十八度有余。子至午为阳，午至子为阴，"病在于三阳，候其气之在于阳分而刺之，病在于三阴，候其气之在于阴分而刺之"。徐氏根据这些理论，利用阴阳五行与天干地支的环变组合法，把十二经依表里关系纳入十天干中，并巧妙地把六十六穴按气行所在，分别与十二时相配，正式完成了子午流注针刺法的规律。

此一学说几百年来，虽然有医家质疑，但也有不少先辈总结了他们丰富的经验，提供了他们宝贵的心得，笔者认为这是一种值得研究的针灸疗法。

二、子午流注的意义

"子""午"是十二地支中的两个时辰，在一天之中以十二支排列，则"子"和"午"两个时辰是阴阳的分界点，即日中为午时（中午11：00~13：00），阳最盛；半夜为子时（23：00~1：00），阴最盛。一年四季中，十一月冬至一阳生，为子月；五月夏至一阴生，为午月。十二个月配合十二地支，子月、午月表示了一年中阴阳之气的盛衰。十二时辰配合十二地支，其意义也相同。徐凤说："子时一刻，乃一阳之生，午时一刻，乃一阴之生，故以子午分之而得乎中也。"子午对十二时辰而言，就是代表了一天内时间变化过程的阴阳消长情况。从子时到午时这六个时辰内，气温从冷转热，日光从暗转明，表示了阳气增长、阴气衰退的现象；从日中午时到半夜子时则相反，气温从热渐冷，日光从明到暗，阳气衰退而阴气渐盛。人体气血周流的盛衰，亦随时间而不同，与自然界的阴阳消长现象密切相关。

徐凤解释流注的意义说："流者往也，注者住也。"是指人体气血的循行，有如水流一样流行灌注，人体经络气血的盛衰，就像潮水般一样定期涨退，因月日时辰的不同，而有一定的流注、开阖规律。

《素问·六节藏象论》说："天有十日，日六竟而周甲，甲六复而终岁……五日谓之候，三候谓之气，六气谓之时，四时谓之岁，而各从其主治焉。五运相袭而皆治之，终期之日，周而复始，时立气布，如环无端，候亦同法。"说明治疗需考虑岁时气运的变化，这是中医天人合一说，人与自然相应的内容之一。《灵枢·卫气行》说："谨候其时，病可与期，失时反候者，百病不治。"可见，人体气血与自然界的环境变化有密切关系。子午流注配穴法，就是根据人体气血运行呈现周期性盛衰，以十二经的六十六个五输穴为主，规定了每一经穴的开阖时间，所谓"得时为之开，失时为之阖"（徐凤）。这样"按日起时，循经寻穴"，"相生相合者为开则刺之，相克者为阖则不刺"（《医学入门》）。故流注表示了气血在人体的流动灌注规律，如潮汛之涨退，开时如潮汛之涨，"乃气血生旺之时，故可辨虚实而刺之"；阖时气血渐衰，如潮汛之退，"气血正值衰绝，非气行未至则气行已过，误刺则妄引邪气，坏乱真气"（《医学入门》）。总之，子午流注认为人体气血运行盛衰，受着自然界阴阳消长的影响，因此注重时间变化的条件，以六十六穴为基础，根据阳进阴退的原则按日时取穴，掌握此规律来取穴，犹如顺水行舟，可以增强疗效。

三、子午流注的组成

(一) 干支

十天干及十二地支，配合排列而成六十甲子。古代应用这一内容来说明年、月、日、时的递变。因此，一些以时间为条件的配穴法——包括子午流注和灵龟八法，其运用就离不开干支。下面先将干支的知识作简单的介绍。

(1) **天干**：甲、乙、丙、丁、戊、己、庚、辛、壬、癸，称为十天干。十天干可分阴阳：甲、丙、戊、庚、壬为阳干，乙、丁、己、辛、癸为阴干。又分属五方、五行，即甲乙为东方属木，丙丁为南方属火，庚辛为西方属金，壬癸为北方属水，戊己为中央属土。

(2) **地支**：子、丑、寅、卯、辰、巳、午、未、申、酉、戌、亥，称为十二地支。十二地支中又有阴阳之分：以单数子、寅、辰、午、申、戌为阳支，双数丑、卯、巳、未、酉、亥为阴支。分配五行，则寅卯为东方木，巳午为南方火，申酉为西方金，亥子为北方水，而辰、戌、丑、未，皆为中央土。

(3) **六十甲子**：十天干与十二地支相互配合，而成六十甲子。其具体排列是：阳干与阳支相合，阴干与阴支相合，从甲子至癸亥，共六十数。用以代表年、月、日、时的顺序，即成六十年，六十月，六十日，六十时，皆周而复始地循环。兹将其顺序列表如下：

表 16 - 1　六十甲子顺序表

阳	阴	阳	阴	阳	阴	阳	阴	阳	阴
一甲子	二乙丑	三丙寅	四丁卯	五戊辰	六己巳	七庚午	八辛未	九壬申	一〇癸酉
一一甲戌	一二乙亥	一三丙子	一四丁丑	一五戊寅	一六己卯	一七庚辰	一八辛巳	一九壬午	二〇癸未
二一甲申	二二乙酉	二三丙戌	二四丁亥	二五戊子	二六己丑	二七庚寅	二八辛卯	二九壬辰	三〇癸巳
三一甲午	三二乙未	三三丙申	三四丁酉	三五戊戌	三六己亥	三七庚子	三八辛丑	三九壬寅	四〇癸卯
四一甲辰	四二乙巳	四三丙午	四四丁未	四五戊申	四六己酉	四七庚戌	四八辛亥	四九壬子	五〇癸丑
五一甲寅	五二乙卯	五三丙辰	五四丁巳	五五戊午	五六己未	五七庚申	五八辛酉	五九壬戌	六〇癸亥

其中，单数干支属阳，双数干支属阴。例如：甲子属阳，乙丑属阴，丙寅属阳，丁卯属阴……一阴一阳，顺序交替。在六十甲子中，每一天干可重复出现六次。例如：甲干有甲子、甲戌、甲申、甲午、甲辰、甲寅六数，称为"六甲"，余类推。每一地支可重复出现五次，以子支为例，有甲子、丙

子、戊子、庚子、壬子五数，余类推。其组合关系，每一个阳干可与六个阳支配合。每一个阴干可与六个阴支配合，而阳干与阴支或阴干与阳支则不能互配。这样干支相配，共得阳性干支三十，阴性干支三十，总称六十甲子。

（二）天干地支与脏腑经脉的配合

（1）**十天干配合脏腑经脉**：十天干配合脏腑经脉是以五行为主。脏为阴，干配阴；腑为阳，干配阳。胆与肝分属甲乙木，小肠与心分属丙丁火，胃与脾分属戊己土，大肠与肺分属庚辛金，膀胱与肾分属壬癸水。此外，三焦是"阳气之父"，寄于壬；心包是"阴血之母"，寄于癸。列表如下。

表 16-2　十天干与脏腑经脉配合表

阳干	腑	五行	脏	阴干
甲	胆	木	肝	乙
丙	小肠	火	心	丁
戊	胃	土	脾	己
庚	大肠	金	肺	辛
壬	膀胱、三焦	水	肾、心包	癸

十二经纳天干歌（《针灸大全》）

甲胆乙肝丙小肠，丁心戊胃己脾乡，

庚属大肠辛属肺，壬属膀胱癸肾藏，

三焦亦向壬中寄，包络同归入癸方。

（2）**十二地支配合脏腑经脉**：十二地支配合脏腑经脉是按各经气血流注的顺序分为十二时辰。始于寅时，终于丑时，每时配合一经，即肺经为寅时，大肠经为卯时，胃为辰时，脾经为巳时，心经为午时，小肠经为未时，膀胱经为申时，肾经为酉时，心包经为戌时，三焦经为亥时，胆经为子时，肝经为丑时。各经当其时为气血盛，过其实为气血衰，列表如下。

表 16-3　地支与脏腑经脉配合表

时辰	时间	脏腑
寅	3~5 时	肺
卯	5~7 时	大肠
辰	7~9 时	胃
巳	9~11 时	脾
午	11~13 时	心

时辰	时间	脏腑
未	13～15 时	小肠
申	15～17 时	膀胱
酉	17～19 时	肾
戌	19～21 时	心包
亥	21～23 时	三焦
子	23～1 时	胆
丑	1～3 时	肝

十二经纳地支歌（《针灸大全》）

肺寅大卯胃辰宫，脾巳心午小未中，

申胱酉肾心包戌，亥三子胆丑肝通。

（三）六十六穴与五行十干的配合

六十六穴是由十二经的井、荥、输、经、合五输穴和阳经原穴组成。每经各有五输穴，计阳经三十穴，阴经三十穴；六阴经以输为原，六阳经则各多一原穴，总数共得六十六穴。子午流注法就是根据气血流注时间，在这六十六个穴位中选用适当的穴位。因为这六十六穴是脏腑经气流聚汇集的要穴。《灵枢·九针十二原》说："经脉十二，络脉十五，凡二十七气以上下，所出为井，所溜为荥，所注为输，所行为经，所入为合，二十七气所行，皆在五脏也。"说明十二经脉和十五络脉，这二十七气的上下游行出入，就是在这肘膝以下的六十六穴之内。因而这些腧穴在临床上就有特别重要的作用。

十二经的井荥输原经与五行、十干的列表如下（表16－4，表16－5）。

表 16－4　手足阴经流注穴简表

阴经			井	荥	输（原）	经	合
		五输　　五行	木	火	土	金	水
		天干	乙	丁	己	辛	癸
肝	木	乙	大敦	行间	太冲	中封	曲泉
心	火（君）	丁	少冲	少府	神门	灵道	少海
脾	土	己	隐白	大都	太白	商丘	阴陵泉
肺	金	辛	少商	鱼际	太渊	经渠	尺泽
肾	水	癸	涌泉	然谷	太溪	复溜	阴谷
心包	火（相）	寄于（癸）	中冲	劳宫	大陵	间使	曲泽

表 16 – 5 手足阳经流注穴简表

阳经	五行	天干	井 金 庚	荥 水 壬	输 木 甲	原	经 火 丙	合 土 戊
胆	木	甲	窍阴	侠溪	临泣	丘墟	阳辅	阳陵泉
小肠	火（君）	丙	少泽	前谷	后溪	腕骨	阳谷	小海
胃	土	戊	厉兑	内庭	陷谷	冲阳	解溪	足三里
大肠	金	庚	商阳	二间	三间	合谷	阳溪	曲池
膀胱	水	壬	至阴	通谷	束骨	京骨	昆仑	委中
三焦	火（相）	寄于（壬）	关冲	液门	中渚	阳池	支沟	天井

（1）**五输穴与五行的配合关系**：五输穴与五行的配合，在前面五输穴章节中有详细说明，这里再做简述。在《灵枢·本输》里只提到井穴的五行属性，后来《难经》作了申述，《难经·六十四难》说："十变又言阴井木、阳井金、阴荥火、阳荥水，阴输土、阳输木，阴经金、阳经火，阴谷水、阳合土，阴阳皆不同其意何也？然，是刚柔之事也。阴井乙木，阳井庚金。阳井庚，庚者乙之刚也；阴井乙，乙者庚之柔也。乙为木，故言阴井木也，庚为金，故言阳井金也。余皆仿此。"这里将庚金与乙木就五行与天干融合说明（天干之五行系甲乙木，丙丁火，戊己土，庚辛金，壬癸水，其中甲、丙、戊、庚、壬属阳干，乙、丁、己、辛、癸属阴干），阴与阳相对，刚与柔相对，阳刚阴柔，金刚木柔，阳井金与阴井木，从五行关系来说是金能克木，但阳井为庚金，阴井为乙木，乙庚相合，阴阳相济而不相犯，构成所谓"夫妻"关系。其余四行，依此类推。

若将上述所言，列表如下，当能更清楚这种关系（表 16 – 6）。

表 16 – 6 五输穴与五行、天干的配合关系

阳干	五行（阳经）	五输穴	五行（阴经）	阴干
庚	金 ↓	← 井 →	木 ↓	乙
壬	水 ↓	← 荥 →	火 ↓	丁
甲	木 ↓	← 输 →	土 ↓	己
丙	火 ↓	← 经 →	金 ↓	辛
戊	土	← 合 →	水	癸

（2）**五输穴的主治特点**：十二经的井、荥、输（原）、经、合，除了每个穴位都有它的特性外，还有它的分类主治特点。《难经·六十八难》说："井主心下满，荥主身热，输主体重节痛，经主喘咳寒热，合主逆气而泄，此五脏六腑其井荥输经合所主病也。"这在前面五输穴相关章节已有说明并举例，这里就不再多缀。

《灵枢·一日四时分刺》说："病在脏者取之井，病变于色者取之荥，病时间时甚者取之输，病变于音者取之经，经满而血者病在胃，及饮食不节得病者取之于合"，这也是五输穴主治的特点，在本书五输穴"《内经》一般用法"已有详细说明，不再多赘。

原穴的主治特点，《灵枢·九针十二原》说："凡此十二原者，主治五脏六腑之有疾者也。"《难经·六十六难》也说："五脏六腑之有病者，皆取其原也。"可见原穴对脏腑的病变有良效。

（四）五门十变

五门十变是子午流注法中的一种演化发展的基本理论，主要是由阴阳相合刚柔相配的原理发展而来的，即合而为五分之为十。

一般对五门有两种解释：一种是将十天干演变为五种相合的形式，就是称为夫妻相配；另一种是根据十二经脉中井、荥、输、经、合所属五行的相生关系，以及虚补其母实泻其子的原理，所规定的母子穴。

四、子午流注的推算

子午流注针法疗效高，但由于开穴之记忆困难，纵使有些针灸医生相信此法效果，仍不易使用，这里介绍几种常用推算法予各位读者，以便推广使用。

运用子午流注，首先要了解每日之日干支及当时之时干支，找出日干支则时干支就不难算出，而时干支与开穴密切相关。尤其是日干与当日所开之输（原）穴有关，与当日最后一个开穴时辰，开三焦（阳日）或开心包（阴日）亦有关系，这里先谈谈日干算法。

（一）日干推算法

应用子午流注必须知道逐日所属的天干。一年之中由于月有大小，所以每天所属的天干、地支是不固定的，这种情况在阴历尤为复杂。阳历虽也有大小月，但每年相同的月份，除 2 月份（平年 28 天；闰年 29 天）外，均是固定的，因此推算时就比阴历简捷得多。

下面介绍两种推算阳历逐日天干或地支的方法。

1. 计算法

这种方法仅能推算出每天的日干是什么，故只可运用于子午流注而不适用于灵龟八法。推算时，首先将十天干按数字的次序编号，如下表（表16-7）。

表16-7　十天干编号表

天干	甲	乙	丙	丁	戊	己	庚	辛	壬	癸
编号	1	2	3	4	5	6	7	8	9	10

其次须记住每月的加减常数，如下歌。歌诀列表如下（表16-8）。

各月常数歌

一四五月各减一，二六七月均加零；

八月加一三减二，九十月中加二寻；

独有十一十二月，各加三数始分明。

表16-8　各月常数对应表

月份	1	2	3	4	5	6	7	8	9	10	11	12
常数	-1	0	-2	-1	-1	0	0	+1	+2	+2	+3	+3

然后按下列公式计算：

当年元旦之天干编号加当天日数加或减当月常数（逢闰年自3～12月加一）当天日干之编号（若大于10时，以除以10后之余数计算）。历年元旦干支表如下（表16-9）。

表16-9　1984～2011年元旦干支表

闰年	年份	1984	1988	1992	1996	2000	2004	2008
	干支	甲午	乙卯	丙子	丁酉	戊午	己卯	庚子
平年	年份	1985	1989	1993	1997	2001	2005	2009
	干支	庚子	辛酉	壬午	癸卯	甲子	乙酉	丙午
	年份	1986	1990	1994	1998	2002	2006	2010
	干支	乙巳	丙寅	丁亥	戊甲	己巳	庚寅	辛亥
	年份	1987	1991	1995	1999	2003	2007	2011
	干支	庚戌	辛未	壬辰	癸丑	甲戌	乙未	丙辰

例如：求1984年5月20日的天干。

①从表16-9每年元旦干支表查知1984年元旦为甲午日，又查得1984年

为闰年，所以 3 月份以上须加上"1"，即 1 + 1 = 2。

②又从歌诀中查得五月的常数是"减 1"，

代入公式：1 + 1 − 1 + 20 = 21

21 ÷ 10 = 2……余 1

1 是甲的编号，所以 5 月 20 日为甲日。

翻阅各地近十几年来之中医期刊，所谓"干支速算"之论文不下数十篇，不是查表，就是以几个公式层层转换，或先背诵几个元旦干支代入歌诀，记忆并不简单，推算也未能快速多少。

笔者因教授易理八字，并以之推测体质，三十余年来以下列公式推算日干支，尚称迅速，特推介与中医同道应用。

公式 A：

$$\frac{5（x-1）+\dfrac{(x-1)}{4}r+15+Y}{10}=余数，即为日干$$

公式 B：

$$\frac{5（x-1）+\dfrac{(x-1)}{4}r+15+Y}{12}=余数，即为日支$$

注：X 为公元年后二位数，r 是整数之意，只要整数，不管余数。Y 则是从该年元旦至该年该日之总数。

上述公式虽列两个，其实只能算一个，也就是除十（干有十）及除十二（支有十二）之不同而已。

求出商数后，A 之余数可按 1 甲、2 乙、3 丙、4 丁、5 戊、6 己、7 庚、8 辛、9 壬、10 或 0 癸得知日干。B 之余数可按子 1、丑 2、寅 3、卯 4、辰 5、巳 6、午 7、未 8、申 9、酉 10、戌 11、亥 12 或 0 之顺序得知日支。

例如：求 1990 年 1 月 31 日干支。

代入公式：

$$A：\frac{5（90-1）+\dfrac{(90-1)}{4}r+15+31}{10}$$

$$=\frac{445+22+15+31}{10}=\frac{513}{10}=51……余3$$

$$B：\frac{5（90-1）+\dfrac{(90-1)}{4}r+15+31}{12}=\frac{513}{10}=42……余9$$

由日干之余数 3，得知日干为丙，由日支之余数为 9，得知日支为申。则

1990 年 1 月 31 日之日干支为丙申。

如果是公元 2000 年后，则改为公元三位数即 100、101……

例如：

求公元 2005 年 3 月 1 日之干支？代入公式：

$$日干：\frac{5（105-1）+\dfrac{(105-1)}{4}r+15+（31+28+1）}{10}$$

$$=\frac{520+26+15+60}{10}=\frac{621}{10}=62……余 1$$

$$日支：\frac{5（105-1）+\dfrac{(104)}{4}r+15+（31+28+1）}{12}$$

$$=\frac{520+26+15+60}{10}=\frac{621}{12}=51……余 9$$

由日干之余数 1，得知日干为甲。由日支之余数为 9，得知日支为申，则 2005 年 3 月 1 日之日干支为甲申。

又如：

求公元 2010 年 5 月 1 日之干支？

日干：$5×（110-1）+（110/4）r+15+（31+28+31+30+1）/10$
$=545+27+15+121=708/10=70……余 8$

日支：$5×（110-1）+（110/4）r+15+（31+28+31+30+1）/12$
$=545+27+15+121=708/12=59……余 0$

由日干之余数 8，得知日干为辛，由日支之余数为 0，得知日支为亥，则 2010 年 5 月 1 日之日干支为辛亥。

2. 转盘法

此法利用专门设计的转盘，只要知道当年元旦或当年每月所属的干支就能推算出所有日子的干支，所以在同时能在子午流注及灵龟八法中应用。市面上出售转盘的很多，这里就不再附说。近年来大家通过手机就可查询万年历，一查就知当日阴历干支，非常方便，本算法仅作为无日历对照情况下求日干支之用。

（二）时干推算法

一日之中有十二个时辰，五日计六十时辰，正合六十甲子之数，所以逐日时辰的干支，每隔五天，正好转轮一周，试以甲日之子时从甲子时算起，到戊日的亥时为癸亥时，己日的子时又从甲子时开始，其他各日时辰的干支亦各固定。为此，只要知道每天所属的天干，则当天各时的干支就不难推算。

兹附日上起时歌，以便记诵。

日上起时歌有两种。一种从子时起推排，称为五子建元法；另一种从寅时起推排，称为五虎建元法。

五子建元日时歌

甲己起甲子，乙庚起丙子，丙辛起戊子，

丁壬起庚子，戊癸起壬子，以阳干克化。

五虎建元日时歌（《针灸大全》）

甲己之日丙寅起，乙庚之辰戊寅头，

丙辛便从庚寅起，丁壬壬寅顺行求，

戊癸甲寅定时候，六十首法助医流。

按上歌推算逐日各时的干支，可查当日子时或寅时所属的天干是什么，然后依次排列。目前主要以五子建元为主。例如：甲日之子时为甲子时，则丑时为乙丑，寅时为丙寅等；又如辛日的寅时为庚寅，则卯时为辛卯、辰时为壬辰等，余均仿此，为索检方便，列表如后（表16-10）。

表16-10　遁日起时便览

时 ＼ 日		甲己	乙庚	丙辛	丁壬	戊癸
11~1	子	甲子	丙子	戊子	庚子	壬子
1~3	丑	乙丑	丁丑	己丑	辛丑	癸丑
3~5	寅	丙寅	戊寅	庚寅	壬寅	甲寅
5~7	卯	丁卯	己卯	辛卯	癸卯	乙卯
7~9	辰	戊辰	庚辰	壬辰	甲辰	丙辰
9~11	巳	己巳	辛巳	癸巳	乙巳	丁巳
11~1	午	庚午	壬午	甲午	丙午	戊午
1~3	未	辛未	癸未	乙未	丁未	己未
3~5	申	壬申	甲申	丙申	戊申	庚申
5~7	酉	癸酉	乙酉	丁酉	己酉	辛酉
7~9	戌	甲戌	丙戌	戊戌	庚戌	壬戌
9~11	亥	乙亥	丁亥	己亥	辛亥	癸亥

（三）按日时定穴

子午流注的具体应用，可分纳甲法和纳子法二种，分述如下。

1. 纳甲法

子午流注在狭义上运用，其开穴与时辰的配合皆以天干为主，定经推穴。

天干以甲为首，故称为纳甲法，一般所用的子午流注即指此而言。

（1）**纳甲法歌诀**：纳甲法子午流注的运用，总原则是日上起时，日干配经，按时定穴；并且按天干的阴阳，阳日阳时开阳穴，阴日阴时开阴穴。其具体内容，根据徐凤《针灸大全》所载的子午流注逐日按时定穴诀，分列如下。

甲日戌时胆窍阴，丙子时中前谷荥，

戊寅陷谷阳明输，返本丘墟木在寅，

庚辰经注阳溪穴，壬午膀胱委中寻，

甲申时纳三焦水，荥合天干取液门。

表 16-11　甲日按时定穴表

阳时	甲戌	丙子	戊寅	庚辰	壬午	甲申
阳经	胆	小肠	胃	大肠	膀胱	三焦
井（金）	窍阴					
荥（水）		前谷				液门
输（木）			陷谷			
原			丘墟（胆）			
经（火）				阳溪		
合（土）					委中	

乙日酉时肝大敦，丁亥时荥少府心，

己丑太白太冲穴，辛卯经渠是肺经，

癸巳肾宫阴谷合，乙未劳宫火穴荥。

表 16-12　乙日按时定穴表

阴时	乙酉	丁亥	己丑	辛卯	癸巳	乙未
阴经	肝	心	脾	肺	肾	心包
井（木）	大敦					
荥（火）		少府				劳宫
输（土）			太白			
原			太冲（肝）			
经（金）				经渠		
合（水）					阴谷	

丙日申时少泽当，戊戌内庭治胀康，

庚子时在三间输，本原腕骨可祛黄，

壬寅经火昆仑上，甲辰阳陵泉合长，

丙午时受三焦木，中渚之中仔细详。

表 16 – 13　丙日按时定穴表

阳时	丙申	戊戌	庚子	壬寅	甲辰	丙午
阳经	小肠	胃	大肠	膀胱	胆	三焦
井（金）	少泽					
荥（水）		内庭				
输（木）			三间			中渚
原			腕骨（小肠）			
经（火）				昆仑		
合（土）					阳陵泉	

丁日未时心少冲，己酉大都脾土逢，

辛亥太渊神门穴，癸丑复溜肾水连，

乙卯肝经曲泉合，丁巳包络大陵中。

表 16 – 14　丁日按时定穴表

阴时	丁未	己酉	辛亥	癸丑	乙卯	丁巳
阴经	心	脾	肺	肾	肝	心包
井（木）	少冲					
荥（火）		大都				
输（土）			太渊			大陵
原			神门（心）			
经（金）				复溜		
合（水）					曲泉	

戊日午时厉兑先，庚申荥穴二间迁，

壬戌膀胱寻束骨，冲阳土穴必还原，

甲子胆经阳辅是，丙寅小海穴安然，

戊辰气纳三焦脉，经穴支沟刺必痊。

表 16 – 15　戊日按时定穴表

阳时	戊午	庚申	壬戌	甲子	丙寅	戊辰
阳经	胃	大肠	膀胱	胆	小肠	三焦
井（金）	厉兑					

续表

阳时	戊午	庚申	壬戌	甲子	丙寅	戊辰
荥（水）		二间				
输（木）			束骨			
原			冲阳（胃）			
经（火）				阳辅		支沟
合（土）					小海	

己日巳时隐白始，辛未时中鱼际取，
癸酉太溪太白原，乙亥中封内踝比，
丁丑时合少海心，己卯间使包络止。

表 16 - 16　己日按时定穴表

阴时	己巳	辛未	癸酉	乙亥	丁丑	己卯
阴经	脾	肺	肾	肝	心	心包
井（木）	隐白					
荥（火）		鱼际				
输（土）			太溪			
原			太白（脾）			
经（金）				中封		间使
合（水）					少海	

庚日辰时商阳居，壬午膀胱通谷之，
甲申临泣为输木，合谷金原返本归，
丙戌小肠阳谷火，戊子时居三里宜，
庚寅气纳三焦合，天井之中不用疑。

表 16 - 17　庚日按时定穴表

阳时	庚辰	壬午	甲申	丙戌	戊子	庚寅
阳经	大肠	膀胱	胆	小肠	胃	三焦
井（金）	商阳					
荥（水）		通谷				
输（木）			临泣			
原			合谷（大肠）			
经（火）				阳谷		
合（土）					三里	天井

辛日卯时少商本，癸巳然谷何须忖，

乙未太冲原太渊，丁酉心经灵道引，

己亥脾合阴陵泉，辛丑曲泽包络准。

表 16 - 18　辛日按时定穴表

阴时	辛卯	癸巳	乙未	丁酉	己亥	辛丑
阴经	肺	肾	肝	心	脾	心包
井（木）	少商					
荥（火）		然谷				
输（土）			太冲			
原			太渊（肺）			
经（金）				灵道		
合（水）					阴陵泉	曲泽

壬日寅时起至阴，甲辰胆脉侠溪荥，

丙午小肠后溪输，返求京骨本原寻，

三焦寄有阳池穴，返还本原似嫡亲，

戊申时注解溪胃，大肠庚戌曲池真，

壬子气纳三焦寄，井穴关冲一片金，

关冲属金壬属水，子母相生恩义深。

表 16 - 19　壬日按时定穴表

阳时	壬寅	甲辰	丙午	戊申	庚戌	壬子
阳经	膀胱	胆	小肠	胃	大肠	三焦
井（金）	至阴					关冲
荥（水）		侠溪				
输（木）			后溪			
原			京骨（膀胱） 阳池（三焦）			
经（火）				解溪		
合（土）					曲池	

癸日亥时井涌泉，乙丑行间穴必然，

丁卯输穴神门是，本寻肾水太溪原，

包络大陵原并过，己巳商丘内踝边，

辛未肺经合尺泽，癸酉中冲包络连。

子午截时安定穴，留传后学莫忘言。

根据前述歌诀列表如下。

表 16 - 20　癸日按时定穴表

阴时	癸亥	乙丑	丁卯	己巳	辛未	癸酉
阴经	肾	肝	心	脾	肺	心包
井（木）	涌泉					中冲
荥（火）		行间				
输（土）			神门			
原			太溪（肾） 大陵（心包）			
经（金）				商丘		
合（水）					尺泽	

（2）纳甲法解析

①上述第一个开穴，"甲日戌时开窍阴"，其理由是甲为天干中阳干之首，戌为地支中阳支之末，天干有十，地支十二，十与十二配合，至第十一个时辰，必重见甲时，就是甲戌时，所以开始开穴。所开的经脉及穴位，取决于日干的属性，甲日以甲戌时开穴，时日两干都为甲木，甲木属胆，故开足少阳之井穴——窍阴。乙日从酉时开穴大敦，则是继甲日的甲戌时，按阳进阴退的原则而定。天干为阳主进，地支为阴主退，甲进而为乙，戌退而为酉，同时乙日在酉时重见乙时，故开始开穴。乙属肝木，故开足厥阴的大敦。丙日申时开少泽，亦同此理，因为乙进为丙，酉退为申，同时丙日在申时正巧是丙时，丙为阳火小肠，所以开始开少泽。余均类推。癸水虽是十干之末，但万物起于水，故亦有以癸为开始，列在最前者，亥为阴支之末，故以癸干配终极之阴支，癸日之开穴时辰为癸亥。

十日之日干按甲、乙、丙、丁、戊、己、庚、辛、壬、癸次序编号，天干分别为1、2、3、4、5、6、7、8、9、10，地支按子、丑、寅、卯、辰、巳、午、未、申、酉、戌、亥次序编号，则地支分别为1、2、3、4、5、6、7、8、9、10、11、12。则十个开穴时辰之每一干支之和，除癸亥为22外，其余皆为12，列表如下（表16-21）。

表 16 - 21

干次	甲	乙	丙	丁	戊	己	庚	辛	壬	癸
干号	1	2	3	4	5	6	7	8	9	10
支次	戌	酉	申	未	午	巳	辰	卯	寅	亥
支号	11	10	9	8	7	6	5	4	3	12
总和	12	12	12	12	12	12	12	12	12	22

根据上表，则可迅速算出每一日之开穴时辰。即：除了日干癸用22减外，其余日干皆以12减，求得之余数，即为开穴之时辰。例如，求丙日开穴时辰。可以12减丙之代数3，余9，9的地支代号为申，则知丙日于申时开穴。

也可将十天干放在紫微斗数地支盘中，紫斗地支盘是固定不动的，也很容易帮助记忆（见表16-22）。

表16-22　紫微斗数基本盘

巳	午	未	申
辰			酉
卯			戌
寅	丑	子	亥

己	戊	丁	丙
庚			乙
辛			甲
壬			癸

上图为紫斗基本盘，按子丑寅卯顺时针排列。将十天干之癸放在亥宫，表示癸日从亥时开穴，依次将甲、乙、丙、丁、戊、己、庚、辛、壬、癸按逆时针方向排于盘中，则一看即知何日在何时开穴。例如，戊落午宫中，则戊日在午时开穴。

②第二个至第五个开穴，是承接第一个开穴。并且按阳日阳经引气行而开阳穴，阴日阴经引血行而开阴穴，并且以五行相生的关系而定。如以甲日为例，甲戌时的下一个时辰是乙亥时，乙为阴时，故穴不开，再下一个时辰是丙子时，丙属小肠，又以窍阴为金井，金生水，故需开手太阳的荥水穴——前谷；丙子以下是丁丑，阴时穴不开，再下是戊寅，戊为胃土，荥水生输木，故开足阳明之陷谷；戊寅下的阳时是庚辰，庚为大肠，输木生经火，故开手阳明之阳溪；庚辰以下的阳时是壬午时，壬属膀胱水，经火生合土，故取足太阳的委中。余均仿此。

③最末一个开穴，称为"重见穴"。所谓重见是指从某天开始开穴的时辰算起，经十个时辰后，于次日重遇某天干的时辰。例如：甲日从甲戌时开始开穴，经十个时辰后，于次日的申时重见甲申，乙日自乙酉时开穴，至次日的未时重遇乙未等。凡遇重见，阳日必气纳三焦，应开手少阳所属"生我"（生日）之五输穴；阴日必血归包络，则开手厥阴所属"我生"（日生）之五输穴。例如：甲日属阳木，遇甲申时，取三焦荥水穴液门（水生木）；乙日属阴木，遇乙未时取手厥阴荥火穴劳宫（木生火）。其他各经亦仿此。

④各日干中均有返本还原穴，所谓"本"即指本经，"原"乃是原穴。由于原穴乃十二经经气出入的门户，所以逢输必回返到本经而开本经的原穴，

称为"返本还原"。也就是说：在开输穴同时，加开当日日干所属经之原穴。

上述内容根据阴阳日时夫妻互用的关系，总表如下（表16－23）。

表16－23　子午流注逐日按时定穴

甲己日按时定穴表（1）

开日时穴	甲子	乙丑	丙寅	丁卯	戊辰	己巳	庚午	辛未	壬申	癸酉	甲戌	乙亥
甲日		行间		神门 太溪 大陵		商丘		尺泽		中冲	窍阴	
己日	阳辅		小海		支沟	隐白		鱼际		太溪 太白		中封

乙庚日按时定穴表（2）

开日时穴	丙子	丁丑	戊寅	己卯	庚辰	辛巳	壬午	癸未	甲申	乙酉	丙戌	丁亥
乙日	前谷		陷谷 丘墟		阳溪		委中		液门	大敦		少府
庚日		少海		间使	商阳		通谷		临泣 合谷		阳谷	

丙辛日按时定穴表（3）

开日时穴	戊子	己丑	庚寅	辛卯	壬辰	癸巳	甲午	乙未	丙申	丁酉	戊戌	己亥
丙日		太白 太冲		经渠		阴谷		劳宫	少泽		内庭	
辛日	足三里		天井	少商		然谷		太冲 太渊		灵道		阴陵泉

丁壬日按时定穴表（4）

开日时穴	庚子	辛丑	壬寅	癸卯	甲辰	乙巳	丙午	丁未	戊申	己酉	庚戌	辛亥
丁日	三间 腕骨		昆仑		阳陵泉		中渚	少冲		大都		太渊 神门
壬日		曲泽	至阴		侠溪		后溪 京骨 阳池		解溪		曲池	

戊癸日按时定穴表（5）

开日时穴	壬子	癸丑	甲寅	乙卯	丙辰	丁巳	戊午	己未	庚申	辛酉	壬戌	癸亥
戊日		复溜		曲泉		大陵	厉兑		二间		束骨 冲阳	
癸日	关冲											涌泉

2. 纳子法

子午流注在广义上的运用，又可根据十二经脉气血流注时辰，即十二经应十二时，当其时为盛，过其时为衰，《灵枢·卫气》说："刺实者，刺其来也；刺虚者，刺其去也。"应用时结合"虚补其母，实泻其子"的方法，配取子母穴来进行治疗。十二经脉配属十二地支，名为"纳支"，故这种按纳支时刻配穴针刺的方法称为纳支法，又因为十二地支起于子时，所以亦称纳子法。

运用纳子法必须首先了解所病脏腑之经脉的气血流注纳支时刻。然后实证用泻法，则取该经的子穴，在纳支时刻中进行针刺；虚证用补法，则须取该经的母穴，在纳支时刻已过的下一个时辰中针刺。例如：肺经的实证，须取尺泽穴在寅时针刺；虚证，应取太渊穴在卯时针刺。列表于后，见表 16－24。

十二时辰的流注顺序，即：子时在胆，丑时在肝，寅时在肺，卯时在大肠，辰时在胃，巳时在脾，午时在心，未时在小肠，申时在膀胱，酉时在肾，戌时在三焦，亥时在心包。列表如下（表 16－24）。

表 16－24　十二时辰的流注顺序

时　辰	寅	卯	辰	巳	午	未	申	酉	戌	亥	子	丑
时　间	3～5	5～7	7～9	9～11	11～13	13～15	15～17	17～19	19～21	21～23	23～1	1～3
脏　腑	肺	大肠	胃	脾	心	小肠	膀胱	肾	三焦	心包	胆	肝

结合上表之关系也可作体质及疾病诊断。如，寅时出生的人较易得呼吸系统病变；卯时生人较易患大肠病变；辰时生人最易生胃病，巳时出生的人，易得脾脏系统病变；午时生人较易患心脏病变；未时生人易患小肠病变；申时生人易患膀胱泌尿系统病变；酉时生人易得肾脏及神志病变；戌时生人易得血液循环及血液系统病变；亥时生人易得淋巴及免疫系统病变；子时生人，易得胆道及神经疾病；丑时出生的人，易得肝脏及筋肉病变。据统计中风在丑时发病及死亡率最高，与丑时肝经经气充盛，易动火生风，故生病及死亡数最多。

关于纳子法的应用，我个人常用的方法有下述几种。

（1）**补母泻子取穴法**：纳子法的运用必须首先了解所病脏腑之经脉的气血流注纳支时刻。然后实证用泻法，则取该经的子穴，在纳支时刻中进行针刺；虚证用补法，则须取该经的母穴，在纳支时刻已过的下一个时辰中针刺。例如肺经的实证，须取尺泽穴在寅时针刺；虚证，应取太渊穴在卯时针刺。纳子法之补母泻子取穴可以下表为用（表 16－25）。

表 16 –25　十二经脉纳子法取穴及针刺时刻表

经别	手太阴	手阳明	足阳明	足太阴	手少阴	手太阳	足太阳	足少阴	手厥阴	手少阳	足少阳	足厥阴
配穴	尺泽	二间	厉兑	商丘	神门	少海	束骨	涌泉	大陵	天井	阳辅	行间
时辰	寅	卯	辰	巳	午	未	申	酉	戌	亥	子	丑
钟点	3~5	5~7	7~9	9~11	11~13	13~15	15~17	17~19	19~21	21~23	23~1	1~3
配穴	太渊	曲池	解溪	大都	少冲	后溪	至阴	复溜	中冲	中渚	侠溪	曲泉
时辰	卯	辰	巳	午	未	申	酉	戌	亥	子	丑	寅
钟点	5~7	7~9	9~11	11~13	13~15	15~17	17~19	19~21	21~23	23~1	1~3	3~5

（2）**专取输穴法**："病时间时甚者取之输"，可说凡是有时间性之疾病，即定时发病，可取发作时间所属流注经络之输穴治疗，这个用法属子午流注纳子法的一种。例如子时（夜11~1点）发作之疾病可取胆经输穴足临泣治疗；丑时（夜1~3点）发作之疾病可取肝经输穴太冲治疗；寅时（夜3~5点）发作之疾病可取肺经输穴太渊治疗等。

（3）**取五输穴法**：每一时辰流注一经，可以说该一时辰该经之所有穴位皆为开穴。实际取穴可以五输穴为主，根据《灵枢·顺气一日分为四时》所说"病在脏者取之井，病变于色者取之荥，病时间时甚者取之输，病变于音者取之经，经满而血者病在胃，及饮食不节得病者取之于合"，及《难经·六十八难》说"井主心下满，荥主身热，输主体重节痛，经主喘咳寒热，合主逆气而泄，此五脏六腑井荥输经合所主病也"，临床效果极佳。

（4）**配俞募穴法**：在流注时辰除以该流注经之输穴外，并可配合取与留住经有关之背俞及胸腹募穴并用，例如：寅时流注于肺，可取肺经输穴太渊，配用背部肺俞穴并用。

有关纳子法之应用，尚可参看本书"子母补泻疗法"部分。

五、子午流注纳甲法配穴应用之原则

（一）开穴和互用穴

子午流注逐日按时开穴的规律已如上述，以阳日阳时开阳穴，阴日阴时开阴穴为原则。阳日逢阴时，阴日逢阳时，则没有开穴。这时可用夫妻穴代替，即阳日阴时，用其相合的阴日阴时的开穴；阴日阳时，则用其相合的阳日阳时的开穴，称为"夫妻互用"。

若遇相合穴开时已过，则可按十二经脉纳子时刻，取纳子法中子母穴来代替。举例如下。

（1）甲日甲戌时开胆井穴——窍阴。乙亥时，逢阴时其穴不开，可采用夫妻穴，即己日乙亥时的开穴——肝经经金中封代之（因甲与己合）。

（2）丙子时开小肠经荥水穴——前谷。丁丑时又逢阴时，其穴不开，仍用夫妻穴，己日丁丑时的开穴——心经合水小海代之。

（3）戊寅时开胃经输木穴——陷谷，并过本经原穴——丘墟（输与原并取，即返本还原）。己卯时又是阴时，而穴不开，仍用夫妻穴，取己日己卯时重见穴心包经我生之经金穴——间使（己属土，土生金）。

（4）庚辰时开大肠经经火穴——阳溪。辛巳时又属时而穴不开，同时己日夫妻穴开穴时辰已过，即逢闭穴，则须应用纳子法取子母穴代替。巳时为泻脾所用之时，故泻法须取脾经的子穴——经金穴商丘代之（土生金）；巳时又为补胃纳子用时，故补法须用胃经的母穴——经火穴解溪代之（火生土）。

（5）壬午时开膀胱经合土穴——委中。癸未时又逢闭穴，仍取子母穴代替，未为小肠纳子法泻时，故取小肠经子穴——合土小海代之（火生土）；未时又为心经纳子法补时，故取心经母穴——井木少冲代之（木生火）。

（6）甲申时逢重见时，气纳三焦，开三焦经生我之输木穴——液门（水生木）。至乙酉时，为乙日逢乙时，则转为阴日阴时开阴穴，乙属肝木，为肝经开穴之时，故开足厥阴的井穴大敦。以下类推。

（二）按时取穴与定时取穴

所谓按时取穴，即按逐日按时的开穴取穴针刺，即取患者来就诊时所开的穴位进行针刺治疗，由于患者来就诊的时候所开的穴位不一定属于该病辨证论治所要求取用的经穴，故临床上不能广泛应用，只在某些急症时采用。一般的应用，首先按辨证的结果，确定何脏何经有病，然后推算该经开穴的时辰，约定患者针治时间，就是所谓定时取穴。

（三）主穴和配穴

应用子午流注并不意味着只要取用开穴即可解决各种疾病，临床上仍须依据辨证施治的原则，选取其他穴位组成处方来进行治疗。以子午流注的开穴为主穴，其他穴位为配穴，协同作用，才能加强疗效。同时，对于施术的程序古人认为必须先针流注开穴，后针其他的配穴。李梴曾云："用穴则先主而后宾，用时则舍主而从宾。"

假如甲日胆经为主，他穴为客，必先主而后客，其甲戌等时主穴不开则针客穴，用针必须先掌握普遍性规律，测定气血生旺之时以求开穴，开穴之后，然后再按其特殊病情，配针用穴，始能扶正祛邪，邪去而正不伤。比如，有人患神经性胃痛，而遇戊子时发病，即开足三里穴，加刺中脘、上脘穴，或加刺公孙、内关、胃俞等穴。又如有人患急性扁桃体炎，而遇庚辰时，即开商阳穴，加刺合谷、商阳穴（点刺），或开照海穴与列缺穴配之，此即开穴与病穴合用之法。

第十七章
子午流注 "闭穴变开" 之研究

子午流注针法疗效甚高，为医家称赞，运用子午流注针法，必须灵活掌握"开穴"亦为针家不易之要件。

依据阳日阳时开阳（腑）穴，阴日阴时开阴（脏）穴之原则，阴日阳时及阳日阴时均无开穴，此时可用夫妻穴，即取互合日之同一时辰之开穴为开穴，然而仍有十二个时辰无穴可开，一般则用"纳子法"以为补救，数百年相沿而下，殊无变动，纳子取穴法，虽颇有效果，但在整体的配合方面终究不够理想，在五行的联系方面亦不够完整，因此，实有再补充之必要。

经反复比照，深入探讨，复经临床实验证明，从五行生克关系方面总结出一套比较实际的方法，或可供做参考及临床之用。以下试从子午流注之开穴原则逐步探讨说明。

一、阳日阳时开腑穴，阴日阴时开脏穴，每日有固定开穴时间

子午流注开穴之规律，在徐文伯所选逐日按时定穴歌中，曾有明确说明，它是从第一个阳干甲日甲时开始，用甲干去配合最后一个阳支戌时，首开胆经的井穴窍阴，接着按阳干的顺序所代表的经络，又依据井、荥、输、经、合的次序，每隔两个时辰相继开穴一次，在开过母子相生穴后，即转入阳经，至于阴经开穴顺序亦复如是，经母子相生穴之后，随即又转入阳经，如此始终循"阳进阴退"之规律而发展，天干为阳，顺序前进，地支为阴，依次后退，所以第一天从甲日戌时初开胆经井穴，接着天干从甲进到乙，地支从戌退到酉，第二天便是乙日酉时开乙木肝经的井穴，然后丙日申时开小肠井穴，丁日未时开心经井穴，戊日午时开胃经井穴，己日巳时开脾经井穴，庚日辰时开大肠井穴，辛日卯时开肺经井穴，壬日庚时开膀胱井穴，癸日亥时开肾经井穴，以当日天干所代表的某经，即开某经的井穴，而其余荥、输、经、合各穴也都是逐日按照着阳进阴退的规律，循序相近，有条不紊，因而构成了一种按时开穴的有系统的法则。

但上述之甲丙戊庚壬为阳干，戌申午辰寅为阳支，甲日戌时，丙日申时等概为阳干阳支之配合，依次每隔一时辰所开之穴，亦皆为阳干阳支之配合，乙丁己辛癸为阴干，酉未巳卯亥为阴支，乙日酉时，丁日未时等概为阴干阴支之配合。总之，均不离"阳日阳时开阳（腑）穴，阴日阴时开阴（脏）穴"之原则。

二、"阳日阴时，阴日阳时"不开穴，取互合穴代用

依据"阳日阳时，阴日阴时"开穴原则，阳日阴时，阴日阳时均将无穴可开，一般均取用互合日之同一时辰所开之穴道以为代用，即所谓之互合穴（或称夫妻穴）。例如，甲日乙亥时，甲为阳干（日），亥为阴支（时），就甲日而言，阳日阴时，当然无穴可开，然就己日而言，己为阴干，亥为阴支，却合乎开穴原则，于是取用己日乙亥时所开之穴"中封"以为代用，按照化合公式为：甲己、乙庚、丙辛、丁壬、戊癸互合，临床时可据以运用，然而在取互合穴代用之状况下，仍将有十二个时辰无穴可开，自甲日起依次为庚午、壬申、辛巳、癸未、壬辰、甲午、癸卯、乙巳、甲寅、丙辰、己未、辛酉等时辰。

即就甲日庚午时为例，庚午时因尚未达甲日之开穴时间（甲戌时），因此应以癸日之开穴时间为起算，癸日为阴日，庚午时之"午"为阳支，不开穴，只得回头以甲己互合之己日之开穴推算，己日属阴日，午时为阳时，仍不开穴，其他十一时辰类推之，在取用互合穴之方法下，均仍无穴可开。兹将不开穴之十二时辰重新排列表示于后（表17-1），以方便记忆。

表17-1　不开穴时辰（可分两组，每组六个时辰）

第一组从甲寅起	记忆：天干逆数、地支顺数	甲寅
		癸卯
		壬辰
		辛巳
		庚午
		己未
第二组从丙辰起	记忆：天干逆数、地支顺数	丙辰
		乙巳
		甲午
		癸未
		壬申
		辛酉

三、互合穴仍无开穴时，一般则以"纳（内）子法"代替

在取用互合穴代替的状况下，仍有十二个时辰，因非流注开穴时间，无穴可开，大都应用母子穴来作为补充，所谓母子穴，原是井、荥、输、经、合六十六穴之中的一部分，每经各有一个母子穴，计二穴，十二经共有二十四穴。在子午流注逐日按时开穴的法则之中，这些母子穴的开穴时间，各有迟早先后的不同，取用这些母子穴时，是在子午流注开穴的时间之外，用专以时辰为主的流注法，以"每经配合一个时辰"的规定，去选取它的母子穴。（可参见本书"第十章子母配穴疗法"）

十二经补泻时间，每一时辰可取母子穴各一个，如：寅时配合肺经，也就是肺经的脉气当盛之时，可以刺前一时辰肝经的母穴曲泉（因为在每一经所主之时辰的下一个时辰，必定为该经最虚的时辰，肝经旺于丑时，至寅时乃最虚，因此肝经之虚证，可于寅时补肝经母穴），若有属于肺经的实证，实则泻其子，即可在寅时针刺肺经的子穴尺泽，但到了卯时，肺经的脉气已过，已无须针刺子穴，子闭针其母，在卯时就当取肺经的母穴太渊，但到了辰时，已是胃经的脉气当盛之时，就不适宜再针肺经母穴，而应取胃经子穴厉兑，即所谓"母闭针其子"的意思，像这样前后承接，把二十四个母子穴，在子午流注规定的开穴时间之外作为开穴的"以时辰为主的流注法"，即被用之为一般之闭穴补救法。

四、掌握五行生克的互制规律，变闭为开

上述之"以时辰为主的流注法"即所谓之"纳子法"，现已被广泛用之为纳甲法十二闭穴之补救法，但是我们知道纳甲法整体循环的日干是从甲木——乙木——丙火——丁火——戊土——己土——庚金——辛金——壬水——癸水，穴道则是从井至荥至输至经至合，均是在相生的原则下推进，而纳子法则是子胆（木）、丑肝（木）、寅肺（金）、卯大肠（金）、辰脾（土）、巳胃（土）、午心（火）、未小肠（火）、申膀胱（水）、酉肾（水）、戌心包（火）、亥三焦（火），虽然应之一日之流注有其效果，并且自成体系，但与纳甲法之五行相生配合，则或不够密切。

20世纪70年代，据闻名医单玉堂先生从丁、戊两干之时辰无闭穴中找出闭穴变开之法，受此启发，于是将六丁及六戊之开穴时间及穴道依次重新排列，也找出了闭穴变开之法，列于笔者1975年版之著作《针灸经纬》中，于

1981 年第一版之《针灸五输穴应用》更以专章说明。20 世纪 80 年代后期，得见单先生之内容，参考后加以调整，使成为更为详细完善之方法，详述如下。

丁日从未时始开穴，按六丁干支排列依次为丁酉、丁亥、丁丑、丁卯、丁巳，分别为丁未时开少冲，丁酉时开灵道，丁亥时开少府，丁丑时开少海，丁卯时开神门、太溪、大陵。丁巳为最后一个开穴时间，在阴日中，最后一个开穴时辰为心包经之开穴时间，丁日最后一时辰开心包经之输穴。

戊日从午时始开穴，按干支排列依次为戊申、戊戌、戊子、戊寅、戊辰。分别为戊午时开厉兑，戊申时开解溪，戊戌时开内庭，戊子时开足三里，戊寅时开陷谷。戊辰为戊日最后一个开穴时间，在阳日中最后一开穴时辰应开三焦经穴道。据此作表如下（表 17 - 2，表 17 - 3）。

表 17 - 2　六丁干开穴时间穴位及属性表

开穴时间	开穴穴位	属性
丁未	少冲	井（木）1
丁酉	灵道	经（金）4
丁亥	少府	荥（火）2
丁丑	少海	合（水）5
丁卯	神门（太溪、大陵）	输（土）3
丁巳	大陵	心包（输）穴

表 17 - 3　六戊干开穴时间穴位及属性表

开穴时间	开穴穴位	属性
戊午	厉兑	井（金）1
戊申	解溪	经（火）4
戊戌	内庭	荥（水）2
戊子	足三里	合（土）5
戊寅	陷谷（丘墟）	输（木）3
戊辰	支沟	三焦（经）穴

从上表来看，我们不难发现其间有一个原则，除最后一时辰，分别开心包及三焦经之穴位外，其他五穴之排列次序有着 1（井）、4（经）、2（荥）、5（合）、3（输）的顺序，其五行次序在阳（戊）经为"金——火——水——土——木"，在阴（丁）经为"木——金——火——水——土"，均成一种互克之次序。

以此推论，其他各日各时之开穴时间，均可就此依井、经、荥、合、输，即1、4、2、5、3之顺序补入以完成其开穴。在阴日最后一个开穴时辰为心包经之开穴时间，依次为癸日开心包井、乙日开心包荥、丁日开心包输，己日开心包经，辛日开心包合。**丁卯时为癸日第三开穴时，应开丁经（心）输穴神门，但依"返本还原"原则，至输穴开穴时间，应加开该日（癸日）属经之原穴**，癸经原穴为太溪，又心包寄于癸，癸日之输穴开穴时间应再加开一个心包原穴即大陵，因此丁卯时计开神门、太溪、大陵三穴。

在阳日中最后一开穴时辰应开三焦经穴道，依次为壬日开三焦井、甲日开三焦荥、丙日开三焦输、戊日开三焦经，庚日开三焦合。戊寅时为甲日之第三个开穴时间，依据"返本还原"之原则，除开输穴陷谷外，同样应加开该日（甲日）属经（胆经）之原穴，胆原为丘墟，其余戊午、戊申、戊戌、戊子时则均各开一次。

以下即以此原则将六丁、六戊以外各干之开穴时辰，按井、经、荥、合、输，排列如下表。

表17－4　六甲开穴时间穴位属性表

开穴时间	穴位	属性
甲戌	窍阴	井（金）
甲子	阳辅	经（火）
甲寅	侠溪	荥（水）
甲辰	阳陵泉	合（土）
甲午	临泣（合谷）	输（木）
甲申	液门	三焦荥穴

表17－5　六乙开穴时间穴位属性表

开穴时间	穴位	属性
乙酉	大敦	井（木）
乙亥	中封	经（金）
乙丑	行间	荥（火）
乙卯	曲泉	合（水）
乙巳	太冲	输（土）
乙未	劳宫	心包荥穴

表 17 – 6　六丙开穴时间穴位属性表

开穴时间	穴位	属性
丙申	少泽	井（金）
丙戌	阳谷	经（火）
丙子	前谷	荥（水）
丙寅	小海	合（土）
丙辰	后溪（京骨）（阳池）	输（木）
丙午	中渚	三焦输穴

表 17 – 7　六己开穴时间穴位属性表

开穴时间	穴位	属性
己巳	隐白	井（木）
己未	商丘	经（金）
己酉	大都	荥（火）
己亥	阴陵泉	合（水）
己丑	太白	输（土）
己卯	间使	心包经穴

表 17 – 8　六庚开穴时间穴位属性表

开穴时间	穴位	属性
庚辰	商阳	井（金）
庚午	阳溪	经（火）
庚申	二间	荥（水）
庚戌	曲池	合（土）
庚子	三间（腕骨）	输（木）
庚寅	天井	三焦合穴

表 17 – 9　六辛开穴时间穴位属性表

开穴时间	穴位	属性
辛卯	少商	井（木）
辛巳	经渠	经（金）
辛未	鱼际	荥（火）
辛酉	尺泽	合（水）
辛亥	太渊	输（土）
辛丑	曲泽	心包合穴

表 17 - 10　六壬开穴时间穴位属性表

开穴时间	穴位	属性
壬寅	至阴	井（金）
壬辰	昆仑	经（火）
壬午	通谷	荥（水）
壬申	委中	合（土）
壬戌	束骨（冲阳）	输（木）
壬子	关冲	三焦井穴

表 17 - 11　六癸开穴时间穴位属性表

开穴时间	穴位	属性
癸亥	涌泉	井（木）
癸丑	复溜	经（金）
癸卯	然谷	荥（火）
癸巳	阴谷	合（水）
癸未	太溪	输（土）
癸酉	中冲	心包井穴

五、结论

每日十二个时辰，隔时开穴则有六个时辰开穴，最后一个时辰，阳日开三焦经穴位，阴日开心包经穴位，其他五穴（井荥输经合）分别开于其余五个时辰，至于"原"穴则于输穴开穴时同时加开，如此则原穴亦有着落之处。又因三焦寄于壬，因此壬日输穴开穴时间并另加开三焦经原穴，心包寄于癸，癸日输穴开穴时间加开心包经原穴，此为开穴之一般原则。依据六丁、六戊之时干按次序单独分类，得知其排列次序除最后一时辰外，分别为"井经荥合输"，复以此一排列推演得知不开穴之十二时辰，皆可因此予以开穴，亦即甲寅时开侠溪，甲午时开临泣，乙巳时开太冲，丙辰时开后溪，己未时开商丘，庚午时开阳溪，辛巳时开经渠，辛酉时开尺泽，壬辰时开昆仑，壬申时开委中，癸卯时开然谷，癸未时开太溪。略作简表如下（表 17 - 12）。

表 17 - 12　不开穴十二时辰变开穴表

属日	开穴时间	开穴穴位
甲、己	庚午	阳溪
	壬申	委中

续表

属日	开穴时间	开穴穴位
乙、庚	辛巳	经渠
	癸未	太溪
丙、辛	壬辰	昆仑
	甲午	足临泣
丁、壬	癸卯	然谷
	乙巳	太冲
戊、癸	甲寅	侠溪
	丙辰	后溪
	己未	商丘
	辛酉	尺泽

子午流注之开穴，一般系从井穴开始，依此按荥、输、经、合相生次序，然后阳日三焦经穴，阴日心包经穴。而此种闭穴变开穴之方法，则系按井、经、荥、合、输，即木、金、火、水、土（阴经）或金火水土木倒克的次序。此一闭穴变开之补充，非但使每一干时联系完整，并因之在个体中有相克，在整体为相生，有生有克，始合乎相反相成、对立统一之阴阳定律及五行原则（见下图17-1），因此可以认定这是一个比纳子法更为完善的闭穴补救法。

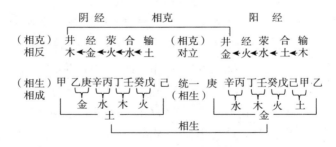

图 17-1 闭穴变开，五行生克图

附文：子午流注开穴之掌推法

子午流注针法是以十二经的井荥输原经合六十六穴为基础，根据天人相应的观点，推算人体气血流注盛衰的时间规律，运用此规律以掌握气血，用针治病的方法之一。此一针法虽然疗效甚高，但由于开穴之记忆困难，纵使有很多针灸医生相信此法效果，仍不能顺心使用，笔者特就个人研究之简易推算法，予以公开，推广应用。

一、必须了解的基本要件

推算子午流注之开穴，首先必须对子午流注之组成及日干、时干之推算先行了解及掌握，然后方能顺利按步迅速求得开穴。子午流注之组成大致包括：干支、干支与脏腑之配合及六十六穴，以下就各点分别说明。

（一）必须了解"干支"

干支即十天干、十二地支，配合排列成六十甲子，古代应用这一内容来说明年、月、日、时的递变。因此，以时间为条件的配穴法，包括子午流注和灵龟八法，其运用就都离不开干支。干支之基本知识简介如下。

1. 天干

甲、乙、丙、丁、戊、己、庚、辛、壬、癸称为十天干。十天干又可分阴阳：甲、丙、戊、庚、壬为阳干，乙、丁、己、辛、癸为阴干。

2. 地支

子、丑、寅、卯、辰、巳、午、未、申、酉、戌、亥称为十二地支。十二地支又有阴阳之分：以单数子、寅、辰、午、申、戌为阳支，双数丑、卯、巳、未、酉、亥为阴支。

3. 六十甲子

十天干与十二地支相互配合，而成六十甲子，其具体排列是阳干与阳支相合，阴干与阴支相合，从甲子至癸亥，共六十数，用以代表年、月、日、时的顺序，即成六十年、六十月、六十日、六十时，皆周而复始地循环，这就是所谓的六十甲子。（见表 17－13）

表 17－13　六十甲子顺序表

阴阳	阳	阴	阳	阴	阳	阴	阳	阴	阳	阴
干支	一 甲子	二 乙丑	三 丙寅	四 丁卯	五 戊辰	六 己巳	七 庚午	八 辛未	九 壬申	一〇 癸酉
干支	一一 甲戌	一二 乙亥	一三 丙子	一四 丁丑	一五 戊寅	一六 己卯	一七 庚辰	一八 辛巳	一九 壬午	二〇 癸未
干支	二一 甲申	二二 乙酉	二三 丙戌	二四 丁亥	二五 戊子	二六 己丑	二七 庚寅	二八 辛卯	二九 壬辰	三〇 癸巳
干支	三一 甲午	三二 乙未	三三 丙申	三四 丁酉	三五 戊戌	三六 己亥	三七 庚子	三八 辛丑	三九 壬寅	四〇 癸卯
干支	四一 甲辰	四二 乙巳	四三 丙午	四四 丁未	四五 戊申	四六 己酉	四七 庚戌	四八 辛亥	四九 壬子	五〇 癸丑
干支	五一 甲寅	五二 乙卯	五三 丙辰	五四 丁巳	五五 戊午	五六 己未	五七 庚申	五八 辛酉	五九 壬戌	六〇 癸亥

（二）认识干支与脏腑之配合

1. 天干与脏腑之配合

十天干配合脏腑经脉是以五行为主，胆与肝分属甲乙木，小肠与心分属丙丁火，胃与脾分属戊己土，大肠与肺分属庚辛金，膀胱与肾分属壬癸水。此外，三焦是"阳气之交"，寄于壬；心包是"阴血之母"，寄于癸。（见表 17-14）

表 17-14　十天干与脏腑经脉配合表

阳干	腑	五行	脏	阴干
甲	胆	木	肝	乙
丙	小肠	火	心	丁
戊	胃	土	脾	己
庚	大肠	金	肺	辛
壬	膀胱、三焦	水	肾、心包	癸

2. 地支与脏腑之配合

十二地支配合脏腑是按各经气血流注的顺序分为十二时辰。始于寅时，终于丑时，每时配合一经，即：肺经为寅时（夜晚 3~5 时，以下顺推），大肠经为卯时，胃为辰时，脾为巳时，心为午时，小肠为未时，膀胱经为申时，肾经为酉时，心包经为戌时，三焦经为亥时，胆经为子时，肝经为丑时。时间与经络脏腑之配合在纳子法较为重要，在纳甲方面则只需记住时间与地支之配合即可，例如：夜晚 11~1 时为子时，1~3 时为丑时等。（见表 17-15）

表 17-15　地支与脏腑经脉配合表

时辰	时间	脏腑
寅	3~5	肺
卯	5~7	大肠
辰	7~9	胃
巳	9~11	脾
午	11~13	心
未	13~15	小肠
申	15~17	膀胱
酉	17~19	肾
戌	19~21	心包
亥	21~23	三焦
子	23~1	胆
丑	1~3	肝

（三）背熟六十六穴

六十六穴是以十二经的井、荥、输、经、合五输穴和阳经原穴所组成，每经各有五输穴，计阳经三十穴，阴经三十穴，六阴经以输为原，六阳经则各有一原穴，总数共得六十六穴。子午流注法就是根据气血流注时间，在这六十六个穴位中选用适当的穴位。因为这六十六穴是脏腑经气流聚汇集的要穴，在临床上本就特别重要，又是子午流注之主要组成，因此熟记此六十六穴，实为学习针灸尤其是子午流注之首先条件。

（四）日干推算法

应用子午流注必须知道逐日所属的天干。在有日历的场合，当然很方便，在无日历的地方，则极为不便。因此记熟一种日干推算法，便很重要。

1. 计算公式

此一方法之首要条件系记住该年元旦之干支（记熟元旦干支，则一年内之任何日子之干支均可迅速查得），然后再将十天干按数字的次序编号，如下表（表 17 – 16）。

表 17 – 16　十天干编号表

编号	1	2	3	4	5	6	7	8	9	10
天干	甲	乙	丙	丁	戊	己	庚	辛	壬	癸

其次，记住日干速算公式：

公式 A：$\{5(x-1) + [(x-1)/4]r + 15 + y\}/10$……余数即为日干

公式 B：$\{5(x-1) + [(x-1)/4]r + 15 + y\}/12$……余数即为日支

2. 举例

例如（1）：求 2005 年 3 月 1 日之日干（子午流注仅需算到日干即可）。代入公式：

日干：$\{5(105-1) + [(105-1)/4]r + 15 + (31+28+1)\}/10 = 520 + 26 + 15 + 60 = 621/10 = 62$ 余 1

日支：$\{5(105-1) + [(105-1)/4]r + 15 + (31+28+1)\}/12 = 520 + 26 + 15 + 60 = 621/12 = 51$ 余 9

由日干之余数 1，得知日干为甲。由日支之余数为 9，得知日支为申，则 2005 年 3 月 1 日之日干支为甲申。

例如（2）：求公元 2010 年 5 月 1 日之干支。

日干：$5 \times (110-1) + (110/4)r + 15 + (31+28+31+30+1) = 545 +$

$27 + 15 + 121 = 708/10 = 70$ 余 8

日支：$5 \times (110 - 1) + (110/4) r + 15 + (31 + 28 + 31 + 30 + 1) = 545 + 27 + 15 + 121 = 708/12 = 59$ 余 0

由日干之余数 8，得知日干为辛；由日支之余数为 0，得知日支为亥，则 2005 年 5 月 1 日之日干支为辛亥。

（五）时干之推算法

一日之中有十二个时辰，五日计六十时辰，正合六十甲子之数，所以逐日时辰的干支，每隔 5 天，正好轮转一周，试以甲日之子时从甲子时算起，到戊日的亥时为癸亥时，己日的子时，又从甲子时开始，其他各日时辰的干支亦各固定，因此，只要知道每天所属的天干，则当天各时的干支就不难推算，兹附日上起时歌，以便记诵。

> 甲己还加甲，乙庚丙作初，丙辛从戊起，
>
> 丁壬庚子君，戊癸何方法，壬子是真途。

即：甲、己日——甲子时起算；乙、庚日——丙子时起算；丙、辛日——戊子时起算；丁、壬日——庚子时起算；戊、癸日——壬子时起算。

按上歌推算逐日各时的干支，可查当日子时或寅时所属的天干是什么，然后依次排列。例如：乙日的子时是丙子，则丑时为丁丑、寅时为戊寅等；又如：辛日的寅时为庚寅，则卯时为辛卯、辰时为壬辰等，余均仿此。

（六）记熟每日之第一个开穴时穴

依据"阳进阴退"的原则，天干顺序前进，地支依次后退，所以，第一天从甲日戌时初开胆经井穴，接着天干从甲进到乙，地支从戌退到酉；第二天便是乙日酉时开乙木肝经的井穴，然后丙日申时开小肠井穴，丁日未时开心经井穴，戊日午时开胃经井穴，己日巳时开脾经井穴，庚日辰时开大肠井穴，辛日卯时开肺经井穴，壬日寅时开膀胱经井穴，癸日亥时开肾经井穴，以当日天干所代表的某经，即开某经的井穴（而其余荥、输、经、合各穴则依次相进）。简要整理如下。

甲日"甲戌"时开胆经窍阴；

乙日"乙酉"时开肝井大敦；

丙日"丙申"时开小肠井少泽；

丁日"丁未"时开心井少冲；

戊日"戊午"时开胃井厉兑；

己日"己巳"时开脾井隐白；

庚日"庚辰"时开大肠井商阳；

辛日"辛卯"时开肺井少商；

壬日"壬寅"时开膀胱井至阴；

癸日"癸亥"时开肾井涌泉。

二、子午流注的一般推算

认识以上子午流注组合之基本条件后，对于开穴之推算便极易进行及掌握，以下逐步推出开穴。

（一）推出时辰之时干

应用子午流注，首先应算出该一时辰之干支，时辰之干支由日干推算而来，日干可查日历或由推算得知，然后由日干再推得时之干支，其推算法均如前段所言，在此略举三例说明。

例1：甲（己）日午时——按甲（己）日从甲子时起算，依次乙丑、丙寅、丁卯、戊辰、己巳、庚午，则午时之干支为"庚午"。

例2：乙（庚）日午时——按乙（庚）日从丙子时起算，依次丁丑、戊寅、己卯、庚辰、辛巳、壬午，则午时之干支为"壬午"。

例3：壬日午时——按壬日从庚子时起算，依次辛丑、壬庚、癸卯、甲辰、乙巳、丙午，则午时之干支为"丙午"。

（二）查看该时辰是否已过该日之开穴时间

若已过该日之开穴时间，**合乎阳日阳时，阴日阴时之原则则开穴**，开穴之次序自当日开井穴之时间起算，每隔一个时辰开一穴，依次按荣、输、经、合相生之次序，阳日阳时所开者均为阳（腑）穴，阴日阴时所开者均为阴（脏）穴。至于最后一个开穴称为"重见穴"，阳日必气纳三焦开三焦经穴位。阴日必血归包络开心包经穴位，其算法因三焦寄于壬，所以便自壬日起算，依次为壬日三焦井、甲日三焦荣、丙日三焦输、戊日三焦经、庚日三焦合；心包寄于癸，自癸日起算，依次为癸日心包井、乙日心包荣、丁日心包输、己日心包经、辛日心包合。以前述例3而言，壬日午时为丙午时，已过壬寅之开穴时间，并合乎阳日阳时原则，必有开穴，自壬寅开膀胱井穴起算，每隔一时辰则开一穴，壬寅时开壬（膀胱）井，甲辰时开甲（胆）荣，丙午则开丙（小肠）输，故知壬日午时开小肠输穴后溪。又若该（壬）日最后一个开穴时辰为壬子则开三焦井穴关冲。

若已过该日开穴时间，但不合阳日阳时、阴日阴时之原则，即"阳日阴

时，阴日阳时"则不开穴，不开穴则取互合穴代用。若取互合穴仍无穴可开，有十二个时辰无互合穴取代，则可采用纳子法，或拙著之"闭穴变开"之穴位。例如：庚（阳）日亥（阴）时为丁亥，虽过庚辰之开穴时辰，但为阳日阴时不开穴，故取互合日乙日起算，但乙酉时方开穴，不到开穴时辰则以前日计算，乙之前日为甲（阳）日，仍为阳日阴时，仍不开穴，只得采用纳子法或采用拙著之"闭穴变开"之穴位（此法亦极简单，详见本书第十七章）太溪（见表17-17）。

表 17-17

属日	开穴时间	开穴穴位
甲、己	庚午	阳溪
甲、己	壬申	委中
乙、庚	辛巳	经渠
乙、庚	癸未	太溪
丙、辛	壬辰	昆仑
丙、辛	甲午	足临泣
丁、壬	癸卯	然谷
丁、壬	乙巳	太冲
戊、癸	甲寅	侠溪
戊、癸	丙辰	后溪
戊、癸	己未	商丘
戊、癸	辛酉	尺泽

若未达开穴时辰，则自前日之开穴时辰起算，合乎阳日阳时、阴日阴时原则开穴，不合则不开穴，**不开穴则取互合穴代用，若取互合穴代用仍无穴可开，则仍取"闭穴变开"之穴位为佳（或采用纳子法亦可）**。例如：乙日午时为壬午时，不到酉时（乙日酉时开穴）未开穴，则以前日（甲日）之开穴推算，自甲戌至壬午适为第五个开穴之时辰，依次应为壬经合穴，即膀胱经合穴委中，又如甲日午时庚午时，未到戌时（甲日戌时开穴）则以前日（癸日）之开穴起算，癸日为阴日，午时为阳时，阴日阳时无穴可开，乃回头取与甲互合之己日推算，己日为阴日，仍不合"阳日阳时，阴日阴时"之开穴原则，**仍无穴可开，只得采用纳子法或以经井荥合输为方法之"闭穴变开"之穴位。**

（三）逢输穴开穴时辰加开日干原穴

依据"返本还原"原则（从略）应加开该日所属经络之原穴，又由于三焦寄壬，心包寄癸，所以若逢壬日输穴开穴时辰，再加开三焦经原穴，逢癸日输穴开穴时辰则再加开心包经原穴。前例壬日午时为丙午时适为输穴开穴时辰，除开丙经（小肠经）输穴后溪外，并应加开该日（壬）所属经络（膀胱经）之原穴一个，即加开膀胱原京骨，又因壬日为三焦所寄，壬日开输穴时辰更应加开三焦原，即再加开阳池，因此壬日丙午时之开穴计有后溪、京骨、阳池三个，癸日丁卯时同理除开心经输穴神门，加开该日（癸日）所属经络（肾经）之原穴太溪，更因心包寄于癸，再加开心包原大陵，因此癸日丁卯时计开神门、太溪、大陵三穴，除壬癸二日，其他各日输穴开穴时辰仅加开该日所属原穴即可（余例从略）。

此即子午流注推算之要则。

三、子午流注在掌上之推算运用

对于子午流注之"组成"及"推算步骤"认识清楚，即能迅速找出开穴，若能将推算步骤置于手上利用掌推法运算，当更能节省时间而便利运用，掌推法又有定干速推法及定支速推法。定干速推法是以天干为主的速推法。定支速推法是以地支为主的速推法。

（一）定天干

先将天干定于四指之指节上，如图"甲"在小指第三节，"乙"在无名指第三节，"丙"在中指第三节，"丁"在食指第三节，"戊"在食指第二节，"己"在食指第一节，"庚"在中指第一节，"辛"在无名指第一节，"壬"在小指第一节，"癸"在小指第二节（见图 17 –2）。

（二）定脏腑

次按前述天干与脏腑之配合，将脏腑定于四指节上，如图"胆"在甲位，"肝"在乙位，"小肠"在丙，"心"在丁，"胃"在戊，"脾"在己，"庚"在大肠，"辛"在肺，"壬"在膀胱，"癸"在肾（见图 17 –2）。

（三）定时支

按五子建元法，甲、己日子时起于甲，乙、庚日子时起于丙，丙、辛日子时起于戊，丁、壬子时起于庚，戊、癸日子时起于壬，故将甲、己日子时安于甲，乙、庚日之子时安于丙，丙、辛日之子时安于戊，丁、壬日之子时安于庚，戊、癸日子时安于壬（见图 17 –3）。

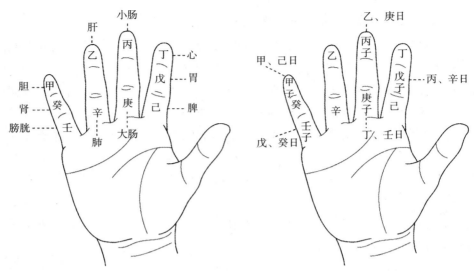

图 17－2　天干与脏腑在掌上之定位　　　　图 17－3　时支在掌上的定位

计算时支之方法如下。

例1：如欲推算甲（或己）日之辰时，可自甲位起算子时，依次丑寅卯前进，至辰时恰落于戊位，则其时辰为戊辰（图 17－4）。

例2：如欲推算乙（或庚）日之未时，可自丙位起算子时，依次丑寅卯辰巳午每进一位，至未时恰落于癸，故知乙日未时为癸未时。

例3：如欲求乙日之酉时时辰，再顺次计算由未前进两次，至酉时落于乙位，故知乙日之酉时为乙酉时（图 17－5）。

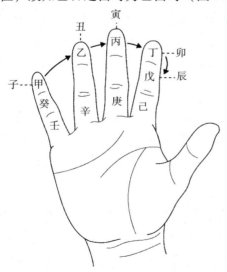

图 17－4　例1 求甲日辰时支干

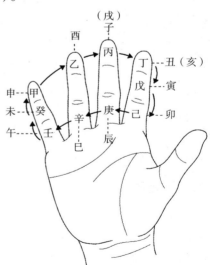

图 17－5　例2 求乙日未时之干支
　　　　　　例3 求乙日酉时之干支

（四）定时开穴

甲日戌时开穴，乙日酉时，丙日申时，丁日未时，戊日午时，己日巳时，庚日辰时，辛日卯时，壬日寅时，癸日亥时，此务必记熟，推算开穴时，自开穴时辰推算，每隔一时辰开穴，依次为井荥输经合及重见穴（阳日三焦经，阴日心包经穴道）。井荥输经合落位之天干为何，则即开该位属经之井荥输经合穴。例如甲日戌时开穴，依次开穴之时辰分别为丙子、戊寅、庚辰、壬午、甲申。自甲戌时开井穴，依次开荥、输、经、合穴及重见穴。甲戌开井穴，井落于甲，甲为胆，故甲戌时开胆井，丙子时开荥穴，荥落于丙，丙为小肠，故丙子时开小肠荥，依次类推戊寅开胃输，庚辰开大肠经，壬午开膀胱合，甲申开三焦荥（阳日每日最后一个开穴时辰，依次为壬日三焦井穴，甲日三焦荥穴，丙日三焦输穴，戊日经穴，庚日合穴，至若阴日每日最后一个开穴时辰，依次为癸日心包井穴，乙日心包荥，丁日输穴，己日经穴，辛日合穴，均已如前述），又依"返本还原"原则，逢输穴开穴时辰，必加开本经原穴。因此戊寅时加开胆（甲）经原穴，其他各日开穴之推算亦不大致如此（如图17-6）。

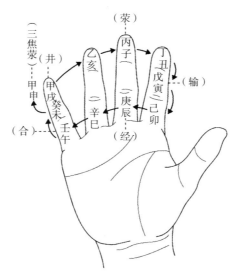

图17-6　甲日开穴各时之掌上定位

（五）推算开穴

推算开穴仍依一般开穴之推算原则进行，只是利用手掌较为便利而已，即：欲求开穴必先算出该穴之时辰干支，再看是否已过当日开穴时辰，并看是否合乎阳日阳时，阴日阴时之开穴原则。

①已过开穴时辰，并合乎"阳日阳时"或"阴日阴时"，则自当日开井穴之时辰起算，依次开荥输经合及重见穴，以掌指推算，井荥输经合落于何经，其天干为何，其井荥输经合所开之穴位，即属于何经，至于重见穴，则依前段说明记熟，知悉天干，即可知所开穴位。

②若已过开穴时辰，但不合"阳日阳时"或"阴日阴时"，则以互合日之位计算。例如甲日乙亥时，虽已过甲戌之开穴时辰，但甲日为阳日，亥为阴时，不合"阳日阳时，阴日阴时"原则，乃取互合之己日计算。己日自巳时开穴，依次为未、酉、亥，自井算起，至亥恰为经穴，落于乙位，应开乙（肝）经经穴，为中封穴。（图17－7）

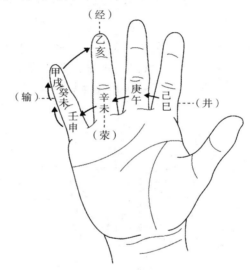

图17－7　甲日乙亥时开穴之掌上推算

③若未达开穴时辰，则以前日之开穴时辰推算，合乎"阳日阳时"或"阴日阴时"则有开穴，不合则取互合日之开穴代用。例如乙日午时为壬午时，不到酉时（乙日酉时开穴）不开穴，则以前日（甲日）之开穴推算（见图17－6）自甲戌开穴至壬午时适为合穴开穴时辰，应为壬经（膀胱经）合穴，即委中。

④若取互合穴代用，仍无穴可开，则采取"闭穴变开"之穴位为佳。例如甲日午时为庚午时，未到戌时不开穴，则以前日癸日推算，癸日为阴，午时为阳，不合开穴原则，乃改取与甲日互合之己日推算，己日仍为阴日，午时为阳，仍不合开穴原则，只得改取"闭穴变开"之穴位（或纳子法亦可）。

"闭穴变开"之速算方法如下：若已知该不开穴之时辰（庚午），则以该一时辰之天干（庚）定位，然后自该天干同一天干日之开穴时辰（庚辰）依地支次序起算，**依次以井经荥合输推算即可得知所开穴位。**

　　例如：庚午时之天干为庚，庚日之开穴时辰为庚辰，依六庚之地支次序，阳时方开穴（因庚为阳干），因此六庚开穴之时辰依次为庚辰、庚午、庚申、庚戌、庚子，依井经荥合输之次序，知庚午应开经穴，因庚为大肠之天干代表，故开大肠经穴阳溪。其余在取互合穴仍无穴可开之穴位，均可以此法推出，余例从略。

第十八章
五输穴的象数对应

象数概念是中国哲学的重要范畴，是易学的重要内容，五输穴"数"的应用在时间针法中经常涉及，如四时分刺法、子午流注等，这些内容在相关章节中分别叙述，这里仅就取象方法在五输穴的应用作一专门介绍。

取象即比类取象，是《易经》思维的主要方法，也是中医学重要的科学方法论，是中医常用的思维方法。比类取象是指通过对各种现象的观察，运用比较、类推、联想等方法，即根据两类事物或现象之间在某些方面的相同或相似，通过以此物对彼物的类比，推出它们在其他方面也可能相似或相同，以此类阐明彼类，进而知此达彼，来认识陌生的事物，揭示其内涵和解决问题的一种方法。此法具有直观、简单、迅速、易记等作用，在中医学中运用十分广泛。

民间有吃肝补肝、吃脑补脑、吃骨补骨、吃筋补筋、吃肉补肉等之说，这种同类相求，同气相召出自古人长期实践的反复认识，其实也是取象的范畴。而五输穴根据五行取象应用，可以使其穴位应用发挥得更灵活。

一、五行与藏象

应用五行取象治病，必须将生理与病理结合，主要是五行与藏象结合。在了解五行与藏象结合之关系前，必须先要认识五行之特性。五行特性，据《尚书·洪范》说："水曰润下，火曰炎上，木曰曲直，金曰从革，土爱稼穑。"就是说：水性滋润流下渗灌，火性灼热上炎，木性条达动摇，金性音声坚劲，土性安静化造。此外，水性寒凉闭藏，火性红亮化物，木性曲直易动喜伸展，金主发声肃杀，土主载物生化。

五行的特点，一般来说主要就是这些。但是我们在哲学上或者医学上所谈的五行，主要就是谈它的抽象特点，并利用它来归纳有关的一些事物。概言之：**水性寒凉**，因此表现出寒凉的事物和现象便可以列属水的范围。水有向下流动的特点，《医宗金鉴》认为胡子属水，就是因为它向下长的缘故。自然界中事物和现象，只要具有滋润的作用，便可以列属水的范围，如口干舌燥多系水亏之病。水都是从地里出来的，因此具有闭藏特性的，便属于水的范围。如小便太多或不通，可以列属水的病变，水的病变就可取五行属水的穴位。

　　发热或爱发脾气，**有旺盛紧张的情况，便属于火**。皮肤上生疮，疮的外观是红的亮的，是热的烫的，便叫它有火，这是因为火的特性是温热红亮的缘故。任何东西都可以用火把它化去，一个人容易饥饿，吃饭总觉得不饱，或者是口渴喜饮水，喝得很多也不能解渴，这种现象一般便认为身体里面的火太大了。火的病变一般可取五行属火的穴位，但火太旺也可取属水的穴位。

　　曲直是木的特性，自然界中一切事物和现象，只要具有曲直的特点，便可列属木的范围。比如：人的四肢，能够伸直，也能够弯曲，这种能曲能直的作用便可列属木的范围。五行之中以木最容易动，所以易动也是木的特性。人体在病因作用之下，四肢发生抽动，一般属于木病，木的特性喜欢伸展，具有喜伸展特性的，都可以列属木的范围。人体在病因作用下而产生的四肢痉挛紧张，或者因生气忧郁而产生胁肋疼痛、胀满等症状，一般就称为木郁。木的病变就可取五行属木的穴位。

　　发声是金的特性，金属可以发出清脆响亮的声音，自然界中一切事物和现象，只要具有发声特点的，都可以列在金的范围。人说话的声音低小或者沙哑或者咳嗽，一般便认为是金有病。此外，金类物质一般都很坚硬锋利，对其他东西有肃清和杀减的作用，因此自然界中具有肃杀特点的事物和现象，都可以列在金的范围。秋季树凋叶落，一片萧条，好像被什么东西肃清和杀灭了一样，因此秋季就属于金。金的病变就可取五行属金的穴位。

　　土可以载物：载就是承载，物就是物质，自然界只要有载物特点的，便都可以列属土的范围。每年长夏六月里，自然界中万物长得最茂盛，因为长夏属土。由于金、木、水、火都是在土的载物作用的基础之上产生的，所以土在五行中最为重要。俗说"土载四行""土是万物之母"，就是这个意思。自然界各种东西都是从土地里生长变化而来，生化是土的特性。自然界中只要有生化特性的，便可以列属土的范围。人体脾胃的作用，主要是把吃进去的饮食变化为新的物质来供给人体的需要，与土的特性相类便属于土。土的病变就可取五行属土的穴位。

　　中医之五行并不是狭隘地谈水、火、木、金、土这五个具体物质本身，而是取其抽象特点，并利用它来归纳有关的一些事物。这一点必须加以了解和习惯，也只有这样，才能正确理解和分析研究五行学说的本质，才能将五行取象扩大应用于针灸治疗。

应用五行取象治病，除了认识五行特性，更重要的是也要认识《内经》和《难经》对五输穴治病的基本阐述。然后是要将五行与藏象结合。

《内经》有关五输穴应用的记述很多，如应用最广泛的是《灵枢·顺气一日分为四时》所说："病在脏者取之井，病变于色者取之荥，病时间时甚者取之输，病变于音者取之经，经满而血者病在胃，及饮食不节得病者取之于合。"又如《难经·六十八难》说："井主心下满，荥主身热，输主体重节痛，经主喘咳寒热，合主逆气而泄，此五脏六腑井荥输经合所主病也。"应用的也多，已如前述。

这里仅就与取象有关的部分再加说明，从《内经》及《难经》之应用提要来看，五行与藏象结合之关系，其治疗取象要点大致如下（详见本章末段之附表）。

木喜条达，主肝，主藏血，主疏泄，主筋，开窍于目。

火主心，主神明，主血脉，主汗，开窍于舌，其华在面。

土主脾，主运化，主统血，主升清，主肌肉、四肢，开窍于口。

金主肺，主气，司呼吸，主通调水道，主声音，主皮毛，开窍于鼻。

水主肾，主藏精，主水液，主纳气，主骨生髓，通脑，开窍于耳，司二阴，其华在发。

二、五输穴的取象应用法

五输穴根据五行取象应用，如木穴主风主筋、金穴主皮主气等，可以取象而用，使其发挥得更灵活，从而少针而治多病。应用五行取象治病，除体现针法之对应外，以五输穴应用最广也最灵活。透过取象治病，尤其是藏象学说应用于针灸临床，可以说无日无时不有，真是不胜枚举，下面就从藏象观点，予以提要式的举例。

1. 心

（1）心主神明，失眠为神志之病，失眠多取心经神门。心寄窍于耳，耳尖点刺特效。

（2）心主汗液，心包经阴郄穴有止盗汗之功。心开窍于舌，暴暗取灵道穴，自古必用（经金本身亦能治"病变于音"之病）。心开窍于耳，耳尖点刺治多汗亦甚效。

2. 肺

（1）肺主气，司呼吸，气喘常取尺泽（肺之合穴可治逆气而泄）。肺与膀胱通（五脏别通），肺与大肠相表里，尺泽与列缺皆可治小便病，孔最及温溜皆可治痔疮。

（2）肺主皮毛，皮肤病多取肺经及大肠经穴位。肺开窍于鼻，肺大肠经穴亦常用于治鼻病。

3. 脾

（1）脾主运化，一为运化水谷精微，因此补脾法广泛用于各种慢性虚证；二为运化水湿，水湿主沉重之病及黏滞之病，阴陵泉为脾（土）经水穴，崇土制水善于治水。

（2）脾统血，脾主升，脾气不足则气虚下陷，不能摄血，脾经隐白能治功能性子宫出血。

（3）脾主升清，升清不足则内脏下垂；浊阴上逆，则呕吐喘恶。阴陵泉、足三里合用可治逆气之上述诸病。

（4）脾主肌肉四肢，五行属土，输穴属土故能治体重节痛，"治痿独取阳明"亦属此义，重症肌无力，周期性麻痹皆以脾胃经穴位为主。

（5）脾开窍于口，其华在唇，语言无力可取商丘。

4. 肝

（1）肝木主条达，木土不和之病可取太冲（木经之土穴）或陷谷（土经之木穴）治之。

（2）肝木主藏血，常取肝经穴位治崩漏、鼻衄，如大敦穴能治崩漏。

（3）肝木主疏泄，能调节某些精神情志活动，针太冲能治神经衰弱。肝能促进胆汁分泌排泄，协助脾胃消化。五脏井穴因属木，能皆治心下满。

（4）肝木主筋，其华在爪，筋挛缩及握固不伸应取肝经穴位，或泻尺泽（金之子穴泻之可使金不克木，则木筋得以伸展）。涌泉为水经木穴，能补水润木，可治疗急症痉挛抽筋。

（5）肝木开窍于目，肝俞为治眼病必取之穴，肝胆经之穴位治眼病有效。董氏奇穴木穴善治眼睛病。

5. 肾

（1）肾藏精，主发育、生殖。梦遗滑精针肾经穴位有效，肾经之气穴（一名胞门或子户）为求嗣及治疗生殖器疾患的要穴。

（2）肾主水液，宣肺温肾，可以利水（例如：针尺泽、复溜），温肾健脾可以利水（例如：针刺阴陵泉、复溜），温肾扶阳也可以利水。

（3）肾主纳气，合穴属水，所以可治逆气而泄。

（4）肾主骨，笔者每用复溜治疗骨刺，特效。牙根痛可取肾经太溪穴。董氏奇穴灵骨、贴骨善治疗骨病包括坐骨神经痛、脚跟骨痛。

（5）肾开窍于耳，针肾经治耳鸣甚效，治梅尼埃病，效果亦好。

（6）肾主二阴，与大小便关系密切，例如前节所述命门火虚，多取肾经然谷穴治疗。

上述所举仅系藏象学说在针灸应用的一部分，但已可窥知藏象学说在针灸医学之重要性。也从而可知藏象学说之应用不可脱离五行说，彼此是互通并立、相辅相成的。

三、临床应用举述

《灵枢·杂病》有一条治则"项痛不可俯仰，刺足太阳；不可以顾，刺手太阳也"，但并未说明穴位，后世医家各派说法不一，笔者根据五行取象原理，则认为应取"后溪"及"束骨"。盖输主体重节痛，"不可俯仰""不可以顾"显然含有"重"之意味；又不可转动之病与"筋"与"木"有关，后溪与束骨均为输穴，五行属木，故以之治上述病变，确有立竿见影之效，若加以推广，则以其治太阳经上有关"筋不利"之病或皆有疗效。例如：腿弯伸屈不利、闪腰不能转身等病可采用治之。

临床治疗甚多三叉神经痛的患者，用后溪及三间，疗效甚佳。又治甚多颜面神经震颤的患者，用后溪及三间，亦疗效甚佳。两者病种不同，但为何取穴相同？这是因为他们的病象类似之故，三叉神经痛及颜面神经震颤之部位基本上与小肠经及阳明经有关，三叉神经痛之病象为突然疼痛、抽扯痛，这些都是风的现象，与木有关；颜面神经震颤之病象为眼肌颧骨周围震颤，此亦为风之病象，亦与木有关。于是取小肠经及大肠经之属木的穴位三间及后溪针刺而取效。总结五行体系表如下（表18-1）。

表 18-1　五行体系表

五行	木	火	土	金	水
五脏	肝	心	脾	肺	肾
季节	春	夏	长夏	秋	冬
生化过程	生	长	化	收	藏

五行	木	火	土	金	水
五气	风	热	湿	燥	寒
方位	东	南	中	西	北
五体	筋	血	肉	皮	骨
五味	酸	苦	甘	辛	咸
五色	青	红	黄	白	黑
五志	怒	喜	思	忧	恐
五窍	目	舌（耳）	口	鼻	耳
五液	泪	汗	涎	涕	唾
五毛	眉	发	体毫	汗毛	胡须
五臭	臊	焦	香	腥	腐
五音	角	徵	宫	商	羽
五声	呼	笑	歌	哭	呻
五变	握	悲	哕	咳	栗
所藏	魂	神	意	魄	志
其数	八	七	十	九	六
病所	颈胁	胸肘	四肢	肩背	腰脊
脉象	弦	洪	缓	浮	沉
合腑	胆	小肠	胃	大肠	膀胱

第十九章
五输穴同气相求疗法

五输穴与自然节令有相应关系（在相关五输穴时间针法章节中另有说明），与脏腑亦有相应关系，这就是所谓的"同气相求"，这种原则在针灸临床中常见，但其原理则未必为医者所明知。同气相求疗法在五输穴的应用方面确实占有极重要的分量，是非常值得深入研究的一种疗法。笔者在一般相生相克应用的基础上，又研究出真五行、相应、相通等法，名之为五输穴同气相求疗法，近40年来用之于临床，疗效极佳。

同气相求法也称之为交应疗法，系全息对应之一种，又可分为相生、相克、真五行、相应、相通五类，下面分别详细说明。

一、相生

相生是就五行相生关系发展的一种疗法。例如：太渊为金（肺）之土（输）穴，故能补土生金，治肺气虚证；商丘为土之金穴，也能补气，治中气不足之证；侠溪为木（胆经）之水穴，能治肝虚、水不润木之虚证；补肾经母穴复溜能治肾亏各病，治骨刺及年久腰痛效果突出，治闪腰岔气也很有效。又如：尺泽为肺经（金经）子穴，泻之能使金不克木，对运动系统不利之病颇为有效，临床常用以治疗五十肩及半身不遂。这方面运用的例子很多，因为与母子补泻法有重复之处，所以不做赘述。

二、相克

相克是就五行制化关系应用的一种疗法。例如：二间为大肠经之水穴，治大肠经火热病如牙痛等极效，内庭善治牙痛亦是此理；液门为三焦经水穴，善治三焦火热证，尤以治上中焦壅热所导致之五官、咽喉疾患为佳，《百症赋》中即用其治喉痛，笔者临床应用之亦每收卓效。上述几穴为阳经荥穴，五行属水，又"荥主身热"，故能泻火，为一般人所熟悉。尺泽为肺经之水

（合）穴，所以能治肺经火病，为治疗咽喉炎及扁桃体炎的特效穴；曲泽为火经水穴，能克火，善治水虚火热之病，尤能疏降上逆之心火，如用治口疮、眼赤等效果更佳。

以上从水克火而言，其他四行亦可类推。例如：足窍阴为木（胆）经金穴，因此能治疗木反侮金及气虚气滞、肝不条达之病；中封为肝经金穴，古诀（《胜玉歌》《玉龙歌》《玉龙赋》）认为本穴善治行步艰难，这是因为金能克木，若不克木，木则舒矣；曲池为金（大肠经）之土穴，金能克木，疏土亦能和木，所以常用其治肝阳上亢；少商为金（肺经）之木穴，亦能治木亢不降之证，两穴治高血压均极有效。这都是同气相求的应用，这种例子也很多，拙著《针灸经穴学》中有较详细的记述，这里就不再多叙。

三、真五行

真五行即指金中真金、土中真土、火中真火……也就是指各经的本穴而言，这些腧穴治疗的范围虽较其他四种同气相求疗法腧穴局限，但效果加倍，治疗本经之病尤为有效。

例如：经渠为金（肺经）中真金（经金穴），最常用于治疗伤风感冒之气喘及咳嗽，效果卓著，对小儿急性支气管炎尤有特效；足三里为土中真土，调理脾胃作用极强；太白亦为土经土穴，对于消化系统疾病如便闭、消化不良、腹痛、呕吐均常取用，身体疲倦时亦多取用；阳谷为火经火穴，本间详白（日本医家）常在治疗发热时针之；劳宫亦为火（心包）经火穴，泻火之效极佳，能清心火，尤擅清胸膈之热，导火下行，所以治小儿口疮（《医宗金鉴》）及心闷疮痏（《玉龙赋》）有效；阴谷为水（肾经）中真水，利水作用极强，亦善治肾亏之病（《医宗金鉴》《太乙歌》）；丘墟及临泣皆为木（胆）经木穴，因此前者治转筋（木主筋）、胸胁病（木之病所），后者治眼疾（木开窍于眼），均为要穴；大敦亦为木（肝）经木穴，治疗阳痿、疝气及血崩均极效，盖阳痿、疝气皆筋之病，肝主筋，且肝经绕行阴部一周，又肝藏血，所以治阳痿、疝气、血崩效果均佳。

四、相应

相应是同气相求疗法中应用最广的一种方法，其原则在于将五行与藏象密切结合，然后用之于临床。具体应用时本经病以本经为主经，旁及他经病变则在本经找与之相应穴位即可，换言之，以本经病为主，寓有他脏病机者，可取本经之五行相应穴。

例如，太渊为肺经土（输）穴，治疗外感病而兼有体重节痛或呕吐、腹泻（皆属土病）有效；陷谷为土经木穴，笔者常用于治疗木土不和（肝脾不和）之病，对于泄泻、腹痛、偏正头痛、痛经均极有效；大都为脾（土）经火穴，能治四肢（脾主四肢）不温（火应火，能促进体温）；阴陵泉为土经水穴，补土制水作用极强，所以能利尿治水湿肿满；灵道为心经金穴，能治暴喑、失音（心主神，金应声）；少海为火（心）经水穴，善治肾虚所致神志变化之病；神门为心经土穴，治各类神经病变而见胃肠功能衰弱者更为相宜；后溪为太阳经输木穴，木主筋，因此对于太阳经所行有关"筋"之病变皆能治之，如治疗颈项强硬、弯腰不便、腿弯难伸等皆有疗效；腕骨属性相同（属木），亦有同样之效果，为小肠经原（木）穴，小肠为分水之官，故腕骨穴自古即为治疗黄疸之要穴；束骨为水之木，木主筋，治本经所行筋强之病亦有卓效，亦常用治颈项强硬、闪腰等病（"输主体重节痛"亦同此理），透过经络及补水润木作用，治巅顶痛尤具卓效；涌泉亦为水（肾）之木穴，透过补水润木也能治巅顶痛（巅顶痛，厥阴头痛也），又木主风，井穴镇定作用极强，所以涌泉亦为治痫证、风证之要穴。

昆仑为水经（膀胱经）火穴，素为治疗腿足红肿（红肿属火，本穴亦属火）之要穴（《玉龙歌》《通玄指要赋》），治肾虚火上炎之牙痛亦有效（《医宗金鉴》），因系水之火穴，尤其常用于治疗命门火虚（即水中火虚）之五更泄；然谷亦为水（肾）经火穴，然谷与"燃谷"通，治疗命门火虚之证，疗效较昆仑更好，治疗肾经热病亦极有效；太溪为肾经土穴，治疗肾病而有脾胃症状如呕吐、泄泻等均有效，也能治五更泄，因系肾（水）经土穴，对于脾肾阳虚之证也常取为主穴；大陵为火（心包）之土穴，能治脾胃经虚热及心火所致脾胃病，因此常用治口臭（《玉龙歌》《胜玉歌》）。阳陵泉为木（胆）之土穴，又为筋会穴，因土主肉、主四肢，因此本穴筋肉皆主，治疗四肢筋肉不利之运动系统障碍颇为有效，为治疗半身不遂之主要腧穴，又因系木经土穴，对于木不疏土、肝脾不和之证也有疗效。太冲亦为木之土穴，所治疗疾病与阳陵泉类似，亦为调理肝脾之要穴。行间为木（肝）经火穴，肝郁能生火，本穴能泻之，故又为疏肝理气之要穴。曲泉为肝经水穴，善治阴部（肝经所行）与肾水有关之病，如尿道炎、淋病、阴囊水肿等。

此外，间使（心包经经金穴）能治失音（《百症赋》），至阴（膀胱经井金穴）能治失音、痒疾（《百症赋》），皆与金有关。隐白为土（脾）经木

（井）穴，虽统血，亦含藏血之义，用于治疗崩漏疗效极佳。三间为大肠之木穴，腹泻、肩胁痛之病症亦可用。董师用二间治腰痛，二间为金（大肠）之水穴，水与肾相应，也有同气相求的关系。这类的例子真是不胜枚举。

从上述应用及临床疗效来看，五输穴可以说就是经络的全息点，五行反映五脏，因此才能以之治疗五脏病变。

五、相通

相通又称相交或互通，是五行中两行交互并用的一种方法，又有以下两种形式。

（一）相生而相通

两行相关相生互用之则增强其相生作用。例如尺泽为金（肺）经水穴，复溜为水（肾）经金穴，两穴各具金水之性，针之能使金水之气更强，合用则能达金水相通之效，治疗肺不肃降、肾不受纳之病，极具疗效。笔者即常以此组合治疗慢性支气管炎、支气管哮喘等而迭收卓效。

又如，太渊为肺经输土穴，针之能补肺卫之气，商丘为脾（土）经经金穴，补土能生金，两穴皆有土金之气，合用治疗气虚说话无力、嗓子沙哑，疗效甚佳。况且"病变于音者取之经"，经穴能治发音之病，脾经有一条经络连于舌本，透过经络能治喉舌之病，其他如治疗肺脾两虚可取土经金穴，金经土穴并用；心脾两虚则可取火经土穴，土经火穴并用；肝肾阴虚者可取木经水穴及水经木穴。用例甚多，此不多述。

（二）相克而相通

此种两穴合用法，有时两穴穴性并不相同，但合用仍能达到同气相求之作用，非但不相克伐，反而因相既济而使疗效增强，详见本书第二十章五输穴通透调候法"四、互合"。

六、病例举述

病例1：某患者长期腹泻，泄泻前必觉腹痛难忍，泻后即觉轻松，苔白略腻，脉弦。辨证为肝脾不和，木不疏土。一般治疗多采用脾俞、章门、公孙、三阴交、阴陵泉等穴施治，效果虽佳，但穴位较多，主次亦难掌握，而仅针陷谷、太冲两穴，效果亦佳，且穴位少。盖陷谷为胃（土）经输（木）穴，针之能疏木中之土，笔者常以此穴治疗腹痛泄泻，仅一针即达镇痛止泻之功效。太冲为木中土穴，针之也有同样效果，如有其他兼症，可以此二穴为主，再随症酌加穴位。此为相应针法之应用。

病例 2：该患者所患疾病同为长期腹泻，腰酸肢冷，面色苍白，时觉腹中冷，完谷不化，舌淡，苔薄白，脉弦细。辨证为命门火衰，不生脾土，治宜温阳补火，斯可生土健脾。一般疗法多采用脾俞、关元、公孙、命门、肾俞，效果很好。但依笔者经验，仅针然谷、昆仑两穴，效果也不差。盖然谷为肾（水）经荥（火）穴，针之（灸更好）能补水中之火，昆仑穴为膀胱（水）经之火穴，针之有同样功效。然谷、昆仑配合应用效果更佳。此亦为相应针法之应用。

病例 3：患者咳嗽，日久不愈，呼吸短促，动则气喘，腰膝酸软，舌淡红，少苔，脉沉细弱。辨证为肺病日久而虚，气失肃降，延及肾脏亦虚，肾虚又致不能纳气，此病为金水不通之病，一般常采用肺俞、合谷、定喘、丰隆、膻中等穴治疗。笔者临床则先取复溜、尺泽，再随症选穴。盖尺泽为肺（金）经水穴，复溜为肾（水）经金穴，针之能使金水相通，肺可肃降，肾可受纳；从另一角度看，尺泽为合穴，合治"逆气而泄"，复溜为肾经母穴，能补肾虚，也是临床有效原因。此亦为相通针法之应用。

病例 4：一法国人士中风后，手掌挛紧，伸握不易，病已 5 年，经针刺尺泽穴，施强捻速泻，一次即能轻松张开及握紧五指，患者啧啧称奇。这是因为尺泽为肺（金）经水穴，即肺经子穴，泻之使金不克木（木主筋），"筋"自然就能松弛了，临床治疗许多五十肩患者，肩膀不能高举，每用尺泽强捻速泻，都能使患者立刻感觉显著好转，迅速痊愈。此为相生针法之应用。

▌小 结

　　同气相求疗法在临床应用时既灵活又广泛，且疗效较好。本文虽将其分为五类，但各类方法并不是决然独立的，若能交互应用，效果将会更好，而且每一个腧穴的用法也未必限于一种。例如尺泽为金之水穴，能治本经火热病如扁桃体炎、咽喉炎；从金水同源、合水与肾水五行相应而言，又能治尿意频数，由于金能克木，水能润木，木主筋，所以也是理筋要穴；而通过与复溜（水之金穴）并用，又能达到金水相通之效而常用治慢性气管炎等，这就是一穴多用的例子，其他类似的例子当然还有很多，这里就不再多举。

　　针灸治病的最高艺术在于一穴多用而非一病多穴，活用同气相求疗法对于此一目标的实现将有莫大的助益。

附文：脏腑关系与辨病概说

了解脏腑辨病有助于五输穴同气相求之相应及相通之应用。脏腑之间有相互资生、相互克制的关系，因此在疾病发展、传变过程中，往往一脏之病可波及他脏，出现脏腑兼病的复杂情况。在临床中，除明确掌握各种藏象证候分类外，还必须注意脏腑兼病，分清原发病和继发病，掌握主次病机进行治疗。下面就脏腑之间的关系及其兼病常见类型分述如下。

一、心和肺

心主血，肺主气，血之运行要靠气来推动，气的生成需血来供给，即"气为血之帅，血为气之母"。肺气虚不仅推动血液运行无力，而且可导致心气不足。心血不足则气之化生来源缺乏，又可导致肺气虚。二者相互影响，即成所谓心肺气虚。心火旺盛也能灼伤肺阴，出现火旺灼金之证。总之，心肺两脏常互相影响，例如，西医学中因肺气肿导致的心功能不全，就是由肺病及心，因心功能不全而导致的肺水肿则是由心病及肺。

1. 心肺气虚

症状：面色㿠白无华，精神疲乏，久咳不已，气息短促，心悸，甚者可见口唇青紫，肢体浮肿，舌淡，脉细弱。肺气肿、肺源性心脏病、慢性气管炎等病均可见上述临床表现。

病因病机：多因久患咳喘，肺虚及心，或由于心气不足，导致肺气亦虚，因而出现心肺气虚证。

2. 火旺灼金

症状：口干，干咳无痰，或痰少黏稠，甚者肺火炽盛，也可耗伤心阴，引起心火，症见咳嗽气喘、咯血、心中烦热等。

病因病机：火旺灼金，即心火消炼肺脏气阴。心肺同居上焦，心火上炎，易使肺热伤津。

二、心与脾

心主血，脾统血，二者都与血有关。血的生成在于脾，脾虚则血液生成不良而致心血不足，心主血的功能便会受到影响。心血不足也可使脾的健运不全，不能发挥统血功能，造成血不循经而妄行。因心影响到脾时，以前称火不生土，现在临床上更多见的是心脾两虚。

1. 火不生土

症状：食少，食入难化，胀满，便溏，心悸，怔忡。

病因病机：心火不足，不能助脾阳以健运。

2. 心脾两虚

症状：心悸怔忡，失眠健忘，面色萎黄，食少倦怠，腹胀便溏，妇女月经过少或闭经，或崩漏等。舌质淡，脉濡细。神经官能症、贫血、胃及十二指肠溃疡、功能性子宫出血等病均可见上述临床表现。

病因病机：本证多由久病失调，慢性出血或思虑过度，心脾气血两伤所致。

三、心与肝

心主血，肝藏血，肝得到血的濡养肝阳才得以敛藏，肝的疏泄条达之性也有助于心血的运行。若心火盛可引起肝火化风，肝火盛也可影响心，一般叫作心肝火旺；心血虚可致血不养肝，从而出现一系列症状；肝阳虚亦能影响心阳而致所谓木不生火之证。

1. 心肝火旺

症状：心火旺则心中烦躁，眼红肿痛，或鼻子出血。肝火旺则手足蠕动，甚或抽搐。

病因病机：肝为刚脏，有暴躁好动的特性，若心火盛可引起肝火化风，反之，肝火亢盛也可影响心。

2. 木不生火

症状：心情不舒，消瘦，胆怯，心悸，怔忡，惊惕，健忘，失眠等。

病因病机：肝阳虚弱，外发之气不足，不能协助心阳。

四、心与肾

心居上焦，属阳，肾居下焦，属阴，心主火，肾主水，心和肾之间具有升降相因、阴阳相济的关系，以维持生理上的相对平衡。就是说心中的阳要下交于肾，温养肾阳；肾中之阴要上升至心，涵养心阴。心火之所以下降，是由肾水之上升以滋润，肾水之所以上升，是由心火之下降以熏蒸，此称"水火互济"，也称"心肾相交"。两者之间是互为制约的关系。

如果肾阴亏虚，不能上承于心，则心阳不受肾阴的制约，就可以产生心烦、怔忡、失眠等心火炽盛的证候。如果心火内炽，不能下交于肾，反而下吸肾阴，也会造成心肾不交而出现心烦不寐、梦遗滑精、腰酸痛等症。又心火不足不能下温肾阳，以致肾水不化，就会凌于心而见水气凌心的证候。

由上可见，肾病可累及心，心病也可累及肾，二者可以互为因果，医生治病就在于调整这些偏颇，使之归于平衡。

1. 心肾不交

症状：心烦不寐，多梦遗精，心悸健忘，眩晕耳鸣，口干咽燥，腰膝酸软，或潮热盗汗，小便短赤，舌红无苔，脉细数。神经衰弱等病均可见上述临床表现。

病因病机：肾阴必上滋于心，心火才不亢，心火必下交于肾，肾水始不寒，从而维持两脏的对立统一，此即心肾相交、水火既济之意。凡能引起心肾阴亏、虚火偏亢的病因，均可导致心肾不交。

2. 水气凌心

症状：心悸，水肿。

病因病机：心火不足，不能下温肾阳，以致肾水不化而上凌于心。

五、肝与肺

肝藏血，肺主气，气源于血，血赖气生，二者相因、相互为用。肺得肝之疏泄则肺气得以宣畅，津液得以输布，营卫和谐，疾病不生，肝得肺津，柔其刚性，其气力能伸展条达。又肝以升发为顺，肺以肃降为常，肝气升，肺气降，相互制约，周身之气血才能升降有度，通行无阻。如肝气郁结，则肺失肃降，出现咳嗽、胸闷、太息、胁肋胀痛，这叫金实木郁；肝郁化火，火犯于肺，则出现气逆喘咳、胁肋作痛、面红喉干，这叫木火刑金，也称肝火犯肺或木扣金鸣。

1. 肝火犯肺

症状：咳嗽气逆，甚则咳吐鲜血，或痰带血丝，胸胁窜痛，性急易怒，烦热口苦，头眩目赤，舌红苔黄，脉弦数。支气管扩张、慢性气管炎等病均可见上述临床表现。

病因病机：多因情志不遂，肝郁化火，上逆犯肺，以致成病。

2. 金实木郁

症状：咳嗽，胸闷太息，胁肋胀痛。

病因病机：肺气宜宣通，不宜郁滞，郁而不宣，即成是病。

六、肝与脾

肝主疏泄，脾主运化，只有在肝疏泄条达、气机通畅的情况下，脾的运化功能才能得以正常发挥，即所谓土得木而达，肝所藏的血又赖脾运化之水谷精微物质所资助，即所谓木赖土以培之。脾运化不良可以造成肝血不足。

肝气横逆犯胃或肝强乘脾，这叫肝脾不和，而脾气壅滞也可影响肝气疏泄，可见消化不良、脘腹胁肋胀痛，也叫作土壅侮木或土壅木腐。以下就肝脾不调病证再略加解说。

症状：两胁胀痛，脘腹满闷，食欲不振，烦躁易怒，腹痛便溏，或妇女月经不调，舌苔白腻，脉弦缓。如过敏性结肠炎、溃疡病、慢性肝炎等病可见上述临床表现。

病因病机：多因情志不遂，肝气郁结，肝病波及脾，或脾虚肝木乘之，引起肝脾同病。

七、肝与肾

肝藏血，肾藏精。精和血的关系十分密切，肝血必须依赖肾精滋养，肝的功能才能正常，肾精必须依赖肝血以资生，肾精才能充盛。两者相互为用，互为资生，故有"肝肾同源"之说。肾阴不足，不能养肝，造成了肝阴虚，就可导致肝阳上亢，称为"水不涵木"，也称为"肝肾阴亏"。下面就肝肾阴亏病证再略加说明。

症状：头晕眼花，面色憔悴，耳鸣耳聋，胁肋疼痛，咽干，腰膝酸软，颧红唇赤，手足心热，盗汗遗精，女子则见月经不调，舌红少苔，脉虚细而数。高血压、慢性肝炎等病可见上述临床表现。

病因病机：肝肾相互滋养，久病营阴内耗，肝血不足，或房劳过度、肾精亏损等，均可导致肝肾阴亏。

八、脾与肺

肺主全身之气，但必须依靠脾所转运的水谷精微以充实，才能使气血畅行无阻。脾主运化水谷精微，但必须依靠肺气的散布推动才能输送到全身内外。脾主运化水湿，肺主水气肃降，两者在水液代谢和通调上起着互相促进、相互合作的作用。

脾阳虚衰不能运化水谷精微，久之就可引起肺气虚弱，这叫作土不生金或土虚金弱。肺气虚，肃降失常，水道不调，水湿停聚，也可引起脾的运化功能失常，聚而为痰为饮，出现咳嗽、吐痰或浮肿等。下面就肺脾两虚病证略加说明。

症状：咳嗽气促，痰多清白，纳食减少，神疲懒言，面色无华，身形消瘦，腹胀便溏，甚则面浮足肿等，舌淡，苔白，脉细弱或浮大无力。慢性支气管炎、肺结核等病可见上述临床表现。

病因病机：久病咳喘，肺气虚弱，损伤及脾，或脾气久虚，精微衰少，使肺气不足。

九、脾与肾

肾为先天之本，脾为后天之本，人体的生命活动依靠脾肾以维持，脾的运化功能，需依靠肾阳的温养，肾阳足则脾阳健，脾阳健则能够运化水谷精微和水湿，如果肾阳不足，必导致脾阳不振，运化失权。这种情况称为脾肾阳虚。反之，当脾运化失权，也会出现肾虚，导致水湿内聚而为肿、为饮；称之为土不制水。

1. 脾肾阳虚

症状：畏寒肢冷，少气懒言，精神萎靡，大便溏泄，完谷不化，或五更泄泻，腹部隐痛、喜按，或见浮肿，甚则腹满鼓胀，舌质淡，苔白润，脉沉细弱。慢性肠炎、慢性痢疾、慢性肾炎等病均可见上述临床表现。

病因病机：本证多由命门火衰，不能温养脾土，导致脾阳亦虚；亦可由脾阳久虚，不能运化水谷之精气以充养肾，导致肾阳亦衰。

2. 土不制水

症状：水湿内聚为饮，甚或泛滥为肿。

病机：脾之运化失权，生化不及，肾失后天之济导致肾虚，肾虚则开合不利，而致水湿聚为饮、肿之证。

十、肺与肾

肺主气，肾纳气，如果肾不纳气呼吸就不能归根，而发生短气，所以说肾为气之根，肺与肾的关系主要表现在水液代谢和气的依存两个方面。肺为水之上源，肾主化气行水，肾阳虚不能化气行水，则寒水上泛于肺，称寒水射肺，可导致肺气不降，水道则失去通调，症见短气咳嗽、四肢厥冷或浮肿。

如外受风寒肺气不宣，可导致肾的水道不通，症见发热，腰痛，全身水肿，如风水证就是由肺及肾的证候。本证多见于急性肾炎。

肺肾两者之间常相互影响，肺虚可致肾虚，肾虚也可导致肺虚。肺肾两虚的患者在临床上是经常遇到的，以下就肺肾两虚（阴亏）证略加说明。

症状：咳嗽，痰出不爽，动则气促，间或咯血、口干咽燥或声音嘶哑，腰膝酸软，消瘦，骨蒸潮热，盗汗遗精，颧红，舌红少苔，脉细数。肺结核、慢性气管炎、肺气肿等病可见上述临床表现。

病因病机：本证或因久咳耗伤肺阴，进而耗损肾阴，或由于肾阴不足，不能滋养肺阴，两者都可引起肺肾阴虚证。

第二十章
五输穴通透调候用法

关于同气相求疗法还有多种，除前章中所述外，还有几种属于互配应用，也有些需要对五行之属性及刑冲合会有基本了解才能灵活应用，在本章中加以说明，即通透（通根、透干）、同气、通关、互合、体应、扶调等法。

一、通透

又可分为通根与透干。

1. 通根

一般来说，两穴穴性相同，合用效果尤强。如在上部先针一针治疗针，然后在下部取穴相配，此配穴若与上部之治疗针为同一五行，称为通根，表示其气在下部得以生根。这样的针法蕴有同气相求及上下交济的作用。例如治疗气喘，先取尺泽穴，再取复溜穴，即有通根之意，盖尺泽为金水穴（金经水穴），复溜亦为金水穴（水经金穴），先针尺泽治其标，再针复溜顾其本，如此金水相通，气喘自能速愈。

2. 透干

若先在下部针一针治疗针，然后在上部取穴相配，此配穴若与下部之治疗针为同一五行，称为透干，表示其气在上部得以透出。这样的针法蕴有同气相求及上下交济的作用。例如治疗闪腰先取复溜，再取二间，即有透干之意，盖复溜为肾经（水经）之金穴，二间为金经水穴，金水两治，脾肾并健，则闪腰立愈。

二、同气

如在上中下三部取同一五行属性的穴位同时进针，谓之三部同气，能收到整体调整之作用，效果更强。由于五输穴只分布于手脚，而这种针法则系上中下同时进针，因此这种方法很少用于五输穴中，而是多用于董氏奇穴与十四经穴之配伍中。例如同时有咳喘及糖尿，取肾关、土水、水金三穴同时进针，即可谓三部同气。盖水金穴位于胃经上，含土金水三性，土水位于肺经上，含土金水三性，肾关亦含土金水三性，上中下之含土金水的穴位并用，则土金水之作用自上至下连成一气，整体治疗作用甚强，疗效尤佳。

三、通关

紧邻的穴位互相相生，不会有相克问题，若隔一穴则可能相克。例如劳宫（属火）、间使（属金）彼此相克，则必须在中间加一针大陵（属土），此中间一针能使三针连成一气相生（火生土，土生金），这个中间一针即是通关，即联系相克两穴使成相生的刺法谓之通关，此种用法在五输穴之应中可谓极多。

四、互合

有时在不同之两经同时刺针，有相克之顾忌，但若在两经选交互同气之穴位并针，不但不相克，反而合成同气。例如，肝经及胃经并针，有木克土之虑，但若太冲与陷骨同时并用，一为木经土穴，一为土经木穴，则两经非但不相克，反而调和木土之作用更大，治疗肝脾不和、肝郁气滞之病证甚效。又如，糖尿病及尿毒症多系脾肾两虚之病，可取肾经之土穴太溪，再取脾经之水穴阴陵泉，如此一为水经土穴，一为土经水穴，则两经非但不相克，反而调和土水之作用更大。又如，少海为火（心）经水穴，然谷为水（肾）经火穴，两穴合用可治心肾不交，水火不济之证，如心烦不寐、多梦遗精、心悸健忘、眩晕耳鸣、口干咽燥、腰膝酸软、潮热盗汗等，如神经衰弱即可见上述临床表现。其他运用可以此种方法类推，此不多述，由于两者并用，谓之互合。

五、体应

五行之应用除了首先考虑与五输穴的关系外，穴位所在之五体亦为重要考虑因素，贴筋有木性（筋属木），贴骨有水性（骨属肾），刺肉有土性（肉属土），刺皮有金性（皮属金），贴脉有火性（脉属火）。例如，太冲穴为木经土穴，有土木之性，因穴下有太冲脉经过，还有火性在内，因此治心血管病之作用甚强，能治心脏停搏，有强心复苏之效。木主筋主风，土主肉主湿，太冲穴治风湿病亦常用之，治膝痛也极为有效。本穴治胃病，尤其是对木土不和之胃病更有效。此外，太冲穴亦系治喉痛要穴（因肝经上入颃颡，经过喉咙），本穴向后贴骨（古之太冲稍后贴骨），能通肾治寒，故治颞颌关节功能紊乱之张口不灵效果亦佳。太冲穴可治之病还有很多，这都是与其五行关系分不开的。

六、扶调

扶调是调候及扶抑的合称，系针对先天体质五行及后天运气平衡取用的一种方法。例如一人出生时辰为丁巳年丁未月乙未日壬午时，此人生于夏日午时，火旺成局木火炎燥，体热至极，克伤肺金，少年及青年 20 年亦行火运，自幼气喘，并患有异位性皮炎，最喜金水调候，用神（平衡体质之五行）在时干壬水，这种情形治肺金不如治膀胱壬水，首取膀胱经穴，可取膀胱经之原穴京骨治之。在委中刺血亦可取得大效，盖膀胱与肺通，治膀胱亦治肺也。也可取膀胱经之肺俞穴治之。

其他应用五行学说治病的案例还有很多，主要在于对五行关系及五输穴穴性的了解，了解越深，应用越活。

第二十一章
易卦取穴法

《易经》与中医学有着极密切的关系，几千年来阴阳五行即贯穿于中医学之中，起着主导作用，易卦取穴是易经在针灸应用方面较为突出的一种，收效宏速，然几千年来针书中并未见记载，试想祖先发现经络腧穴并应用其治疗疾病，是何等智慧，对此一方法未见披载必有原因，笔者勤求古训，熟读《内》《难》，始恍然而悟，此法之要义早经古人以其他方法应用，是以古书未予记载。

易卦取穴在过去几年曾颇为风行。文字记载始见周左宇先生的著作《扁鹊针灸治疗法则》中，可惜叙述不够深入清晰，笔者对此方法亦曾研究多年，早在30多年前出版的《针灸经纬》中即已述及。

第一节　易卦取穴之原理及应用

易卦取穴本于阴阳相对及阴阳平衡之原则产生，亦即《周易·系辞上》中所说的"八卦相荡，刚柔相摩"，其方法则本于《标幽赋》中"左有病而右畔取""头有病而脚上针"的疏导与平衡并用。据《周易》所载："左为阳，右为阴"，《黄帝内经》说："善用针者，从阴引阳，从阳引阴；以右治左，以左治右。"大家不妨做个试验：左侧某点疼痛，在对侧同点针刺，多能够立刻止痛，这就是平衡的应用，如在对侧另一肢端之相对穴位针刺（《内经》谓之巨刺），则效果更宏（详见曹成章先生之《针灸知新录》），这是疏导与平衡并用所致。

了解了原理，必须再了解其方法，既言易卦取穴，当然必须明白卦象的意义及体用。

所谓的"卦"即指八卦，又有先天八卦及后天八卦之分，先天八卦为

"体"，后天八卦为"用"，应用时则当然先天八卦为"体"主病，后天八卦为"用"主治疗。

先天八卦据说由伏羲氏发明，《周易》说："易有太极，是生两仪，两仪生四象，四象生八卦。"此即先天八卦之由来，见图21-1。再将此图按《易传·说卦传》所言"天地（乾坤）定位，山泽（艮兑）通气，雷风相薄（震巽），水火（坎离）不相射"展开，则如图21-2。

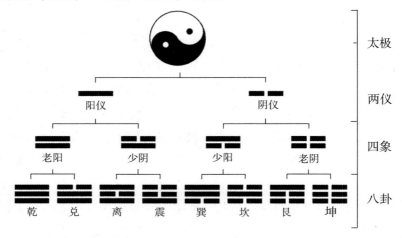

图21-1　太极生两仪、生四象、生八卦图

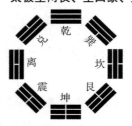

图21-2　先天八卦的方位图（乾上坤下）

先将脏腑与先天八卦对应，并配置于先天八卦中，由于乾为老阳，为阳之极，故统诸阳之主督脉。坤为老阴，为阴之极，故统诸阴之主任脉。其余脏腑根据其属性配于各卦之内。兑卦属金，肺大肠亦属金，故配置于兑卦；离卦为火，心及小肠亦属火，故配置于离卦；巽卦属木，主风，肝胆亦属木，故配置于巽卦；坎卦属水，肾与膀胱亦属水，故配置于坎卦；艮属土，脾胃亦属土，故配置于艮卦。多余之心包与三焦则配置于震卦中，盖震为龙雷之火，心包三焦相火。（图21-3）

☱兑（金） 肺、大肠	☰乾（金） 督	☴巽（木） 胆、肝
☲离（火） 心、小肠		☵坎（水） 膀胱、肾
☳震（木） 心包、三焦	☷坤（土） 任	☶艮（土） 胃、脾

图 21 - 3　先天八卦之宫位图

这样的左边之三卦，兑离震为阳仪，全主手之经络，右边之巽坎艮卦为阴仪，全主足之经络，而且如此则合于《易传·说卦传》之"天地定位，山泽通气，雷风相薄，水火不相射（实应系相射）"。乾☰、坤☷相对，称为"天地定位"，艮☶、兑☱相对，称为"山泽通气"，坎☵、离☲相对，称为"水火不相射"；震☳、巽☴相对，称为"雷风相薄"。各卦之间，因其互相对待，斯能化育万物，故曰："刚柔相摩，八卦相荡。"

除上所述外，还含有数之意义。乾之画三，坤之画六，一奇一偶，合之为九；巽之画四，震之画五，一偶一奇，合之为九；兑之画四，艮之画五，一偶一奇，合之为九；坎之画五，离之画四，一奇一偶，合之为九。先天八卦之排列，于两两对待中，更有奇偶之变化，相与而行焉。

后天八卦则系周文王所衍生，表示为流行者也。

后天八卦之卦位如下：上为离，下为坎，左上为巽，左为震，左下为艮，右上为坤，右为兑，右下为乾（见图 21 - 4）。因任督二脉不参与十二经之循环，将任督二脉除外，试将脏腑依其五行属性排列于后天卦中。水（坎）、火（离）各一卦，将属水之肾及膀胱定位在坎，将属火之心及小肠定位在离。金、木之卦各二，由于肝胆属木，所以定位在震巽，肺、大肠属金，所以定位在兑乾。但肝属阴木，胆属阳木，根据后天八卦之宫位数（即洛书之数，见图 21 - 5、图 21 - 6、图 21 - 7），而将阳木胆定位在 3 的震位，阴木肝定位

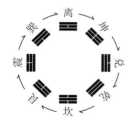

图 21 - 4　后天八卦流行图

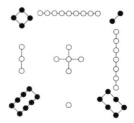

图 21 - 5　洛书

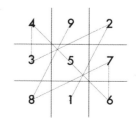

图 21 - 6　后天八卦之宫位数

在4的巽位，同理将阴金肺定位在阴数6的乾位，阳金大肠定位在阳数7位的兑，土虽然有两卦，但若将脾胃分置于艮坤两卦，则心包及三焦将无位置可安。根据九星流年学说，若逢5数则将阳寄于2，阴寄于8，其他金、水、木、火则无寄位之说。

（木中土） 巳辰 ☴巽（木） 肝	午 ☲离（火） 心、小肠	（火中土） 未申 ☷坤（土） 心包、三焦
卯 ☳震（木） 胆		酉 ☱兑（金） 大肠
☶艮（土） 胃、脾 寅丑 （水中土）	☵坎（水） 膀胱、肾 子	☰乾（金） 肺 戌亥 （金中土）

图 21 - 7　后天八卦之宫位图

前曾述及脾胃经在足、在下，属阴，因此寄于8，余下之2位则将心包及三焦寄于此，即坤位，坤为火中土，心包及三焦含相火，安于坤位，亦合乎其五行属性。

何以同是八卦，却有先天与后天之分？实则一明生物之源，一明物之生序，前者本也，后者用也，二者缺一，则万物之情无以明，明儒来知德曾说："二图分不得先后，譬如天之与地，对待也，二气交合生成万物者，流行也，天地岂有先后哉？男之与女，对待也，二气交感生成男女者，流行也，男女岂有先后哉？"是以不必过分拘执，应该共同参看，明其体用。

谈到八卦的应用，必须认识八卦的干支属性，易卦取穴便是以此为用进行治疗，首先我们必须了解爻辰的意义。

爻辰者，据郑玄之义，不论阴阳，类皆顺行。如，由子而及于寅，由寅而及于辰，由辰而及于午，由午而及于申，由申而及于戌，干之六阳，全部顺行，由未而及于酉，由酉而及于亥，由亥而及于丑，由丑而及于卯，由卯而及于巳。坤之六阴，亦为顺行。

京房爻辰则与此不同，分阴分阳，一顺一逆，乾阳虽按"子寅辰午申戌"之顺序，坤阴却循"未巳卯丑亥酉"而逆转，试以乾坤二卦为图例示（图21 - 8）。

　　　　乾　　　　　　　坤

　　戊——上九　　　　酉——上六
　　申——九五　　　　亥——六五
　　午——九四　　　　丑——六四
　　辰——九三　　　　卯——六三
　　寅——九二　　　　巳——六二
　　子——初九　　　　未——初六

图 21 - 8　乾坤二卦

　　两者相较，以京氏为是，盖阳顺阴逆，为易经基本法则，宇宙万物，皆立于对应关系之上，以成形构象，既云对应，当即有顺有逆，互相错综。

　　八卦之六爻纳辰，如图 21 - 9。

乾宫金	**艮宫土**	**坎宫水**	**震宫木**
（壬戌土）	（丙寅木）	（戊子水）	（庚戌土）
（壬申金）	（丙子水）	（戊戌土）	（庚申金）
（壬午火）	（丙戌土）	（戊申金）	（庚午火）
（甲辰土）	（丙申金）	（戊午火）	（庚辰土）
（甲寅木）	（丙午火）	（戊辰土）	（庚寅木）
（甲子水）	（丙辰土）	（戊寅木）	（庚子水）
老　男	少　男	中　男	长　男

坤宫土	**兑宫金**	**离宫火**	**巽宫木**
（癸酉金）	（丁未土）	（己巳火）	（辛卯木）
（癸亥水）	（丁酉金）	（己未土）	（辛巳火）
（癸丑土）	（丁亥水）	（己酉金）	（辛未土）
（乙卯木）	（丁丑土）	（己亥水）	（辛酉金）
（乙巳火）	（丁卯木）	（己丑土）	（辛亥水）
（乙未土）	（丁巳火）	（己卯木）	（辛丑木）
老　女	少　女	中　女	长　女

图 21 - 9　八卦之六爻纳辰图

　　再看"纳甲"。京氏纳甲之法，似乎是以六十甲子而来，见图 21 - 10。

乾	坤	艮	兑	坎	离	震	巽	乾	坤（旬空）
老男	老女	少男	少女	中男	中女	长男	长女		

1	甲子	乙丑	丙寅	丁卯	戊辰	己巳	庚午	辛未	壬申	癸酉	戌亥
2	甲戌	乙亥	丙子	丁丑	戊寅	己卯	庚辰	辛巳	壬午	癸未	申酉
3	甲申	乙酉	丙戌	丁亥	戊子	己丑	庚寅	辛卯	壬辰	癸巳	午未
4	甲午	乙未	丙申	丁酉	戊戌	己亥	庚子	辛丑	壬寅	癸卯	辰巳
5	甲辰	乙巳	丙午	丁未	戊申	己酉	庚戌	辛亥	壬子	癸丑	寅卯
6	甲寅	乙卯	丙辰	丁巳	戊午	己未	庚申	辛酉	壬戌	癸亥	子丑
	1	2	3	4	5	6	7	8	9	10	

图 21-10 京氏纳甲法

现在我们探索京氏思路，此图 6 行 10 列，八卦纳甲顺形，所剩 2 列，再分配给乾坤，变成乾纳甲壬、坤纳乙癸，有 2 个天干了。纳干解决了，再看纳支，京氏认为六十甲子的支，全是顺行，应该阳顺阴逆才对，于是他加以调整，仅保留艮卦纳支未动。较麻烦的是乾卦纳支，京氏最后定下用旬空填实之法解决，即甲子旬中戌亥空，甲戌旬中申酉空，甲申旬中午未空，甲午旬中辰巳空，甲辰旬中寅卯空，甲寅旬中子丑空，这样乾卦从一爻往上数，正好是子寅辰、午申戌。

乾坎艮震四卦，其画皆为单（奇）数，是四阳宫，其卦皆纳阳，坤兑离巽四卦，其画皆为双（偶）数，是四阴宫，其卦皆纳阴，而阳顺阴逆，阳支皆顺行，阴支皆逆行，是以"乾"之内卦纳甲，外卦纳壬，其支则"子寅辰午申戌"依次顺列，起端于子（有认为这种次序与震卦相同，似不合理，应改为午申戌子寅辰者）。

"坤"之内卦纳"乙"，外卦纳"癸"，其支则"未巳卯丑亥酉"依次逆排，起端于未。

乾生长男为"震"，长男代父纳"庚"，而六爻之支，与乾同为"子寅辰午申戌"。

中男为"坎"，禀乾之中爻而纳"戊"，起于前内卦中爻之寅，故初爻自寅顺数，为戊寅、戊辰、戊午、戊申、戊戌、戊子也。

少男为"艮"，禀乾之上爻而纳"丙"，起于乾内卦三爻之辰，故初爻自辰顺数，为丙辰、丙午、丙申、丙戌、丙子、丙寅也。

坤生长女为"巽"，长女代母起"未"，但与震袭乾不同，阴阳之分，犹男女之别，女以出为归，故自内出外，而于外卦第四爻起未而纳"辛"，即四为辛未，五为辛巳，上为辛卯，反至初为辛丑，二为辛亥，三为辛酉也。

中女为"离"，禀坤之中爻，而于外卦第五爻起未而纳"己"，及五为己未，上为己巳，反至初为己卯，二为己丑，三为己亥，四为己酉也。

少女为"兑"，禀坤之上爻，而于外卦第六爻起未而纳"丁"，即上为丁未，反至初为丁巳，二为丁卯，三为丁丑，四为丁亥，五为丁酉也。

从上列说明中，我们知道乾纳甲、壬，艮纳丙，坎纳戊，震纳庚，坤纳乙、癸，兑纳丁，离纳巳，巽纳辛，依据十二经络之干支配合，我们知道甲为胆，乙为肝，丙为小肠，丁为心，戊为胃，己为脾，庚为大肠，辛为肺，壬为膀胱，癸为肾，代入上式即为：**乾纳胆、膀胱；艮纳小肠；坎纳胃；震纳大肠；坤纳肝、肾；兑纳心；离纳脾；巽纳肺**。由此可见，阳腑纳于阳宫，阴脏纳于阴宫。颇为合理。

另外，依据心包归癸，三焦归壬的原则，将**心包纳于坤，将三焦纳于乾**，全部关系，表解如下（表21－1）。

表21－1 卦象纳甲脏腑配属表

卦称	脏腑	纳干	八卦
天	胆、膀胱、三焦	甲壬	乾
地	肝、肾、心包	乙癸	坤
山	小肠	丙	艮
泽	心	丁	兑
水	胃	戊	坎
火	脾	己	离
雷	大肠	庚	震
风	肺	辛	巽

将其置于手上，更有助于记忆及速算，即将"甲"放在小指第三节，"乙"放在无名指第三节，"丙"放在中指第三节，"丁"放在食指第三节，"戊"放在食指第二节，"己"放在食指第一节，"庚"放在中指第一节，"辛"放在无名指第一节，"壬"放在小指第一节，"癸"放在小指第二节。然后再将"乾"放在"甲"上，"坤"放在"乙"上，依次将艮、兑、坎、离、震、巽放在丙、丁、戊、己、庚、辛之上，剩下之"壬"再安"乾"卦，"癸"再安"坤"卦，就不难记忆，这中间有着一个老男（乾）、老女（坤）、少男

（艮）、少女（兑）、中男（坎）、中女（离）、长男（震）、长女（巽）的次序（图21-11），因此并不难记。

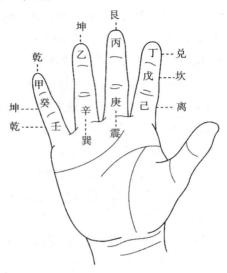

图21-11　卦象在掌上的定位

第二节　卦象配穴之方法

了解脏腑的后天配卦属性后，还要学会运用，常用的方法有两种，即配卦法及变卦法。

一、配卦法

配卦法运用时应以痛点（病体）为下卦，选取吉卦配为上卦，在卦配妥后，循上卦相当之经络取适当之穴位下针。在配穴时并应以脐为主，最好采取对侧同等距离之穴位下针。这种针法寓有太极全息对应的意味，因上下配针还有地天水火上下交济的作用。

例1：足内侧公孙点疼痛，公孙属脾经，为离卦，以离卦为下卦，可作为配卦之手部经络，以巽卦较佳，得风（巽）火（离）家人吉卦，巽卦为肺经之卦，于是在对侧同等距离之肺经鱼际穴下针，效果良好。

例2：神门部位疼痛，病属心经，卦属兑卦，选取上卦配为吉卦，以地泽临卦较吉，地（坤）卦为肝、肾之卦，于是在对侧距脐同等距离之太溪下针，立刻见效。

例3：足部踝骨解溪穴处疼痛，解溪属胃经坎卦，在坎宫中选吉卦解，解为震（雷）坎（水）配卦，震属大肠，于是在对侧大肠经距脐等距之阳溪穴下针，立即止痛。

例4：大肠经合谷穴部位疼痛，大肠经为雷卦，应选吉卦复卦施针，复卦上卦为坤（地）肝经，可取与脐等距对侧之太冲穴施治，可立刻收效。

关于配卦法之运用，可以参看表21－2、表21－3。

表21－2　六十四卦取穴体用表

挂宫 下卦 ＼ 卦宫 上卦		乾 天	兑 泽	离 火	震 雷	巽 风	坎 水	艮 山	坤 地	脏腑
病体	乾宫 天	乾为天	夬	大有	大壮	小畜	需	大畜	泰	胆、膀胱、三焦
	兑宫 泽	履	兑为泽	暌	归妹	中孚	节	损	临	心
	离宫 火	同人	革	离为火	丰	家人	既济	贲	明夷	脾
	震宫 雷	无妄	随	噬嗑	震为雷	益	屯	颐	复	大肠
	巽宫 风	垢	大过	鼎	恒	巽为风	井	蛊	升	肺
	坎宫 水	讼	困	未济	解	涣	坎为水	蒙	师	胃
	艮宫 山	遁	咸	旅	小过	渐	蹇	艮为山	谦	小肠
	坤宫 地	否	萃	晋	预	观	比	剥	坤为地	肝、肾、心包
治用		胆、膀胱、三焦	心	脾	大肠	肺	胃	小肠	肝、肾、心包	脏腑

表21－3　六十四卦取穴体用表（吉卦）

挂宫 下卦 ＼ 卦宫 上卦		乾 天	兑 泽	离 火	震 雷	巽 风	坎 水	艮 山	坤 地	脏腑
乾宫	天	干为天		火天大有	雷天大壮		水天需	山天大畜	地天泰	胆、膀胱、三焦
兑宫	泽	天泽履	兑为泽	火泽暌		风泽中孚	水泽节		地泽临	心

续表

卦宫 上卦 / 挂宫 下卦		乾 天☰	兑 泽☱	离 火☲	震 雷☳	巽 风☴	坎 水☵	艮 山☶	坤 地☷	脏腑
离宫 ☲火		天火同人	泽火革		雷火丰	风火家人	水火既济	山火贲		脾
震宫 ☳雷		天雷无妄	泽雷随	火雷噬嗑	震为雷	风雷益		山雷颐	地雷复	大肠
巽宫 ☴风				火风鼎	雷风恒		水风井		地风升	肺
坎宫 ☵水					雷水解	风水涣				胃
艮宫 ☶山			泽山咸	火山旅		风山渐			地山谦	小肠
坤宫 ☷地			泽地萃	火地晋	雷地豫		水地比		坤为地	肝、肾、心包
治用		胆膀胱三焦	心	脾	大肠	肺	胃	小肠	肝肾心包	脏腑

二、变卦法

卦象取穴之第二种方法为变卦法，此种方法是将五输穴之井荥输原经合代入六爻中（图 21 –12、表 21 –4、表 21 –5）。

```
          乾  卦        坤  卦
上爻 ——————— 合  ——— ———上爻
五爻 ——————— 经  ——— ———五爻
四爻 ——————— 原  ——— ———四爻
三爻 ——————— 输  ——— ———三爻
二爻 ——————— 荥  ——— ———二爻
初爻 ——————— 井  ——— ———初爻
```

图 21 –12　乾坤卦爻图

表 21 –4　卦宫阴经输穴表

经络及卦宫	五输穴	坤☷ 肝☷	兑☱ 心☱	离☲ 脾☲	巽☴ 肺☴	坤☷ 肾☷	兑☱ 心包☱
上爻	合	曲泉	少海	阴陵泉	尺泽	阴谷	曲泽
五爻	经	蠡沟	灵道	商丘	列缺	复溜	间使

续表

经络及卦宫	五输穴	坤☷肝☳	兑☱心☲	离☲脾☷	巽☴肺☱	坤☷肾☵	兑☱心包☴
四爻	原	太冲	神门	太白	太渊	太溪	大陵
三爻	输	太冲	神门	太白	太渊	太溪	大陵
二爻	荥	行间	少府	大都	鱼际	然谷	劳宫
初爻	井	大敦	少冲	隐白	少商	涌泉	中冲

表 21 – 5　卦宫阳经输穴表

经络及卦宫	五输穴	乾☰胆☳	艮☶小肠☲	坎☵胃☷	震☳大肠☱	乾☰膀胱☵	艮☶三焦☴
上爻	合	阳陵泉	小海	足三里	曲池	委中	天井
五爻	经	阳辅	阳谷	解溪	阳溪	昆仑	支沟
四爻	原	丘墟	腕谷	冲阳	合谷	京骨	阳池
三爻	输	临泣	后溪	陷谷	三间	束骨	中渚
二爻	荥	侠溪	前谷	内庭	二间	通谷	液门
初爻	井	窍阴	少泽	厉兑	商阳	至阴	关冲

其次按照季节五行属性，将疼痛经络之卦象变爻，使成五行属性与季节相合之吉卦，然后依照变爻与五输穴配合取穴针治。

例1：某人肋痛，于秋天前来应诊，肋痛属胆经，依照后天卦性，纳于乾宫，其六爻排列为☰☰，秋天属金，乾性亦属金，但乾之上下均为奇数（阳卦），必须变卦，使成一阴一阳之卦，于是将第六爻之阳爻变为阴爻，使上卦成兑卦（☱），兑卦亦属金，且与乾卦互成阴阳，一奇一偶，适为"刚柔相摩"之态，但因兑乾合卦为"夬"并非最吉之卦，于是再将第四、第五即上九、九五两爻变为阴爻，使上卦成坤☷，与下卦乾☰仍成刚柔相摩之态，两卦合成地天泰卦☷☰，是为吉卦，可以采用，由于泰卦系乾卦之四五六爻变化而成，所以在第四、第五、第六等三爻取穴，依照五输配属，应为原、经、合三穴，胆经之原经合适为丘墟、阳辅、阳陵泉。在这三穴施针，可以立刻收效。

本卦之上卦为坤，其性属土，下卦为乾，其性属金，有土金相生之态，并合于秋令金性，因此效果甚佳。

例2：如果肋痛系夏天到诊，夏天属火，胆经归乾宫，属性金，不合时令，必须将乾☰卦变为火或木卦，始合时令，火木组成之卦有丰卦（☲☳）及噬嗑（☲☳）二卦，两卦均为吉卦，可以施用，先就丰卦而言，丰卦（☲☳），系乾卦变动二、五、六爻而成，取穴应为荥、经、合，即侠溪、阳辅、阳陵泉。至于噬嗑卦（☲☳），就乾卦而言，为乾卦变动二、三、五爻而成，取穴应为荥、输、经，即侠溪、临泣、阳辅。

丰卦及噬嗑两卦，效果相差不多，唯据经验，似以噬嗑卦之侠溪、临泣、阳辅配穴较佳，因为此卦中有临泣穴，临泣穴为输穴，适合"夏刺输"的选穴规则。

第三节　卦象取穴之体会

上节所举一例，公孙疼痛，按配卦法则，取鱼际治疗特效，事实上与脾经（离卦）相配之吉卦，在上肢经络中，尚有雷火丰（大肠）、天火同人（三焦）等吉卦，何以独取手太阴肺经之鱼际特效？因为肺为手太阴，脾为足太阴，太阴通太阴，合乎通经原则。

第二例神门病属心经，按卦象地泽临，除肾经太溪外，肝经中封亦可配用，又按卦象胆经，膀胱经之天泽履等卦亦可配用，然据经验则唯太溪较效，盖肾为足少阴、心为手少阴，依旧不离通经配穴原则。

第三例，阳明通阳明，仍然不离通经配穴原则。

第四例，大肠经合谷穴疼痛，卦属震雷，可以配成天雷无妄，泽雷随，风雷益，山雷颐等吉卦，用以施治。依照下部经络，尚有胆、膀胱之对等穴位亦可治疗合谷疼痛，然据经验，唯独太冲疗效较佳，盖合谷属大肠，太冲属肝，依据脏腑别通之肝与大肠通，因此治疗尤其有效。

从上面几个例子中，我们不难发现，卦象取穴法虽然以卦象配合为原则，但大致不离"同名经相通"及"脏腑别通"之取穴法则，纵然有些例外治之有效，但其效果是绝不如六经相通及五脏别通来得好。但此亦证明了"同名经相通"及"脏腑别通"的实用。

依此而推，支沟治阳辅穴部位疼痛，陷谷治合谷穴痛、临泣治中渚、尺泽治委中疼痛……虽云都可用卦象表示，但无外乎五脏别通及同名经相通的发挥。也可以说是"对应"的应用及发挥。

至于第二种变卦取穴法，依据例一，胁痛在秋天诊治，宜取丘墟、阳辅、阳陵泉三穴，一经取三穴，如果多经得病则每经三穴，动辄十余针，有失精简，况且根据四时分刺原则，"秋刺合"，照理只需取阳陵泉即可收效，但因"夬"卦并不是很好的卦，于是再变四、五爻成地天泰卦，也就是再加取丘墟、阳辅穴，以求疗效，实则真正发挥功效的仍以阳陵泉最强，但为了配为吉卦，却必须加取丘墟、阳辅施治，虽然阳辅、丘墟也有一定疗效，但为了配卦而必须多取穴道，实则不甚必要。

例二肋痛夏天到诊，依据四时分刺之"夏刺输"，只须刺临泣一穴即可，由于变卦则有两组可取，每组却要三个穴道，两组中均有侠溪、阳辅，所差者在阳陵泉与临泣之别，阳陵泉为治肋痛之特效穴位，又有"合治腑病"之地位，不须算卦，即当选用无疑，如照正常治法，仅取阳陵泉配临泣，效果即可达于极致，立刻止痛，但由于配卦，这两个穴道不能配合使用，否则变为兑为泽（☱）卦，不合刚柔相摩之道，又如两卦四穴合用，成为震为雷（☳）卦，上下同画，仍然不合刚柔相摩之道，如此则不选用该特效穴，实在有失灵活，毋庸置疑，这都是卦象取穴应该注意的几个地方。

▌小 结

（1）卦象取穴，一般而言，效果尚佳，唯推算卦象，略需费时，必须精通原则，方能运用顺手。

（2）卦象取穴，变化虽然多端，总而归之，较常用者不外配卦法及变卦法。

（3）无论是否配卦法及变卦法，均应首先了解脏腑在后天八卦之配属，这是运用卦象取穴的基本要领，在此再加强调：胆、膀胱、三焦纳于乾宫，心纳于兑，脾纳于离，大肠纳于震，肝、肾、心包纳于坤，小肠纳于艮，胃纳于坎，肺纳于巽。

（4）首先了解脏腑之卦宫属性，其次以病体为下卦，选一上卦配为吉卦，就此上卦所属脏腑选取对侧距脐同等距离之穴位施针。施用此法必须将六十四重卦背熟，施用时以吉卦为准。

（5）变卦取穴法则就本经卦宫变爻形成吉卦，然后在变爻上所属穴位施针，六爻与五输穴之配合为初爻为井、二爻为荥、三爻为输、四爻为原、五爻为经、上爻为合。

（6）配卦取穴之形成大致与六经相通取穴及五脏别通取穴法相同，变卦取穴则与四时分刺法大致相仿。

（7）如能精通五脏别通取穴法及六经同名经相通取穴法，则其效果及应用必将胜于此种方法，又如能活用四时分刺法则亦将胜于变卦取穴法。

不过如能通晓卦象取穴法，在五脏别通取穴法及六经相通取穴法两者之一与易卦取穴法相合拍的原则下用针取穴，则效果必然更高，因此卦象取穴法仍然是有参考价值的。

卦象取穴法所表达的意义主要在上下交叉左右对应，不仅有着太极全息对应平衡的作用，而且有地天水火上下交济的意味，这才是最重要的。

第二十二章
五输穴刺血疗法

刺血又称刺络或放血，是中医的一种独特针刺治疗方法，在中国已有数千年的历史，应用极为广泛，且疗效显著。近 40 年来，笔者应用刺血疗法治疗疾病，数年痼疾往往霍然而愈，剧烈疼痛亦可止于顷刻，其效果常出乎意料。经临床验证，刺血疗法适用于任何疾病，疗效不逊于毫针刺法，有过之而无不及。

一般医师常将肘窝、膝腘、侧额、舌下、十二井、十宣、耳背等部位作为刺络用穴范围，当年余随董师景昌学习，不受古书所限，除上述部位外，其他如前臂、小腿、足踝、足背、肩峰等几乎无处不能放血，尤其是腰背部位，董师灵活运用刺血疗法治疗全身病变，所涉疾病范围包括内、外、妇、儿、伤科。

刺血之部位，虽分布全身，但在取穴上仍以井穴、荥穴、络穴及合穴为多，这里特别就属于五输穴之井穴、荥穴及合穴加以介绍。

余临床诊治患者数十万人次，以刺血治疗重病、顽疾甚多，愈觉刺血疗效之可贵。在介绍刺血之井穴、荥穴及合穴前，笔者先为大家简单介绍一下刺血疗法。

一、刺血疗法的起源与发展

在《黄帝内经》162 篇中，有 40 多篇谈及刺血，论述了刺血疗法的名称，刺血的依据、作用、针具、针法、取穴、主治范围、应用方式及禁忌、注意事项等，极为全面、详细。

刺血或称放血，或称点刺，或称刺络、络刺、刺营等。其名词最早出现于《黄帝内经》，《灵枢·官针》说："凡刺有九，以应九变……四曰络刺，络刺者，刺小络之血脉也。"《灵枢·经脉》说："故刺诸络脉者，必刺其结上，其血者虽无结，急取之，以泻其邪而出其血。"《灵枢·寿夭刚柔》说："刺营者出血。"其所以刺络者，是根据《灵枢·九针十二原》所说"菀陈则除之"及《素问·阴阳应象大论》所说"血实宜决之"而来。《难经·二十八难》也说:"其受邪气,蓄则肿热,砭射之也。"

远在石器时代,当祖先们的身体某一部位偶然被尖石或棘草刺伤出血,但其身体的另一处伤痛却意外减轻或消失,于是祖先们产生了一种思悟:刺破某些部位使之出血,能减轻或治愈病痛。继而出现了专门用以治疗的石制工具,即砭石。《素问·血气形志》说:"病生于肉,治之以砭石。"《灵枢·异法方宜论》曰:"东方之域……其病皆痈疡,其治宜砭石。"《灵枢·玉版》说:"故痈疽已成脓肿,惟砭石铍针之所取也。"都提到了砭石可用于治疗疾病。

随着生产力的发展,到了铁器时代,出现了金属制造的针。《黄帝内经》中所谓的"锋针"就是现代用于针刺放血治病的三棱针。《灵枢·九针十二原》说:"九针之名,各不同形……四曰锋针,长一寸六分……锋针者,刃三隅以发痼疾。"《灵枢·九针》也说:"四曰锋针,取法于絮针,筩其身,锋其末,长一寸六分,主痈热出血。"

自《黄帝内经》之后,历代不少医家开始应用刺血之术,均收到了惊人的效果。西晋皇甫谧在其著作《针灸甲乙经》中专门讲述了刺血络为主的治法。唐代侍医秦鸣鹤、张文仲通过针刺百会及脑户,使之出血,治愈了唐高宗李治的风眩目不能视症。宋代陈自明在《外科精要》中载有刺血治疗背疽显效的医案。

金元医家刘河间治疮疡、疼痛喜用针刺放血疗法。其弟子张子和应用针刺放血疗法祛邪治病,在当时最有成就。在其代表著作《儒门事亲》中记有针灸医案约 30 则,几乎皆为刺血治例。书中曾写道:"余尝病目疾……病目百余日,羞明隐涩,肿痛不已,忽眼科姜仲安云:宜……出血三处……来日愈大半,三日平复如故。余自叹曰:百日之苦,一朝而解,学医半世,尚阙此法,不学可否?"同时代李东垣也擅长针灸,在其代表著作《脾胃论》中记述有"三里,气街,以三棱针出血""于三里穴下三寸上廉穴出血"等刺血经验。其弟子罗天益亦善用刺血治病,并在其著作《卫生宝鉴》中收录了不少刺血治验。

明代杨继洲在《针灸大成》中论述了放血穴位及放血急救治疗"大风发眉坠落""小儿猢狲痨"及"中风急救"等,并记有放血实例。清代傅青主提出眉心出血治产后血晕;叶天士针刺委中出血治咽喉痛;郭志邃刺血治急症"痧症",并总结经验编成《痧胀玉衡》一书。

近数十年来，刺血针术又受到重视，其治疗范围更加广泛，涉及内、外、妇、儿、五官各科疾病，取得了很好的疗效，许多医师及研究人员对治疗经验做了总结，对治疗机制的研究也取得了一定的进展。

此外，针刺放血疗法在国际上也有一定的研究进展，涌现出不少文献记载及报道，限于篇幅，不再多述。

二、刺血疗法的理论依据及基本原则

刺血疗法之理论主要来自于《黄帝内经》，其根本要点就是"血实宜决之"及"菀陈则除之"。下面略做分析。

（一）血实宜决之

《素问·阴阳应象大论》说："血实宜决之。""决"即泄去血（见张景岳注解）。《素问·调经论》说："血有余则泻其盛经，出其血。"《灵枢·脉度》说："盛而血者疾诛之。"均是说血实脉盛的宜决之、诛之以出其血而治之。临床常见的高热神昏、疮痈肿毒，及体质壮实的农民劳工患病，多为血实之证，可用此法治疗。

（二）菀陈则除之

《灵枢·九针十二原》说："菀陈则除之，邪盛则虚之。"《灵枢·小针解》说："菀陈则除之，去血脉也。""菀陈"指络脉中瘀积之血，"去血脉"指刺血以除血脉郁结之久病。《素问·调经论》说："孙络外溢，则经有留血。"《灵枢·邪气脏腑病形》说："有所堕坠，恶血内留。"所谓"留血""恶血"都是"菀陈"，即经络瘀血，宜用刺血治疗，现代常见的一些慢性病或疼痛，甚至某些急性扭伤都有恶血、瘀血，用刺血治疗效果甚好。

可见，刺血理论来源于"病在血络"，其原则如下。

1. 据血络而刺之

《素问·调经论》说："刺留血奈何？岐伯曰：视其血络，刺出其血，无令恶血得入于经，以成其疾。"又说："病在脉，调之血，病在血，调之络。"《素问·三部九候论》说："孙络病者，治其孙络出血。"血络包括络脉、别络、孙络及浮络，《灵枢·脉度》说："经脉为理，支而横者为络，络之别者为孙。"《灵枢·经脉》说："诸脉之浮而常见者，皆络脉也。"别络、浮络及孙络从大到小，分布全身。病在血络可从其形状及颜色观察。《灵枢·血络论》说："血脉者，盛坚横以赤，上下无常处，小者如针，大者如筋，则而泻之万全也。"《灵枢·经脉》说："刺诸络脉者，必刺其结上，甚血者，虽无结，急取之，以泻其邪而出其血。"临床常见患者有些血管形如小红虫状或红丝条状，也有的成细小的红点，漫散全身各处，也有些形状特别明显，颜色特别紫蓝，常呈怒张状态，俗称"青筋"，此种情况多见于委中、尺泽、太阳等穴处。

此外，也可从络脉瘀血之后的色泽变化诊断病变，《灵枢·经脉》说："凡诊络脉，脉色青则寒且痛，赤则有热。胃中寒，手鱼之络多清矣；胃中有热，鱼际络赤；其暴黑者，留久痹也；其有赤，有黑，有青者，寒热气也；其青短者，少气也。"指出通过望血络，可以诊断疾病之寒热及病变脏腑。

2. 根据形体肥瘦，即根据体质而刺血

《灵枢·终始》说："凡刺之法，必察其形气。"《素问·刺疟论》说："疟脉满大急，刺背俞，用中针傍五胠俞各一，适肥瘦出其血。"张景岳注解说："适肥瘦出其血者，谓瘦者浅之，少出血；肥者深之，多出血也。"《素问·三部九候论》说："必先度其形之肥瘦，以调其气之虚实，实则泻之，虚则补之，必先去其血脉，而后调之。"这些都在强调临床刺血应根据患者的体质状态，来决定出血量多少及针刺深浅。

3. 顺应季节、时辰

古人重视人与天地相应，因此刺血治病亦因时令不同而异。《素问·诊要经终论》说："春夏秋冬各有所刺。"又说："春刺散俞，见血而止。"《素问·刺腰痛论》强调刺太阳"春无见血"，刺少阳"夏无见血"，刺阳明"秋无见血"，这是根据五行之四时衰旺而定的。足太阳冬旺春衰，故春无见血；足少阳春旺夏衰，故夏无见血；足阳明长夏旺而秋衰，故秋无见血。临床刺血在一天中也有同样状况，上午巳午时阳气在上，最宜刺太阳穴出血，下午阳气在下，尤其三至五时为膀胱经气旺之时，在委中刺血最宜。

4. 审气血多少

刺血必须根据十二经气血多少，决定能否刺血及出血量的多少。《灵枢·官能》说："用针之理，必知形气之所在，左右上下，阴阳表里，血气多少。"据《黄帝内经太素》考证，"阳明、太阴多气多血""太阳、少阴多血少气""少阳、厥阴多气少血"，因此阳明、太阴、太阳、少阴皆宜出血，少阳、厥阴不宜出血。《针灸大成·卷九·眼目》也说："故出血者，宜太阳、阳明，盖此二经，血多故也，少阳一经，不宜出血，血少故也。"目前治疗目赤肿痛可在攒竹、太阳等穴处刺血，亦与气血多少理论相符。临床上因阳明经多气多血，气血实证皆多，最宜刺血，太阳多血少气，亦宜刺血。商阳、丰隆、攒竹、委中都是刺血常用的穴位，甚至足三里、解溪、三间都可用刺血疗法治疗多种疾病。

三、刺血疗法的取穴特点及方式

刺血疗法之取穴部位及方式与一般毫针针刺法有相似之处，但亦有其特点，其取穴规律大致如下。

（一）据经络取穴

据经络取穴有本经取穴及异经取穴之分。

1. 本经取穴

本经取穴又称循经取穴，即病在何经就取何经穴位刺血。有在局部及邻近取穴者，也有在远处取穴者。《灵枢·热病》说："风痉身反折，先取足太阳及腘中血络出血。"《素问·刺腰痛论》说："足太阳之脉令人腰痛，引项脊尻背如重状，刺其郄中太阳正经出血。"上述之病皆与太阳膀胱经有关，所以皆以该经合穴委中刺血甚效。临床常以委中刺血治疗后头痛、颈项痛、腰背痛、痔疮、尾闾痛、后腿痛等膀胱经病变。用阳辅穴刺血治疗偏头痛、胁肋痛、髋关节痛等少阳经之病痛皆甚效。循经取穴以远处为佳，《标幽赋》说"泻络远针，头有病而脚上针"，实为经验之言。治疗痛证也可根据病变部位所属经络，选取该经络之井穴，如有两条以上经络通过，则同时取通过之所有经络之井穴，例如手小指不利，前臂及后臂之外侧后缘（手太阳经）疼痛，可取手太阳、少阳经井穴少泽、关冲点刺放血。又如坐骨神经痛，臀部、大腿后侧及小腿外侧疼痛，牵涉足太阳、足少阳二经，可在此二经之井穴至阴、足窍阴同时点刺出血。

2. 异经取穴

异经取穴主要以表里经为主，《素问·刺热论》说："肺热病者……刺手太阴、阳明出血如豆大，立已。"《灵枢·五邪》说："邪在肾……腹胀腰痛，大便难……取之涌泉、昆仑，视有血者尽取之。"前者病在肺，取肺及表里经大肠经刺血有效；后者病在肾，取肾及表里经膀胱经刺血有效。有时以列缺刺血治阳明头痛，也是表里经取穴法的应用。

（二）辨证取穴

通过经络、藏象、四诊八纲，知悉病属何脏腑，就取该脏腑之经络的井穴，例如患者头常晕痛，颈项强硬，性情急躁，血压偏高，舌赤，脉弦，诊为肝阳上亢之证，病属肝，当取肝经井穴大敦点刺出血以泻肝风，并可取子经心经井穴少冲点刺出血以泻火，共奏平肝息风之效。

（三）据穴性取穴

据穴性取穴多以特定穴为主，五输穴应用甚多。

1. 井穴

井穴最适用于急症及热证，《灵枢·顺气一日分为四时》说："病在脏者，取之井。"病在脏则常有神志病变，井穴尤适于急救开窍醒神，《伤寒论》说："凡厥者，阴阳气不相顺接便为厥。"井穴为十二经的起止点，刺之能接阴阳，因此治厥逆甚效。

2. 荥、输穴

《灵枢·邪气脏腑病形》说："荥输主外经。"外邪侵袭，痹阻经脉，或跌打损伤，瘀血壅滞之证皆可刺荥输穴放血。

3. 经穴

十二个经穴，有七个在络穴之前，五个在络穴之后，基本上都很贴近络穴，因此经穴的作用与络穴亦有相近之处。络穴适合刺血，经穴亦适合刺血，"病变于音者取之经""经主喘咳寒热"经穴除治疗声音、喘咳寒热之病变外，也善治本经远处瘀血之证。

4. 合穴

《灵枢·顺气一日分为四时》说："经满而血者，病在胃，及饮食不节（得病）者，取之于合。"《灵枢·四时气》说："病在腑取之合。"

5. 奇穴

有些奇穴刺血常用治急症，如金津、玉液刺血治疗舌肿大；十宣用于急救或用治乳蛾等。董师应用奇穴刺血尤多，效果亦极突出，既能治急症，又能治慢性久病。例如背部之精枝（二椎、三椎各旁开 6 寸）刺血治小腿痛甚效；金林（四椎、五椎、六椎旁开 6 寸）刺血可治疗大腿痛、坐骨神经痛。

6. 其他非经穴处

多在血脉瘀阻处，通常有血管突出或血丝浮现等反应，刺血即能见效。刺血时再附以火罐拔之，效果愈佳。

四、三棱针之操作及刺法

针刺前除对穴位进行消毒外，针具亦需用高压蒸汽消毒，但目前皆使用

"即用即丢针""一次性使用针"，针具经过消毒后真空包装，拆封即可使用。

进针（即刺针）时，用右手拇指、食指和中指持针［初学者可中指在前抵住针头（针尖）稍后，控制进针的深度］，一般多略为与皮肤垂直进针，针体与血管呈一定角度，如此则血液较易流出，亦不致刺透血管壁而发生血肿。

刺血疗法，古代称为"络刺"，在《黄帝内经》中还有赞刺、豹文刺等刺法。如《灵枢·官针》曰："络刺者，刺小络之血脉也""赞刺者，直入直出，数发针而浅之出血，是谓治痈肿也""豹文刺者，左右前后针之，中脉为故，以取经络之血者。"这里说的络刺即是用三棱针刺络脉（皮下浅部的小静脉）以泻其瘀血的一种方法。赞刺是在患处快而浅地刺几针，进针和出针的动作都较快，是消散痈肿的一种针法。豹文刺是一种多针出血法，在患处左右前后部位多处刺入血络，消散经络中的瘀血，目前治疗丹毒类的疾病，就用这种刺法。

现代对于刺血的方法，一般可分为下列几种。

1. 点刺法

点刺属于快速刺法，可采用稍粗些的针，虽进针浅，但进气量够（针孔略大），很易出血，适用于四肢，进针时对准血管快速直刺。背部血管不易显露，也可用此法（有时出针即见血，但有时则需略加挤捏或拔罐辅助出血）。

2. 钻刺法

钻刺属慢速刺法，进针角度倾斜，似毫针之斜刺或横刺，以 15°～30° 的角度进针，缓缓地刺入浅静脉中，适用于四肢、头面。因目前用针较细，必须刺入一定深度，出针后始易出血。此法最适于太阳穴出血，由于血管后为额骨，沿着血管钻刺，不会伤到骨头。

3. 散刺法

散刺，亦称围刺，即用三棱针在散在的多点刺激皮肤，以轻微见血为度，也可用梅花针代替，常用于治疗皮肤病、丹毒、疔疮、皮肤麻木、脱发、神经性皮炎等。

4. 挑刺法

挑刺是在施术部位或反应点处，用三棱针挑破浅层皮肤，然后再向深层挑断组织纤维。多用于治疗痔疮、眼疾、羊毛痧等。

上述几种刺法，前两者（点刺、钻刺法）主要针对外浮较大之青筋（静脉）刺血，是目前三棱针最常用的刺法。

体会：针刺指端井穴时，首先医师以左手大拇指及食指挟紧欲点刺之井穴手指（图 22-1），这样不仅可将疼痛至最低点，而且也容易出血。然后医师右手持三棱针尖部，对准井穴，迅速而轻轻地刺破皮肤，血即自然流出，待医师松开左手，即停止出血。不论在背后还是在其他各处刺血，在点刺之前，均宜在将刺部位先行按压一下，然后施针，这样疼痛较轻，又易出血。

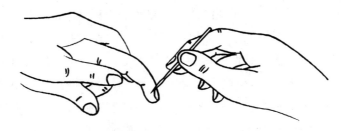

图 22-1　点刺中冲穴图

五、刺血常用五输穴部位及适应证

刺血可应用部位甚多，这里仅就五输穴及其主治特别予以介绍。

（一）井穴

《针灸大成》载有："凡初中风跌倒，卒暴昏沉，痰涎壅滞，不省人事，牙关紧闭，药水不下，急以三棱针刺手十指十二井穴，当去恶血；又治一切暴死恶候，不省人事及绞肠痧，乃起死回生妙诀。"临床曾以井穴刺血救醒多例中风昏迷濒死患者，确有起死回生之殊效。十二井穴善治卒中、急性炎症等，并有退热之效。

井穴放血能够治疗的疾病种类多，效果好，其作用大致可归结为下列几点。

1. 急救作用

针刺放血可振奋神经，抑制抽搐，恢复神志，有助于急救。

2. 祛瘀止痛

针刺放血能使瘀血随之而出，使邪不郁经络，而致通则不痛。

3. 消肿消炎

针刺放血能改变毛细血管通透性及增强吞噬细胞的功能活动，促使炎症吸收及局限化，有利于消炎及促进损伤组织的修复。

4. 调节神经血管功能

实热证多有血管舒缩功能失常，造成肢端血管持续性扩张、皮肤发红、温度增高、灼痛等症，肢端血管持续性收缩，局部血液循环不良，则产生皮肤苍白、局部温度降低、麻木疼痛等症状。通过针刺井穴放血，能调节血管神经功能。

井穴治疗病种甚多，尤善治急性疼痛及炎症（表22-1）。

表22-1　井穴治病应用例示表

病名	井穴（刺血）	配穴（针刺）
昏迷	十指井穴	人中、百会、涌泉
前头痛	商阳、厉兑	内庭或公孙
偏头痛	商阳、厉兑	陷谷或足临泣
后头痛	关冲、窍阴	束骨
头晕	至阴、大敦	曲池或太冲
鼻衄	少商、商阳	太冲
牙痛	商阳、厉兑	内庭或二间
腮腺炎	关冲	翳风、颊车
扁桃体炎	少商、商阳	颊车
咽喉炎	少商、商阳	液门、鱼际
扭伤（侧面）	关冲、商阳	列缺、外关
扭伤（后面）	至阴、少泽	后溪、束骨
落枕	至阴、少泽	后溪、束骨
胸胁痛	厉兑、足窍阴	支沟
乳房痛	厉兑、大敦	梁丘
乳腺炎	厉兑、大敦	梁丘
扭伤（或疼痛）	至阴	后溪、人中
坐骨神经痛（侧部）	窍阴	外关、支沟
坐骨神经痛（后部）	至阴	后溪、腕骨
肩前疼痛	少商、商阳	肩中或肾关
肩后疼痛	少泽、关冲	
肩峰疼痛	商阳	
腕扭伤或功能障碍	病变经络井穴	侧三里
指扭伤或功能障碍	病变经络井穴	五虎一
膝内侧疼痛	大敦、隐白	内关或肩中
膝外侧疼痛	厉兑、窍阴	内关或肩中
踝内侧疼痛	大敦、隐白	小节
踝外侧疼痛	厉兑、窍阴	

（二）荥、输穴

《素问·缪刺论》说："邪客于足少阴之络，令人卒心痛，暴胀，胸胁支满，无积者，刺然谷之前出血，如食顷而已。"这里的然谷即荥穴，然谷一带刺血亦能治脑震荡。另外，如鱼际（肺荥）刺血治肺炎、气喘、腱鞘炎、类风湿关节炎等疗效亦佳，也都是荥穴刺血的治例。三间（大肠经输穴）刺血治感冒发热、肺炎等有效；后溪至腕骨一带刺血治风疹块、气喘甚佳。

（三）经穴

外踝部包括丘墟、昆仑一带，主治踝关节炎、腰痛、坐骨神经痛；内踝部包括中封、照海穴一带，主治中耳炎、疝气、不孕症。足背阳明部位解溪穴附近，主治胃溃疡、十二指肠溃疡、丹毒、末梢神经炎、血栓闭塞脉管炎、象皮腿；少阳部位相当于临泣、侠溪、地五会等穴位附近，主治牙痛，少阳经附近之偏头痛、坐骨神经痛。

（四）合穴

《黄帝内经》中有多篇论及合穴刺血的实例，取穴包括委中、委阳、足三里及阳陵泉，甚至有在曲泉（肝之合穴）刺血者（见《灵枢·癫狂》）。后世许多医书中也有不少合穴刺血治病的记录。古人用合穴放血治病颇为广泛，尤其是治疗霍乱吐泻、心痛暴厥、疟病等急性肠胃病变及胆经病变，多取尺泽、曲泽、委中等合穴刺血。"经满而血者"之实证血证病甚多，委中、尺泽、曲泽、足三里等合穴亦是刺血常用穴位。

此就肘窝部、膝腘部、小腿部合穴之刺血主治略做介绍。

1. 肘窝部

肘窝部自古即为常用刺血之部位，相当于尺泽、曲泽穴处，视鼓起之青筋放血。主治呼吸系统疾病及心脏病（心绞痛用之特效）、霍乱、中暑、上肢风湿神经痛、五十肩、半身不遂。

2. 膝腘部

膝腘相当于委中穴处，刺血效果佳而最为常用（古称血郄，最适于刺血）。主治肠炎、痔疮、腰痛、项强、下肢风湿神经痛、坐骨神经痛、腰椎骨刺、颈椎病、高血压、类中风、半身不遂、脑炎后遗症、小儿麻痹后遗症、血栓闭塞性脉管炎、风疹、伤暑、痔疮、背痛、静脉瘤、疔疮、癃闭等。

4. 小腿部

（1）阳明部位：相当于足三里、条口附近（即董师之四花中穴），视青筋放血。主治胃炎、肠胃炎、久年胃病、胸痛胸闷、慢性气管炎、丹毒、多发性神经根炎。

（2）少阳部位：相当于阳陵泉至阳辅附近（即董师之四花外穴），视青筋放血。主治急性肠胃炎、胸膜痛、心脏疾病、胸部发胀、慢性支气管炎、哮喘、坐骨神经痛、肩臂痛、偏头痛、高血压等。

（3）太阴部位：相当于阴陵泉附近。主治内痔、外痔、痛经、不孕、尿路感染、急性淋巴管炎。

六、病案举例及体会

（一）病案举例

案例1：汪某某，36岁，公务员，左侧坐骨神经痛，不能行走。疼痛部位属胆经，视其左腿丰隆至阳陵泉一带有青筋鼓起，刺之出血，1次痊愈，行走如常。

案例2：涂某某，40岁，军人，腰部扭伤2天，疼痛异常，不得翻身，视患者委中部位青筋暴起，以三棱针刺之，血流少许，旋即痛减能起床翻身，再以毫针针刺束骨穴，1次痊愈。

案例3：李某某，40岁，感冒咽痛2天，当即于其少商、商阳点刺出血，即时喉痛立刻减轻，之后未再来诊，电话告知已痊愈，并介绍头痛病友多位前来治疗。

案例4：韩某某，35岁，气喘3年，逢冬易发，来诊时正逢发作，在其背部肺俞、膏肓、大椎及肺经合穴尺泽点刺并针水金、鱼际，刺后立刻感到轻松，每周1次，仅如此治疗3次，竟3年未发。

（二）体会

（1）刺络俗名放血，但现在一般人多称之"点刺"。

（2）依据笔者多年经验，久年风湿疼痛，虽经毫针治疗有效，但常有复发者，唯经施以刺络辅助，则未见复发者。

（3）刺络之治病原理，据《黄帝内经》谓："久菀则除之。"即指久年老病必须放血去除，笔者以为，病久则邪气盛，血脉不得通，乃菀陈于该处，平常血行尚能通过，则不觉痛楚，天阴作雨，气压改变，脉道愈狭，气血通过困难，虽经毫针通气，唯病久邪深，血不得行，则针去病仍存，纵然得以治愈，时间拖累甚多，并有复发可能，因此放血实为必要，血去则痛止，此亦即古人所言："治风宜治血，血行风自灭。"

（4）据笔者经验，以毫针针刺，采用巨刺疗效较佳，但放血则以同侧效果为佳。

（5）据笔者经验，放血仍以远处施针作用较大，此甚合"泻络远针，头有病而脚上针"的古义，同理，"下有病而上面针"，所以治疗下肢病痛，我们常在背部施针。

（6）放血手法可参看拙著《针灸经纬·三棱针之运用》。

（7）井穴放血治疗外伤、外感引起之各种急慢性疾病（偏于实证）效果良好，对于内伤虚证、体质虚弱患者、孕妇以及容易出血的患者，均宜慎用或禁用。

第二十三章
五输穴古代经验疗法

　　历代对五输穴之应用都有很好的发挥，这里根据古代最常用的歌赋，如《百症赋》《席弘赋》《肘后歌》《灵光赋》《通玄指要赋》《卧岩凌先生得效应穴针法赋》《长桑君天星秘诀歌》（简称《天星秘诀》）《玉龙歌》《玉龙赋》《胜玉歌》《杂病穴法歌》《医宗金鉴》《新铸铜人腧穴针灸图经》（简称《铜人》）等记载，摘录于本节并略做简析，以明古人对五输穴之应用，然后据以用于临床。

第一节　手太阴肺经（属金）

少商
（井木穴）

【古诀应用】

《百症赋》：少商、曲泽，血虚口渴同施。

《天星秘诀》：指痛挛急少商好。

《肘后歌》：刚柔二痉最乖张，口噤眼合面红妆，热血流入心肺府，须要金针刺少商。

《胜玉歌》：颔肿喉闭少商前。

《杂病穴法歌》：小儿惊风刺少商，人中涌泉泻莫深。

《玉龙歌》：乳蛾之症少人医，必用金针疾始除，如若少商出血后，即时安稳免灾危。

《医宗金鉴》：少商惟针双蛾痹，血出喉开功最奇。

【简析】少商穴为井穴，属肺金之木穴。据上述歌诀，少商治疗范围以五官为多，如颔肿、喉闭、口噤、口渴、目合、喉痹等，**治喉痛刺血甚效**，还能治指痛挛急。"病在脏者取之井"，井穴还能治精神疾病，配人中、涌泉可治小儿惊风。

鱼际

（荥火穴）

【古诀应用】

《席弘赋》：转筋目眩针鱼际，承山昆仑立便消。

《百症赋》：喉痛兮，液门鱼际去疗。

《医宗金鉴》：鱼际主灸牙齿痛，在左灸左右同然，更刺伤寒汗不出，兼治疟疾方欲寒。

【简析】 鱼际为荥穴，属金之火穴，用治牙齿痛、疟疾初起及伤寒汗不出，亦可治转筋目眩（配承山、昆仑）。此外，配液门治喉痛甚效。**此穴即时定喘效果甚好。**

太渊

（八会穴之脉会，输土穴，亦为肺之原穴）

【古诀应用】

《席弘赋》：气刺两乳求太渊，未应之时泻列缺。（又）列缺头痛及偏正，重泻太渊无不应。（又）五般肘痛寻尺泽，太渊针后却收功。

《玉龙歌》：寒痰咳嗽更兼风，列缺二穴最堪攻，此时太渊一穴泻，多加艾火即收功。

《医宗金鉴》：太渊主刺牙齿痛，腕肘无力或疼痛，兼刺咳嗽风痰疾，偏正头痛无不应。

《玉龙赋》：咳嗽风痰，太渊、列缺宜刺。

《杂病穴法歌》：偏正头疼左右针，列缺太渊不用补。太渊列缺穴相连，能祛气痛刺两乳。

《卧岩凌先生得效应穴针法赋》：咳嗽寒痰，列缺堪治，应在太渊。

《灵光赋》：气刺两乳求太渊。

《十二经脉证治主客原络歌》：太阴多气而少血，心胸气胀掌发热，喘咳缺盆痛莫禁，咽肿喉干身汗越，肩内前廉两乳痛，痰结膈中气如缺，所生病者何穴求，太渊偏历与君说。

【简析】 太渊为输穴（及原穴），属肺（金）之土穴，可土金两治，能补脾肺，理气。**最常用治咳嗽风痰、偏正头痛、两乳气痛，**此三类病配列缺尤佳。配尺泽可治肘痛，此外，本穴还可治牙齿痛、腕肘无力或疼痛。

经渠
（经金穴）

【古诀应用】

《百症赋》：热病汗不出，大都更接于经渠。

《医宗金鉴》：经渠主刺疟寒热，胸背拘急胀满坚，喉痹咳逆气数欠，呕吐心疼亦可痊。

【简析】 经渠为经穴，属金之金穴，主治：①肺气之病，如咳逆上气、数欠。②寒热之病，如疟。③局部之病，如胸背拘急、膜胀。④呕吐、心痛。

尺泽
（合水穴、金之水穴）

【古诀应用】

《备急千金要方》：治邪病四肢重痛诸杂候，尺泽主之。

《席弘赋》：五般肘痛寻尺泽。

《杂病穴法歌》：吐血尺泽功无比。

《玉龙歌》：筋急不开手难伸，尺泽从来要认真。（又）两肘拘挛筋骨连，艰难动作欠安然，只将曲池针泻动，尺泽见行是圣传。

《灵光赋》：吐血定喘，须补此穴。

《胜玉歌》：尺泽能医筋拘挛。

《医宗金鉴》：尺泽主刺肺诸疾，绞肠痧痛锁喉风，伤寒热病汗不解，兼利小儿急慢风。

《玉龙赋》：尺泽理筋急之不用。肘挛疼兮，尺泽合于曲池。

《肘后歌》：鹤膝肿劳难移步，尺泽能舒筋骨疼，更有一穴曲池妙，根寻源流可调停，其患若要便安愈，加以风府可用针。更有手臂拘挛急，尺泽刺探去不仁。

《通玄指要赋》：尺泽去肘疼筋紧。

《卧岩凌先生得效应穴针法赋》：尺泽去肘痛筋急，应在合谷。

【简析】 尺泽为合穴，属金之水穴，能泻金，使金不克木，**善治筋挛**如肘挛、肘痛、手臂拘挛、肘臂筋急，以上各病配曲池疗效尤佳。其次可配太渊或合谷，配曲池、风府可治鹤膝肿劳。**肺病**，如吐血咳喘、咳唾脓血、喉痹、肺积息贲、伤寒汗不出。此外，尺泽亦可治绞肠痧痛、小儿急慢惊风等。笔者用治五十肩、手肘拘挛及半身不遂等筋挛病症甚效。

第二节　手阳明大肠经（属金）

商阳
（井金穴）

【古诀应用】

《百症赋》：寒疟兮，商阳太溪验。

《医宗金鉴》：商阳主刺卒中风，暴昏沉痰塞壅。

【简析】 商阳为井穴，属金之金穴。井穴能治疗神志病，故商阳治卒中风、暴昏沉、痰塞壅，配太溪治寒疟。商阳**刺血治喉痛速效**。

二间
（荥水穴）

【古诀应用】

《医宗金鉴》：三里三间并二间，主治牙疼食物难，兼治偏风眼目疾，针灸三穴莫教偏。

《行针指要歌》：或针结，针着大肠二间穴。

《通玄指要赋》：目昏不见，二间宜取。

《杂病穴法歌》：两井两商二三间，手上诸风得其所。

《卧岩凌先生得效应穴针法赋》：目昏不见，二间宜取。牙齿痛吕细堪治，应在二间。

【简析】 二间为荥穴，属金经水穴，能泻大肠火，**常用于治疗牙痛**。根据五输穴空间对应，**荥穴对应于五官面目鼻喉**，因此本穴亦**善治目昏、咽痹**。此外，本穴还可治寒栗、手上诸风。

三间
（输木穴）

【古诀应用】

《席弘赋》：更有三间肾俞妙，善治肩背浮风劳。

《百症赋》：目中漠漠，即寻攒竹三间。

【简析】 三间穴为输穴，属大肠金经木穴。输穴也对应于五官，亦善治牙齿疼痛，目昏眼疾及肩背风劳（配肾俞）、手上诸风、食物艰难。三间穴在第二掌骨之全息对应中对应于头，本穴五行属木应风，尤善治头面之风病（如三叉神经痛、颜面神经震颤）。

合谷

（一名虎口，原穴，亦为四总穴之一）

【古诀应用】

《医宗金鉴》：合谷主治破伤风，痹痛筋急针止疼，兼治头上诸般病，水肿产难小儿惊。

《四总穴歌》：面口合谷收。

《天星十二穴》：合谷在虎口，两指歧骨间，头痛兼面肿，疟疾热还寒，体热身天星十二穴汗出，目昏视茫茫，齿龋鼻衄血，口噤不开言，针入五分深，能令病自安。

《肘后歌》：口噤合眼药不下，合谷一针效甚奇。（又）伤寒不汗合谷泻。

《胜玉歌》：两手酸疼难执物，曲池合谷共肩髃。

《杂病穴法歌》：头面耳目口鼻病，曲池合谷为之主。（又）赤眼迎香出血奇，临泣太冲合谷侣。（又）耳聋临泣与金门，合谷针后听人语。（又）鼻寒鼻痔及鼻渊，合谷太冲随手取。（又）舌上生苔合谷当。（又）牙风面肿颊车神，合谷临泣泻不数。（又）手指连肩相引疼，合谷太冲能救苦。（又）痢疾合谷三里宜。（又）妇女通经泻合谷。

《兰江赋》：伤寒无汗泻合谷，补复溜，若汗多不止，补合谷，泻复溜。

《席弘赋》：手连肩脊痛难忍，合谷太冲随手取。（又）曲池两手不如意，合谷下针宜仔细。（又）睛明治眼未效时，合谷光明安可缺。（又）冷嗽先宜补合谷，又须针泻三阴交。

《百症赋》：天府合谷，鼻中衄血宜追。

《天星秘诀》：寒疟面肿及肠鸣，先取合谷后内庭。

《医宗金鉴》：合谷主治破伤风，痹痛筋急针止疼，兼治头上诸般病，水肿产难小儿惊。

《十二经脉证治主客原络歌》：阳明大肠挟鼻孔，面痛齿疼腮颊肿，生疾目黄口亦干，鼻流清涕及血涌，喉痹肩前痛莫当，大指次指为一统，合谷列缺取为奇，二穴针之居病总。

《玉龙歌》：头面纵有诸般症，一针合谷效通神。无汗伤寒泻复溜，汗多宜将合谷收。偏正头风有两般，有无痰饮细推观，若然痰饮风池刺，倘无痰饮合谷安。

《卧岩凌先生得效应穴针法赋》：头晕目眩要觅于风池，应在合谷。眼痛则合谷以推之，应在睛明。文伯泻死胎于阴交，应在合谷。

【简析】合谷为原穴，属金经之木穴（亦含火性），根据上述所记，治疗下述诸病。

（1）**伤寒外感**：伤寒有汗（补法），伤寒当汗不汗（双向调节），百合伤寒，冷嗽（配三阴交）。

（2）**五官病**：面肿（配内庭尤佳），鼻塞、鼻痔、鼻渊（配太冲），鼻衄，口噤，舌上生苔，牙风面肿（配颊车、足临泣），眼痛，眼疾（配睛明、光明），眼合、赤眼［配迎香（出血）、临泣、太冲］，龋齿，眼痛（配睛明），额面诸症，额面耳目口鼻病（配曲池），耳聋（配足临泣、金门）。

（3）**手臂病**：两手酸痛难持物；手连肩脊痛（配太冲），风痹筋骨疼痛，手指连肩痛（配太冲），肘痛筋急（配尺泽），诸般疼痛。

（4）**头痛头晕**：头晕目眩（配风池），偏正头风（无痰饮），头痛。

（5）**肠胃**：肠鸣（配内庭），痢疾（配足三里、中脘）。

（6）**疟病**：疟病热还寒，寒疟（配内庭）。

（7）**妇科**：闭经，难产，泻死胎（配阴交）。

（8）**其他**：脾病血气（配三阴交），破伤风，水肿，小儿急惊风等。

阳溪
（经火穴）

【古诀应用】

《席弘赋》：牙疼腰痛兼喉痹，二间阳溪疾怎逃。

《百症赋》：肩髃阳溪，消阴中之热极。

《医宗金鉴》：阳溪主治诸热证，瘾疹痂疥亦当针，头痛牙痛咽喉痛，狂妄惊中见鬼神。

【简析】阳溪为经穴，属金经金穴。**经穴对应牙咽**，治疗牙痛、咽喉肿痛；**金对应肺及皮肤**，治疗瘾疹、痂疥。其他还可治热病烦心、狂妄、惊恐、见鬼、厥逆头痛。

曲池
（合土穴）

【古诀应用】

《医宗金鉴》：曲池主治中风是，手挛筋急痛痹风，兼治一切疟疾病，先寒后热自然平。

《玉龙歌》：凡患伛者，补曲池泻人中。

《百症赋》：半身不遂，阳陵远达于曲池。（又）发热仗少冲曲池之津。

《标幽赋》：曲池肩井，甄权针臂痛而复射。（肩井即肩髃，因肩髃又名中肩井）

《席弘赋》：曲池两手不如意，合谷下针宜仔细。

《天星十二穴》：曲池拱手取，屈肘骨边求，善治肘中痛，偏风手不收，挽弓开不得，臂痪莫梳头，喉痹促欲死，发热更无休，偏身风癣癞，针着立时瘳。

《备急千金要方》：为十三鬼穴之一，名曰鬼臣，治百邪癫狂，鬼魅。（又）治瘿恶气诸瘾疹，灸随年壮。

《肘后歌》：鹤膝肿劳难移步，尺泽能舒筋骨疼，更有一穴曲池妙。（又）腰背若患挛急风，曲池一寸五分攻。

《胜玉歌》：两手酸重难执物，曲池合谷共肩髃。

《杂病穴法歌》：头面耳目口鼻病，曲池合谷为之主。

《针灸大成》：疗疮生手上，灸曲池。

【简析】曲池为合穴，属金之土穴，主治以下疾病。

（1）**肘挛及痛**：肘挛痛（配尺泽），两肘拘挛（配尺泽），两手酸痛难持物（配肩髃、合谷），肘中疼痛，臂痛（配肩井），手挛筋急、手痛麻木（配合谷）。

（2）**伛**：痿伛（即筋肉枯萎的佝偻病，配人中），伛者［配人中（泻）］。

（3）**痹证**：腰背挛急，鹤膝肿劳（配尺泽、风府），痹风。

（4）**半身不遂**（配阳陵泉）、中风。

（5）其他：喉闭，**遍身风癣癞**，发热无休，疟疾，先寒后热，头面耳目［口鼻病（配合谷）］。

第三节　足阳明胃经（属土）

厉兑

（井金穴）

【古诀应用】

《百症赋》：梦魇不宁，厉兑相谐于隐白。

《医宗金鉴》：厉兑主治尸厥证，惊狂面肿喉痹风，兼治足寒膝膑肿，相偕隐白梦魇灵。

【简析】厉兑为井穴，属土经之金穴，治疗以**神志病为主**，如惊狂、好卧、**梦魇不宁**（配隐白）。井穴亦善治厥逆，其他如面肿喉痹、足寒、膝膑肿痛亦可治。**井主心下满，主神志，胃不和则卧不安**，本穴配脾经井穴隐白治多梦甚效。

内庭
（荥水穴）

【古诀应用】

《玉龙歌》：小腹胀满气攻心，内庭二穴要先针。

《天星秘诀》：寒疟面肿及肠鸣，先取合谷后内庭。

《备急千金要方》：三里内庭，治肚腹之病妙。

《杂病穴法歌》：霍乱中脘可入深，三里内庭泻几许。（又）泄泻肚腹诸般疾，三里内庭功无比。（又）两足酸麻补太溪，仆参内庭盘根楚。

《天星十二穴》：内庭次趾外，本属足阳明，能治四肢厥，喜静恶闻声，瘾疹咽喉痛，数欠及牙痛，疟疾不思食，耳鸣针便稍。

《卧岩凌先生得效应穴针法赋》：腹膨而胀夺内庭而休迟，应在水分。

《医宗金鉴》：内庭主治痞满坚，左右缪灸腹响宽，兼刺妇人食蛊胀，行经头晕腹疼安。

《玉龙赋》：内庭、临泣理小腹之膜。

《玄指要赋》：腹膨而胀，夺内庭兮休迟。

【简析】内庭为荥穴，属土之水穴。主治下述诸病。

（1）肠胃病：①腹胀：小腹膜胀，肠鸣（配合谷），腹膨而胀，**小腹胀满**，气攻心腹膨而胀，痞满坚硬，妇人食蛊。②肚腹泄泻（配足三里）、霍乱（配中脘、足三里）。

（2）**土之水穴能脾肾双治而治面肿**（配合谷）。

（3）**牙痛**，咽喉痛。

（4）**风疹块**，痛从髭出（配厉兑、陷谷、冲阳、解溪）。

（5）妇科病：行经头晕，少腹痛**（善治经痛）**。

（6）寒疟（配合谷），四肢冷厥，伤寒（配太冲）。

（7）其他：喜静恶闻声，数欠（屡屡呵欠），两足痹麻，脚盘痛。

陷谷

（输木穴）

【古诀应用】

《百症赋》：腹内肠鸣，下脘陷谷能平。

《医宗金鉴》：陷谷主治水气肿，善噫痛疝腹肠鸣，无汗振寒痰疟病，胃脉得弦泻此平。

【简析】：陷谷为输穴，属土之木穴，主治腹内肠鸣（配下脘），水气肿，善噫，疝气疼痛，无汗振寒，痰疟病。**善治肝（木）脾（土）不和之病，治腹泻、腹胀、偏头痛、月经痛、眼皮下垂特效。**

冲阳

（原穴）

【古诀应用】

《天星秘诀》：足缓难行先绝骨，次寻条口及冲阳。

《十二经脉证治主客原络歌》：腹心闷意凄怆，恶人恶火恶灯光，耳闻响动心中惕，鼻衄唇喎疟又伤，弃衣骤步身中热，痰多足痛与疮疡，气蛊胸腿疼难止，冲阳公孙一刺康。

【简析】冲阳主治足缓难行（配绝骨、条口），心闷，鼻衄，唇喎，痰多，足痛，疮疡，气蛊，胸腿痛。

解溪

（经火穴）

【古诀应用】

《玉龙歌》：脚背疼起丘墟穴，斜针出血即时轻，解溪再与商丘识，补泻行针要辨明。

《百症赋》：惊悸怔忡，取阳交解溪勿误。（一传气发噎将死，灸之效）。（又）腹虚肿，足胫虚肿，灸之效。

《肘后歌》：脉若浮洪当泻解，沉细之时补便瘳。

《医宗金鉴》：解溪主治风水气，面腹足肿喘嗽频，气逆发噎头风眩，悲泣癫狂悸与惊。

【简析】解溪为经穴，属土之火穴，主治下述诸病。

（1）足痛、足背痛（皆可配丘墟、商丘）。

（2）惊悸、怔忡（配阳交），悲泣癫狂。

（3）气逆：腹胀足肿，喘满咳嗽，气逆发噎。

（4）其他：风气面浮，头痛目眩，痛从髭出（配厉兑、内庭、陷谷、冲阳）。

足三里

（合土穴）

【古诀应用】

《灵光赋》：治气上壅足三里。

秦承祖：治食气水气，蛊毒疫癖，四肢肿满，膝胻酸痛，目不明。

《杂病穴法歌》：冷风湿痹针环跳，阳陵三里烧针尾。（又）小便不通阴陵泉，三里泻下溲如注。（又）内伤食积针三里。胀满中脘三里揣。

《天星秘诀》：脚气酸疼肩井先，次寻三里阳陵泉。牙痛头痛兼喉痹，先针二间后三里。伤寒过经不出汗，期门三里先后看。

《玉龙歌》：忽然气喘改胸膈，三里泻多须用心。水病之疾最难熬，腹满虚胀不肯消，先针水分并水道，后针三里及阴交。（又）寒湿脚气不可熬，先针三里及阴交，再将绝骨穴兼刺，肿痛顿时立见消。

《胜玉歌》：两膝无端肿如斗，膝眼三里艾当施。

《席弘赋》：虚喘寻三里中。（又）手足上下针三里，食癖气块凭此取……胃中有积刺璇玑，三里功多人不知……男子疝癖三里高。（又）耳内蝉鸣腰欲折，膝下明存三里穴。

《针灸甲乙经》：胃病者，腹䐜胀，胃脘当心而痛……取三里。

《杂病歌》：喘急列缺足三里。（又）大便虚秘补支沟，泻足三里效可拟。

《针灸资生经》：三里主胸中瘀血。

《针灸大成》：主五劳羸瘦，七伤虚乏。

《玉龙赋》：肝家血少目昏花，宜补肝俞力便加，更把三里频泻动，还光益血自无差。（又）行步艰楚，刺三里中封太冲。绝骨三里阴交，脚气宜此。阴交、水分、三里，蛊胀宜刺。

《百症赋》：中邪霍乱，寻三里阴谷之程。

《杂病篇》：霍乱中脘入可深，三里内庭泻几许。

《针灸聚英》：气逆为霍乱者，取三里，气下乃止，不下复治。

《马丹阳天星十二穴》：三里膝眼下，三寸两筋间，能通心腹胀，善治胃中寒，肠鸣并泄泻，腿肿膝胻酸，伤寒羸瘦损，气蛊及诸般，年过三旬后，针灸眼便宽，取穴当审的，八分三壮安。

《医宗金鉴》：足三里治风湿中，诸虚耳聋上牙疼，噎膈臌胀水肿喘，寒湿脚气及痹风。

《天星秘诀》：若是胃中停宿食，后寻三里起璇玑。耳鸣腰痛先五会，次针耳门三里内。

《行针指要歌》：或针痰，先针中脘三里间。

《通玄指要赋》：三里祛五劳之羸瘦，华佗言斯（应在膏肓）。

《通玄指要赋》：冷痹肾败，取足阳明之土。

《席弘赋》：气海专能治五淋，更针三里随呼吸。髋骨腿疼三里泻。腰连胯痛急必大，便于三里攻其隘，下针一泻三补之，气上攻噎只管在。

【简析】足三里为合穴，属土之土穴，**主治肠胃病及气逆之病。能制水祛湿，善治水湿病及痹证。**

（1）**肠胃之病**：臌胀（配水分、三阴交），胃中寒，诸般膨胀，心腹疾，胃积（配璇玑），食痞气块（配手三里），男人疝癖（即小腹攻痛），大便虚秘（配支沟），痢疾（配中膂、合谷），肚腹泄泻（配内庭），胀满（配中脘），胃中宿食（配璇玑），内伤食积（配手三里、璇玑），霍乱（配中脘、内庭），中邪霍乱（配阴谷），大便急，噎膈。

（2）**气逆病**：虚喘，气喘攻胸膈，喘急（配列缺），哮喘，气上壅。

（3）**水湿病**：五淋（配气海），膀胱气滞，水病（先灸水分、水道，后针足三里、三阴交），小便不通（配阴凌泉），水肿。

（4）**痹证、痛证**：行步艰楚（配中封、太冲），腿软膝胻酸，脚气酸痛（配肩井、阳陵泉），腰痛连胯，脚痛膝肿（配绝骨、阴陵泉、三阴交）；膑痛腿痛，肩上连脐痛，寒湿脚气（配三阴交），冷风湿痹（配阳陵泉、环跳），中风中湿，上中下三部痹痛。

第四节　足太阴脾经（属土）

隐白

（井木穴）

【古诀应用】

《百症赋》：梦魇不宁，厉兑相谐于隐白。

《杂病穴法歌》：尸厥百会一穴美，更针隐白效昭昭。

《保命集》：血不上，鼻衄，大小便皆血，血崩，当刺足太阴经隐白。

《医宗金鉴》：厉兑主治尸厥证，惊狂面肿喉痹风，兼治足寒膝膑肿，相偕隐白梦魇灵。

【简析】隐白为井穴，属土经木穴，治疗以**神志病**为主，如梦魇不宁（配厉兑）。井穴亦**善治厥逆**，治尸厥（配百会）。其他如心脾疼痛、崩漏亦可治。

大都
（荥火穴）

【古诀应用】

《席弘赋》：气滞腰疼不能立，横骨大都宜救急。

《百症赋》；热病汗不出，大都更接于经渠。

《肘后歌》：腰腿疼痛十年春，应针不了便惺惺，大都引气探根本，服药寻方枉费金。

《医宗金鉴》：大都主治温热病，伤寒厥逆呕闷烦，胎产百日内禁灸，千金主灸大便难。

【简析】大都为荥穴，系土经火穴，主治下述诸病。

（1）荥穴**善治热病**，大都为荥穴，治热病，汗不出（配经渠尤佳），伤寒手足逆冷。

（2）**气滞腰痛**（配横骨、复溜），**腰腿疼痛**。

（3）腹满呕吐，闷乱。

（4）大便难。

太白
（输土穴）

【古诀应用】

《通玄指要赋》：太白宣导于气冲。

《医宗金鉴》：太白主治痔漏疾，一切腹痛大便难。

《十二经脉证治主客原络歌》：脾经为病舌本强，呕吐胃翻疼腹脏，阴气上冲噫难瘳，体重不摇心事妄，疟生振栗兼体羸，秘结疸黄手执杖，股膝内肿厥而疼，太白丰隆取为尚。

【简析】太白为输穴，土经土穴，治疗气冲、肠胃病、痔漏。腹中疼痛、大便不通等。因太白为土经土穴，故健脾作用甚好。

商丘

（经金穴）

【古诀应用】

《医宗金鉴》：痞疸寒疟商丘主，兼治呕吐泻痢痉。

《杂病穴法歌》：脾疟商丘。

《玉龙赋》：商丘解溪丘墟，脚痛堪追。

《玉龙歌》：脚背疼起丘墟穴，斜针出血即时轻，解溪再与商丘识，补泻行针要辨明。

《胜玉歌》：脚背疼时商丘刺。

《针灸大成》：主妇人绝子，小儿慢风。

【简析】商丘为经穴，土经金穴。主治**脚背疼**，脚痛（皆可配解溪、丘墟），**肠胃病**如痞满、黄疸、呕吐泻痢，**痔漏**，脾疟、寒疟。土金两治即胃、大肠两治，尤善治痔漏。

阴陵泉

（合水穴）

【古诀应用】

《玉龙歌》：膝盖红肿鹤膝风，阳陵二穴亦可攻，阴陵针透尤收效。

《席弘赋》：阴陵泉治心胸满。（又）脚痛膝肿针三里，悬钟二陵三阴交。

《百症赋》：阴陵水分，去水肿之脐盈。

《天星秘诀》：若是小肠连脐痛，先刺阴陵后涌泉。

《通玄指要赋》：阴陵能开通水道。

《杂病穴法歌》：小便不通阴陵泉，三里泻下尿如注。（又）心胸痞满阴陵泉，针到承山饮食美。

《医宗金鉴》：阴陵泉治胁腹满，刺中下部尽皆松。

《灵光赋》：阴跷阳跷两踝边，脚气四穴先寻取。阴阳陵泉亦主之，阴跷阳跷与三里。

【简析】阴陵泉为合穴，**系土经水穴，能补土制水，治疗脾肾两虚之病。**

（1）**满**：心满痛（配承山），胁腹胀满，心胸痞满（配承山）。

（2）**水肿**：水肿脐盈（配水分），小肠连脐痛（配涌泉），水道不通。

（3）**小便病**：小便不通（配足三里尤佳）。

（4）痛证：小肠连脐痛（配涌泉），脚痛膝肿（配足三里、绝骨、三阴交），鹤膝风（配阴陵泉），足膝红肿。

（5）其他：阴痛，下部不适。

第五节　手少阴心经（属火）

少冲
（井木穴）

【古诀应用】

《百症赋》：发热仗少冲曲池之津。

《玉龙歌》：胆寒心虚病如何，少冲二穴最功多。

《针灸大成》：张洁古治前阴臊臭，先泻肝行间，后于此穴以治其标。

《玉龙赋》：又若心虚热壅，少冲明于济夺。

《医宗金鉴》：少冲主治心胆虚，怔忡癫狂不可遗。

【简析】 少冲为井穴，系火之木穴，主治心虚、胆寒、怔忡癫狂、发热（配曲池）、前阴臊臭（配行间）。

少府
（荥火穴）

【古诀应用】

《医宗金鉴》：少府主治久咳疟，肘腋拘急痛引胸，兼治妇人挺痛痒，男子遗尿偏坠疼。

《肘后歌》：心胸有病少府泻。

【简析】 少府为荥穴，**火经火穴**。主治久咳疟，肘腋拘急，臂酸，胸痛，心胸疾病，妇人阴挺、阴痒、阴痛，男子遗尿偏坠。**"诸痛痒疮，皆属于心"，本穴止痒甚效。**

神门
（输土穴）

【古诀应用】

《百症赋》：发狂奔走，上脘同起于神门。

《玉龙歌》：痴呆之症不堪亲，不识尊卑枉骂人，神门独治痴呆病，转手骨开得穴真。

《杂病穴法歌》：神门专治心痴呆。

《胜玉歌》：后溪鸠尾及神门，治疗五痫立便瘥。

李东垣：胃气下溜，五脏气皆乱，其为病互相出见。气在于心者，取之手少阴之输神门。（按：李东垣有"同精导气，以复其本位"之句，对本穴功效称颂不已）。

《医宗金鉴》：神门主治悸怔忡，呆痴中恶恍惚惊，兼治小儿惊痫症，金针补泻疾安宁。

《十二经脉证治主客原络歌》：少阴心痛并干嗌，渴欲饮兮为臂厥，生病目黄口亦干，胁臂疼兮掌发热，若人欲治勿差求，专在医人心审察，惊悸呕血及怔忡，神门支正何堪缺。

《通玄指要赋》：神门去心性之呆痴。

《卧岩凌先生得效应穴针法赋》：神门去心性之呆痴，应在太冲。

【简析】神门为输穴，火之土穴。**神门顾名思义，治神志病为主，最常用治呆痴**，配太冲尤佳；其次治五痫（配后溪、鸠尾）、惊悸怔忡、发狂、中恶恍惚。

灵道
（经金穴）

【古诀应用】

《肘后歌》：骨寒髓冷火来烧，灵道妙穴分明记。

《医宗金鉴》：灵道主治心疼痛，瘛疭暴喑不出声。

【简析】灵道为经穴，火之金穴。主治神志病如心痛、羊痫、瘛疭，肘挛（可制金），**暴喑不能言**（经穴与发音有关），"骨寒髓冷火来烧"（经穴与寒热有关，经主喘咳寒热）。

少海
（合水穴）

【古诀应用】

《席弘赋》：心疼手颤少海间，若要除根觅阴市。

《百症赋》：两臂顽麻，少海就傍于三里（手）。

《杂病穴法歌》：心痛肘颤少海求。

《胜玉歌》：瘰疬少海天井边。

《医宗金鉴》：少海主刺腋下瘰，漏臂痹痛羊痫疯。

《灵光赋》：心疼手颤针少海。

【简析】少海为合穴，火经水穴，**善治心痛手颤**（配阴市）、**瘰疬**（配天井）、癫痫、风吹肘臂疼痛、两臂顽麻（配手三里）。

第六节　手太阳小肠经（属火）

少泽
（井金穴）

【古诀应用】

《玉龙歌》：妇人吹乳痛难消，吐血风痰稠似胶，少泽穴内明补泻，应时神效气能调。

《百症赋》：攀睛攻少泽肝俞之所。

《灵光赋》：少泽应除心下寒。

《杂病穴法歌》：心痛翻胃刺劳宫，寒者少泽灸手指。

《医宗金鉴》：少泽主治衄不止，兼治妇人乳肿疼。

《玉龙赋》：妇人乳肿，少泽与太阳之可推。

【简析】少泽为井穴，系火之金穴。主治**乳病**如乳肿（配瞳子髎）、妇人吹乳痛、妇人乳肿，心痛翻胃（配劳宫）、心下寒，胬肉攀睛（配肝俞）。

前谷
（荥水穴）

【古诀应用】

《医宗金鉴》：前谷主治癫痫疾，颈项肩臂痛难堪，更能兼治产无乳。

【简析】前谷为荥穴，火经水穴，主治癫痫，颈项颊肿引耳疼痛，妇人产后无乳。

后溪
（输木穴）

【古诀应用】

《玉龙歌》：时行疟疾最难禁，穴法由来未审明，若把后溪穴寻得，多加艾火即时轻。

《兰江赋》：后溪专治督脉病，癫狂此穴治还轻。

《百症赋》：阴郄后溪，治盗汗之多出。（又）后溪环跳，腿疼刺而即轻。（又）治疸消黄，谐后溪劳宫而看。

《通玄指要赋》：痫发癫狂兮，凭后溪而疗理。（又）治头项痛立安。

《肘后歌》：胁肋胀痛后溪妙。

《胜玉歌》：后溪鸠尾及神门，治疗五痫立便瘥。

《灵枢·杂病》：不可以顾，刺手太阳也。（编者按：后溪是也。）

《八法交会歌》：后溪申脉亦相从。

《医宗金鉴》：后溪能治诸疟疾，能令癫痫渐渐轻。

《玉龙赋》：时疫痎疟寻后溪。

《卧岩凌先生得效应穴针法赋》：头项强宜后溪而安然，应在承浆。痫发癫狂兮，凭后溪而疗理，应在鸠尾。

【简析】后溪为输穴，系火经木穴，善治**疟疾**，**癫痫**（配鸠尾、神门），**癫狂**（配鸠尾），**头项强**（配承浆），**头项痛**，**督脉病**，**黄疸**（配劳宫），**盗汗**（配阴郄），**腿痛**（配环跳），**胁肋腿痛**。**本穴亦为八脉交会穴，通于督脉，故治证极多，善治风证。**

腕骨
（原穴）

【古诀应用】

《通玄指要赋》：固知腕骨祛黄。

《玉龙歌》：腕中无力痛艰难，握物难移体不安，腕骨一针虽见效，莫将补泻等闲看。（又）脾疾之症有多般，致成翻胃吐食难，黄疸亦须寻腕骨，金针必定夺中脘。

《杂病穴法歌》：腰连腿疼腕骨升，三里降下随拜跪。

《类经图翼》：凡心与小肠火盛者当泻此。浑身热盛，先补后泻。肩背冷痛，先泻后补。

《医学纲目》：腕无力并痛，取腕骨，横针入三分痛则泻，无力则补。曲池补泻同上。

《医宗金鉴》：腕骨主治臂腕疼，五指诸疾治可平。

《十二经脉证治主客原络歌》：小阳之病岂为良，颊肿肩疼两臂旁，项颈强疼难转侧，嗌颔肿痛甚非常，肩似拔兮臑似折，生病耳聋及目黄，臑肘臂外后廉痛，腕骨通里取为详。

《玉龙赋》：脾虚黄疸，腕骨、中脘何疑。

【简析】腕骨为原穴，火之木穴，自古为治疗黄疸要穴，治疗**黄疸**（配中脘或至阳），手腕难移，臂腕，五指诸疾，腰连腿疼（配足三里）。

阳谷

（经火穴）

【古诀应用】

《百症赋》：阳谷侠溪，颔肿口噤并治。

《医宗金鉴》：阳谷主治头面病，手膊诸疾有多般，兼治痔漏阴痿疾，先针后灸自然痊。

【简析】阳谷为经穴，火经火穴。主治颔肿口噤（配侠溪），头面项肿，手膊疼痛不举，痔漏，阴痿。

小海

（合土穴）

【古诀应用】

《医宗金鉴》：小海喉龈肿痛痊。

《卧岩凌先生得效应穴针法赋》：冷痹肾败取足阳明之土，应在小海。

【简析】小海为合穴，火之土穴，主治小便赤涩（配兑端），咽喉牙龈肿痛，冷痹肾败（配足三里）。

第七节　足太阳膀胱经（属水）

至阴

（足太阳之所出，井金穴）

【古诀应用】

《医说》：灸难产，张文仲灸妇人横产，先手出，诸般符药不效，灸妇人右脚小指头三壮，灶如麦大，下火立产。

《古今医统》：至阴屋翳，治偏身皮痒。

《百症赋》：至阴屋翳，疗痒疾之疼多。

《席弘赋》：脚膝肿时寻至阴。

《肘后歌》：头面之疾针至阴。

《杂病穴法歌》：同束骨。三里至阴催孕妊（虚补合谷）。

【简析】至阴为井穴，系水经金穴。主治：①**头面之疾、痹疾痛多**（配屋翳）。②痛从背出（配选束骨、通谷、昆仑、委中）。③**治难产、催孕妊**（配足三里）。④脚膝肿。

通谷
（足太阳脉之所溜，荥水穴）

【古诀应用】

李东垣：胃气下溜，五脏气乱。在于头，取天柱、大杼；不足，深取通谷、束骨。

【简析】通谷为荥穴，系水经水穴。主治：胃气下溜，五脏气乱，在于头。由于通谷为荥穴，故能治外经即膀胱经之痛证；**又因其为荥水穴，故清膀胱经之火热病甚效**，尤其是用治肾虚火实之病如脑出血、高血压、衄血等有效。

束骨
（足太阳脉之所注，输木穴）

【古诀应用】

《百症赋》：项强多恶风，束骨相连于天柱。

《杂病穴法歌》：阳经谓痛从背出者，当从太阳经至阴、通谷、束骨、昆仑、委中五穴选用。

【简析】束骨为输穴，为水经木穴。主治：项强恶风（配天柱）、痛从背出。**输主体重节痛，所以本穴治疗膀胱经所过之头顶痛、后头痛、颈背痛及腰痛都很有效**。

京骨
（足太阳膀胱脉之所过，原穴）

【古诀应用】

《十二经脉证治主客原络歌》：膀胱颈病目中疼，项腰足腿痛难行，痎疟狂癫心胆热，背弓反手额眉棱，鼻衄目黄筋骨缩，脱肛痔漏腹心膨，若要除之别无法，京骨大钟任显能。

《针灸大成》：头痛如破。

《针灸聚英》：足小指本节后大骨，名京骨，其穴在骨中。足太阳脉所过为原，膀胱虚实皆拔之。

《针灸铜人》：治膝痛不得屈伸。

《保命集》：头痛不可忍，针足厥阴太阳经原穴。

【简析】京骨为原穴，主治：头痛如破、头痛不可忍，颈项病，膝痛不得屈伸，眉棱，鼻衄，目黄，筋骨缩，脱肛、痔漏。

昆仑

（足太阳脉之所行，经火穴）

【古诀应用】

《医学入门》：松阳周汉卿善针灸，治一人背苦曲，杖而行。公曰：非风也，血涩不行也。为针两足昆仑，顷之，投杖而去。

《针灸说约》：治脚如结，踝如裂，足跟肿不得履地，霍乱转筋，小儿发痫瘛疭。

《玉龙歌》：红肿腿足草鞋风，须把昆仑两穴攻，申脉太溪如再刺，神医妙诀起疲癃。

《备急千金要方》：治疟多汗，腰痛不能俯仰，目如脱，项似拔，昆仑主之。（又）胞衣不出，针入四分。

《玉龙赋》：兼申脉太溪，善疗足肿之逆。

《灵光赋》：能住喘，愈脚气。

《肘后歌》：脚膝经年痛不休，内外踝边用意求，穴号昆仑并吕细。

《席弘赋》：转筋目眩针鱼腹，承山昆仑立便消。

《马丹阳天星十二穴》：昆仑足外踝，跟骨上边寻，转筋腰尻痛，暴喘满中心，举步行不得，动足即呻吟，若欲求安乐，须寻此穴针。

《医宗金鉴》：足腿红肿昆仑主，兼治齿痛亦能安。

《杂病穴法歌》：腰连背痛，昆仑试。

《卧岩凌先生得效应穴针法赋》：大抵脚腕痛昆仑解愈，应在丘墟，筋转而疼，泻承山而在早，应在昆仑。

《通玄指要赋》：大抵脚腕痛昆仑解愈。

【简析】昆仑为经穴，为水经火穴。主治下述诸病。

（1）腰痛：脚膝经年痛不休，腰尻痛，腰连背痛。

（2）局部痛（腿）：脚腕痛；足腿红肿；脚腕痛（配丘墟）；转筋（配承山）。

（3）为火穴，能清火：治牙齿疼痛。

（4）经穴能住喘却痛，亦可治痛从背出（选配至阴、通谷、束骨、委中）。

委中

（一名血郄、郄中、中郄）

足太阳膀胱脉之所入，合土穴，血之郄穴（有腘之动脉）

【古诀应用】

杨华亭：此穴不必拘定在横纹中央，因此穴不易出血，恐刺伤大筋，须于弯中或下，或左右静脉处，刺之放血，因气充于上部，于本穴放血，是引血下降，干霍乱、痧疹、对口、搭背、疔毒，以锋针放血五六滴有特效。

《丹溪心法》：腰曲不得伸，针委中出血立愈。

《万病回春》：干霍乱者最难治，死在须臾，刺委中出血即愈。

《灵枢·热病》：风痉身反折，先取太阳及腘中，及血络出血。

《备急千金要方》：委中昆仑，治腰痛相连。

《治疗汇要》：委中穴刺之，不独疗疮有效，即如痈疽发背，红肿疼痛，及脚膝风湿，即拄杖跛足者，针之亦效。牙关紧闭，不省人事，针之立醒。

《灵枢·杂病》：项强不可俯仰，刺足太阳。委中新识均可。

《四总穴歌》：腰背委中留。

《马丹阳天星十二穴》：委中曲䐐里，横纹脉中央，腰痛不能举，沉沉引脊梁，风痹及转筋，疼痛难移向，风痹痛无比，热病久在床，膝髎难伸屈，针入即安康。

《玉龙歌》：环跳能除腿股风，居髎二穴亦相同，委中毒血更出尽，愈见医科神圣功。（又）强痛脊泻人中，挫闪腰酸亦堪玫，更有委中之一穴，腰间诸疾任君攻。

《百症赋》：背连腰痛，白环委中曾经。

《胜玉歌》：委中驱疗脚风缠。

《肘后歌》：腰软如何去得根，神妙委中立见效。

《杂病穴法歌》：腰痛环跳委中求，若连背痛昆仑试。

《太乙歌》：虚汗盗汗补委中。

《医宗金鉴》：环跳主治中风湿，股膝筋挛腰痛疼，委中刺血医前证，开通经络最相应。

《行针指要歌》：或针虚，气海，丹田，委中奇。

《席弘赋》：委中专治腰间痛。

《通玄指要赋》：腰脚疼，在委中而已矣。

《卧岩凌效虚穴》：人中除脊膂之强痛，应在委中。

《灵光赋》：五般腰痛委中安。

【简析】委中为合穴，系水经土穴。主治下述诸病。

（1）**腰痛脊痛**：腰痛不能举；腰疼（配肾俞）；腰痛（配环跳）；五股腰痛、脊膂强痛（配人中）；腰软。

（2）**腰痛腿痛**：腰连脚痛；腰病脚挛急；腰脚疼痛；腰胯疼痛；股膝中受风寒湿气；筋挛疼痛。膝头难伸屈；痿痛筋莫展；风痹复无常；脚风缠。腿股风（配环跳、居髎）；腰脚疼（配肾俞）。

（3）痛从背出：配选至阴、通谷、束骨。针虚，再灸气海、丹田。太阳主表，委中为血郄，故能治之。

第八节　足少阴肾经（属水）

涌泉

（一名撅心，地冲，足少阴肾脉之所出，井木穴，阳九针之一）

【古诀应用】

《外台秘要》：范汪疗心疝，发时心痛欲死方，灸足心。

《串雅》：鼻血不止，蒜头一枚，去皮捣如坭，做饼贴涌泉穴，左衄贮左足心，右衄贮右足心，双衄俱贮，立瘥。

《针灸资生经》：涌泉治心痛不嗜食，妇人无子，男子如蛊，女子如阻，五指尽痛，足不得履地。

《席弘赋》：鸠尾能治五般痫，若下涌泉人不死。（又）小肠气结连脐痛，速泻阴交莫再迟，良久涌泉针取气，此中玄妙少人知。

《百症赋》：厥寒厥热涌泉清。（又）行间涌泉去消渴之肾竭。

《通玄指要赋》：胸结身黄，取涌泉而即可。

《天星秘诀》：如是小肠连脐痛，先刺阴陵后涌泉。

《难病穴法歌》：劳宫能治五般痫，更刺涌泉疾若挑。（又）小儿惊风刺少商，人中涌泉泻莫深。

《肘后歌》：顶心头痛眼不开，涌泉下针足安泰。（又）伤寒痞气结胸中，两目昏黄汗不痛，涌泉妙穴三分许，速使周身汗自通。

《医宗金鉴》：涌泉主刺足心热，兼刺奔豚疝气疼，血淋气痛疼难忍，金针泻动自安宁。

《玉龙赋》：涌泉、关元、丰隆为治尸痨之例。

《卧岩凌先生得效应穴针法赋》：胸结身黄取涌泉而即可，应在至阳。

《灵光赋》：足掌下去寻涌泉，此法千金莫妄传，此穴多治妇人疾，男蛊女孕两病瘥。

【简析】涌泉为井穴，系水经木穴。主治下述诸病。

（1）**头顶痛**：顶心头痛眼不开。

（2）**小肠连脐痛**（配阴陵泉或配阴交）。

（3）**发黄**：胸结身黄；伤寒痞气结胸中；两目昏黄汗不通；胸结身黄（配至阳）。

（4）**痫证**（配鸠尾）；五般痫（配劳宫）。

（5）**神志病**：小儿惊风（配人中、少商）。

（6）**尸痨**：尸痨（配关元、丰隆）；传尸痨病（痰多加丰隆，气喘加丹田）。

（7）**其他**：奔豚疝气疼痛；厥寒厥热；消渴肾竭（配行间）；血淋气痛；男蛊女孕。

然谷

（一名然谷、龙渊、龙泉，别于足太阴之郄，足少阴所溜，荥火穴）

【古诀应用】

《百症赋》：脐风须然谷而易醒。

《杂病穴法歌》：脚若转筋眼发花，然谷承山法自古。

《医宗金鉴》：然谷主治喉痹风，咳血足心热遗精，疝气温疟多渴热，兼治初生儿脐风。

《通玄指要赋》：然谷泻肾。

《卧岩凌先生得效应穴针法赋》：然谷泻肾，应在阴交。

【简析】然谷为荥穴，为水经火穴。

（1）**清火热**：①**泻肾**（配阴交）；②**治疗肾热病**，足心热，温疟而渴多热。

（2）小儿脐风，小儿撮口脐风。

（3）阴部病：遗精，疝气。

（4）其他：喉痹，唾血，转筋（配承山），脑震荡。

太溪

（一名吕细，足少阴肾脉之所注，输土穴，回阳九针之一，水土穴）

【古诀应用】

《经穴纂要》：经脉十二，而三经独多动脉，而三经之脉，则手太阴之太渊，足少阴之太溪，足阳明上则人迎，下则冲阳，皆动之尤甚者。

《神农经》：阴股内湿痒生疮，便毒，先补后稳。（又）牙疼红肿者泻之。（又）肾疟呕吐多寒，闭户而处，其病难已，太溪大钟主之。（又）腰脊痛，大便难，手足寒，针太溪与委中与大钟。

《景岳全书》：肾衰则齿豁，精固则齿坚，肾虚牙痛可补太溪。

《济阴纲目》：娄全善治一男子喉痹，于太溪穴刺出黑血半盏而愈。

李东垣：成痿者以导湿热，引胃气出行阳道，不合湿土克肾水，其穴在太阴。

《流注赋》：牙齿痛堪治。

《玉龙赋》：红肿腿足草鞋风，须把昆仑两穴攻，申脉太溪如再刺，神医妙诀如起疲癃。

《百症赋》：寒疟兮，商阳太溪验。

《杂病穴法歌》：两足酸麻补太溪，仆参内庭盘跟楚。

《诊家正眼》：太溪者，肾也，凡病势危笃，当候太溪，以验其肾气之有无，盖水为天一之元，资始之本。故《经》曰太溪绝，死不活。

《医宗金鉴》：太溪主治消渴病，兼治房劳不称情，妇人水蛊胸胁满金针刺后自安宁。

《通玄指要赋》：牙齿痛，吕细堪治。

《玉龙歌》：肿红腿足草鞋风，须把昆仑二穴攻，申脉、太溪如再刺，神医妙诀起疲癃。

《十二经脉证治主客原络歌》：脸黑嗜卧不欲粮，目不明兮发热狂，腰疼足疼步难履，若人捕获难躲藏，心胆战惊气不足，更兼胸结与身黄，若欲除之无更法，太溪飞扬取最良。

《肘后歌》：脚膝经年痛不休，内外踝边用意求，穴号昆仑并吕细，应时消散即时瘳。

【简析】太溪为输穴，系水经土穴。**善治脾肾两虚之病**。主治下述诸病。

（1）**牙痛**，尤其是牙龈痛。

（2）**消渴**（此为脾肾两虚之病，**蛋白尿、肾衰竭**皆系脾肾两虚）。

（3）足肿难行（配昆仑、申脉）；腿足红肿（配昆仑、申脉），脚膝经年痛不休（配昆仑）；两足痹麻（配仆参、内庭）。

（4）其他：房劳不称心意；妇人水盅；胸胁胀满。

复溜

（一名昌阳，伏白、外命。足少阴肾脉之所行，经金穴）

【古诀应用】

《神农经》：治盗汗不收，面色萎黄，灸七壮。

《玉龙歌》：伤寒无汗泻复溜。

《杂病穴法歌》：水肿水分与复溜。

《肘后歌》：疟疾寒多热少取复溜。（又）伤寒四肢厥冷，复溜寸半顺骨行。（又）自汗发黄复溜凭。

《席弘赋》：复溜气滞便离腰。

《玉龙赋》：要起六脉之沉逆，复溜称神。

《太乙歌》：刺治腰脊闪挫疼痛。

《铜人》：治疗脊内引痛，不得俯仰起坐。

《灵光赋》：复溜治肿如神医。

《医宗金鉴》：复溜血淋宜乎灸，气滞腰疼贵在针，伤寒无汗急泻此，六脉沉伏即可伸。

《百症赋》：复溜祛舌干口燥之悲。

【简析】 复溜为经穴，为水之金穴。主治下述诸病。

（1）**闪腰岔气**：气滞腰痛（配横骨、大都）。注：肾之气穴也，余用治闪腰岔气，每见速效。

（2）**伤寒无汗、自汗**：伤寒无汗（泻），伤寒自汗发汗（经主喘咳寒热）。

（3）**厥逆、脉沉匿**：六脉沉匿，伤寒四肢厥逆冷（肾经母穴，补少阴也）。

（4）**水肿**（配水分）。

（5）其他：血淋（灸）；脚气；舌干口燥；疟疾三日发，寒多补复溜，热多泻间使。

阴谷

（少阴肾脉所入，合水穴）

【古诀应用】

《通玄指要赋》：阴谷治腹脐痛。

《太乙歌》：利小便消水肿，阴谷水分与三里。

《百症赋》：中邪霍乱，寻阴谷三里之程。

《医宗金鉴》：阴谷舌纵口流涎，腹胀烦满小便难，疝痛阴痿及痹病，妇人满下亦能痊。

《卧岩凌先生得效应穴针法赋》：脐腹痛泻足少阴之水，应在行间。

【简析】 阴谷系合穴，为水经水穴，善治水病。主治：腹脐痛，小便不利，水肿，中邪霍乱，腹胀烦满，疝痛阴痿。

第九节　手厥阴心包经

中冲

（手厥阴心包脉之所出，井木穴）

【古诀应用】

《神农经》：治小儿夜啼多哭，灸一壮如麦炷。

《百症赋》：廉泉中冲，舌下肿疼堪取。

《玉龙歌》：中风之症病非轻，中冲二穴可安宁。

《医宗金鉴》：商阳主刺卒中风，暴仆昏沉痰塞壅，少商、中冲、关冲并少，三棱血出立回生。

【简析】 中冲为井穴，为火经木穴。主治：中风（配人中；禁灸，惊风灸之），卒暴昏沉，痰盛不省人事，牙关紧闭，药水不下。亦治小儿夜啼多哭（灸）。本穴最适中风急救，盖中风为木火之病，本穴属木火也。

劳宫

（一名五里、掌中。手厥阴心包络之脉所流，荥水穴）

【古诀应用】

《备急千金要方》：心中懊侬痛，针入五分补之。

《玉龙歌》：劳宫穴在掌中寻，满手生疮痛不禁。

《杂病穴法歌》：劳宫能治五般痫，更刺涌泉疾若挑。

《灵光赋》：劳宫医得身劳倦。

《百症赋》：治胆消黄，皆后溪劳宫而看。

《通玄指要赋》：劳宫，退胃翻心痛以何疑。

《肘后方》：治中风口喝，巴豆七枚、去皮、烂研，喝左涂右手心、喝右涂左手心，乃以暖水一盏安向手心，须臾即正，洗去药，并频抽掣中指。

《医宗金鉴》：痰火胸疼刺劳宫，小儿口疮针自轻，兼刺鹅掌风证候，先补后稳效分明。

《玉龙赋》：劳宫、大陵，可疗心闷疮痍。

《卧岩凌先生得效应穴针法赋》：劳宫退翻胃心疼亦何疑，应在节门。

【简析】劳宫为荥穴，为**火经火穴**，**治痒治神甚效**。**治胃治口疮者，包络与胃通也**。主治下述诸病。

（1）**胃痛**：胃翻心痛、翻胃心疼（配节门）；心痛胃翻（配少泽）。

（2）满**手生疮**而痛（诸疮痛痒皆属于心也）；疮痍（配大陵）；鹅掌风。

（3）小儿**口疮**。

（4）心闷（配大陵）；痰火胸痛。

（5）**黄疸**（配后溪）；身劳倦。

（6）五般痫（配涌泉）。

大陵

（一名心主、鬼心，十三鬼穴之四。手厥阴心包脉之所注，输土穴）

【古诀应用】

《玉龙歌》：腹中疼痛亦难当，大陵外关可治殃。（又）口臭之疾最可憎，大陵穴内人中泻。（又）劳营穴在掌中寻，满手生疮痛不禁，心胸之病大陵泻，气攻胸腹一般针。

《胜玉歌》：心热口臭大陵驱。

《医宗金鉴》：大陵一穴何专主，呕血疟疾有奇攻。

《通玄指要赋》：抑又闻心胸病，求掌后之大陵。

《卧岩凌先生得效应穴针法赋》：抑又闻心胸疼，求掌后之大陵，应在中脘。

《玉龙赋》：劳宫大陵可疗心闷疮痍，大陵人中频泻口气全除，肚痛秘结大陵合外关于支沟。

【简析】大陵为输穴，为**火经土穴，善治胃（土）火之病**。主治下述诸病。

（1）**口臭**（配人中）。

（2）**心胸之病**；心闷（配劳宫）；心胸疼（配中脘）。

（3）**腹中疼痛**（配外关）；肚痛秘结（配外关、支沟）。

（4）**其他**：疮瘘（配劳宫），呕血，疟疾。

间使

（一名鬼路，十三鬼穴之一，手厥阴心包络脉之所行，经金穴）

【古诀应用】

《备急千金要方》：干呕不止，所食即吐不停，灸三十壮，四肢脉绝不止者，灸之便通。

《神农经》：脾寒，寒热往来，浑身疮疥，灸七壮。

《百症赋》：天鼎间使，失音嗫嚅而休迟。

《灵光赋》：水沟间使治邪癫。

《肘后歌》：狂言盗汗如见鬼，惺惺间使便下针。（又）疟疾热多寒少用间使。

《胜玉歌》：五疟寒多热更多，间使大杼真妙穴。

《杂病穴法歌》：人中间使去癫妖。

《备急灸法》：扁鹊、孙真人治卒忤死法，即今人所谓鬼打冲恶尸厥也。急以皂角末吹入两鼻即活，若经时不活，急灸掌后三寸两筋间各十四炷。

《玉龙歌》：脾家之症最可怜，有寒有热两相煎，间使二穴针泻动，热泻寒补病俱痊。

《医宗金鉴》：间使主治脾寒证，九种心疼疟渴生，兼治瘰疬生项下，左右针灸自然一平。

《通玄指要赋》：疟生寒热兮，仗间使以扶持。

《天星秘诀》：如中鬼邪间使。

《玉龙赋》：间使剿疟疾。

《卧岩凌先生得效应穴针法赋》：疟疾寒热兮，仗间使以扶持，应在百劳。

【简析】间使为经穴，为火经金穴。**最常用治疟疾及癫疾**。主治下述诸病。

（1）**疟疾**（配大椎）：五疟（配大行），疟疾口渴，疟生寒热（配百劳）。

（治疟者经主寒热也。）

（2）**失音**（配大鼎）（病变于音者取之经也）。

（3）**神志病**：邪癫（配人中），癫妖（配人中），狂言盗汗。

（4）脾病：脾家之症，脾寒症。

（5）其他：九种心痛、瘰疬久不愈（患左灸右，患右灸左）。

曲泽

（手心包络脉之所入，合水穴）

【古诀应用】

《百症赋》：少商曲泽，血虚口渴同施。

《铜人》：治心痛善惊，风疹臂肘手腕善摇动。

《医宗金鉴》：曲泽主治心痛惊，身热烦渴肘掣疼，兼治伤寒呕吐逆，针灸同施立刻宁。

【简析】曲泽为合穴，为**火经水穴，善治火经火证及水火不调之病**。主治：血虚口渴（配少商），心痛善惊，身热烦渴，臂肘腕摇动，肘掣痛，伤寒，呕吐，气逆。

第十节　手少阳三焦经（相火）

关冲

（三焦脉之所出，井金穴，亦六阳根穴）

【古诀应用】

《针灸甲乙经》：肘痛不能自带衣起，头眩颔痛，面黑，风肩背痛不可回顾，关冲主之。

《保命集》：眼大眦痛，刺少阳井穴关冲。

《玉龙歌》：三焦热气壅上焦，口苦舌干岂易调，针刺关冲出毒血，口生津液病俱消。

《玉龙赋》：壅热盛于三焦，关冲最宜。

《百症赋》：哑门关冲，舌缓不语而要紧（配人中、内关、十宣治晕厥、休克、中暑）。

【简析】关冲为井穴，为火中之金穴。主治：肘痛；头眩颔痛；肩背痛；眼大眦痛；口苦舌干；壅热盛于三焦；舌缓不语；晕厥。

液门

（一名腋门，手少阳三焦脉所溜，荥水穴）

【古诀应用】

《备急千金要方》：耳聋不得眠，针入三分，补之。

《外台秘要》：液门主热病汗不出，风寒热，狂疾，疟头痛目涩，暴变耳聋鸣眩。

《玉龙歌》：手臂红肿连腕疼，液门穴内用针明。

《百症赋》：喉痛兮，液门鱼际可疗。

《医宗金鉴》：液门主治喉龈肿，手臂红肿出血灵，又治耳聋难得睡，刺入三分补自宁。

《玉龙赋》：手臂红肿，中渚、液门要辨。

【简析】 液门为荥穴，为火之水穴。主治下述诸病。

（1）**五官病：喉痛**（配鱼际）；咽喉肿、牙龈肿痛，头痛目涩，耳聋不得眠。

（2）手臂红肿连腕（配中渚）。

（3）热病汗不出，风寒热（本穴**善治风寒风热感冒**）。

中渚

（手少阳三焦脉之所注，输木穴）

【古诀应用】

《古今医统》：小儿目涩怕明，状如青盲，灸中渚二穴各一壮。

《太乙歌》：针灸思腰疼背痛。

《通玄指要赋》：脊间心后痛，针中渚立痊。

《玉龙歌》：手臂红肿连腕疼，液门穴内用针明，更将一穴名中渚，多泻中间疾自轻。

《灵光赋》：五指不便取中渚。

《肘后歌》：肩背诸疾中渚下。

《胜玉歌》：脾疼背中渚泻。

《席弘赋》：久患伤寒肩背痛，但针中渚得其宜。

《杂病穴法歌》：脊肩心痛针中渚。

《医宗金鉴》：中渚主治肢木麻，战振蜷挛力不加，肘臂连肩红肿痛，手背痛毒治不发。

《玉龙赋》：手臂红肿，中渚，液门要辨。

《卧岩凌先生得效应穴针法赋》：肩背疼责肘前之三里，应在中渚。脊间心后者针中渚而立痊。

【简析】中渚为输穴，为火经木穴，主治下述诸病。

（1）**脊间心后疼**（可配中脘）。

（2）**肩背诸疾**（可配三里）。

（3）**腰痛**。

（4）手臂红肿（配液门）；手臂红肿连腕（配液门）；肘臂连肩红肿。

（5）四肢麻木。

（6）战振蜷挛无力。

（7）手臂痈毒。

（8）五指不便。

阳池

（一名别阳，手少阳三焦脉之所过，为原穴，六阳经之溜，禁灸）

【古诀应用】

《医宗金鉴》：阳池主治**消渴病**，烦闷口干疟热寒，兼治折伤手腕痛，持物不得**举臂难**。

《针灸甲乙经》：**肩痛不能自举**，汗不出颈痛。

《神农经》：治手腕痛无力，不能上举至头，灸七壮。

《针灸聚英》：三焦虚实皆拔之。

《主客原络歌诀》：三焦为疾耳中聋，喉痹咽干目红肿，耳后肘疼并出汗，脊间心后痛相从，肩背风生连臂肘，大便坚闭及遗癃，前病治之何穴愈，阳池内关法理同。

【简析】阳池为原穴。主治：**消渴**，口干，寒热疟，烦闷，折伤手腕，腕痛无力持物不得，**肩臂不能举**，耳中聋，耳后疼，喉痹咽干，目红肿，肩背风连臂肘，大便坚闭，遗癃。原穴通于三焦，本穴为原中之原，为整体治疗之要穴。

支沟

（一名飞虎，手少阳三焦脉之所行，为经火穴，为六阳经注穴）

【古诀应用】

《胜玉歌》：腹疼秘结支沟穴。（又）胁下肋边痛，刺阳陵而立止，应在支沟。

《玉龙赋》：照海支沟，通大便之秘。（又）肚疼秘结，大陵合外关于支沟。

《标幽赋》：胁疼肋痛针飞虎。

《杂病穴法歌》：大便虚秘补支沟，泻足三里效可拟。

《肘后歌》：飞虎一穴通痞气。（又）两足两胁满难伸，飞虎神灸七分别。

《医宗金鉴》：支沟中恶卒心痛，大便不通胁肋疼，能泻三焦相火盛，兼治血脱晕迷生。

《卧岩凌先生得效应穴针法赋》：胁下肋边者，刺阳陵而即止，应在支沟。

【简析】支沟为经穴，系火经火穴。主治下述诸病。

（1）**便秘**：肚痛秘结（配大陵、外关）；大便闭结（配照海）；大便虚秘（配足三里）。

（2）肚痛（配大陵、外关）。

（3）**胁肋痛**：胁肋疼痛；胁下肋边疼（配阳陵泉）。

（4）其他：痞气，两足难伸，鬼击卒心痛，三焦相火炽盛，妇人产后血晕不省人事。

天井
（手少阳三焦脉之所入，合土穴）

【古诀应用】

《玉龙赋》：天井主治瘰疬瘾疹。

《胜玉歌》：瘰疬小海天井边。

《玉龙歌》：如今瘾疹疾多般，好手医人治亦难，天井二穴多着艾，纵生瘰疬灸皆安。

【简析】天井为合穴，系火经土穴。主治：**瘰疬**（可单用也可配少海），**瘾疹**。本穴为治疗瘰疬及瘾疹之要穴。

第十一节　足少阳胆经

窍阴
（一名足窍阴。足少阳之所出，井金穴）

【古诀应用】

《医宗金鉴》：窍阴主治胁间痛，咳不得息热躁烦，痈疽头痛耳聋病，喉痹舌强不能言。

【简析】窍阴为井穴，为木经金穴。主治：胁间痛，咳逆不得息；发热燥烦，痛疽，口干，头痛（以治偏头痛疗效较佳），喉痹，舌强，耳聋。

侠溪

（足少阳胆脉之所溜，荣水穴）

【古诀应用】

李东垣：先师洁古病苦头痛，发时两颊青黄，眩晕，目不欲开，懒言，身体沉重，兀兀欲吐，此厥阴太阴合病，名曰风痰，灸侠溪，服局方玉壶丸愈。

《备急千金要方》：主乳痈肿溃，小腹肿痛，月水不调。

《针灸真髓》：治眩晕，足背痛或浮肿。

《百症赋》：阳谷侠溪，颔肿口噤并治。

《医宗金鉴》：侠溪主治胸胁满，伤寒热病汗难出，兼治目赤耳聋痛，颔肿口噤疾堪除。

【简析】 侠溪为荣穴，为木经水穴。主治：胸胁支满，颔肿口噤（配阳谷），伤寒热病汗不出，眩晕，目赤耳聋，胸痛，足背痛或浮肿。

临泣

（一名足临泣。足少阳胆脉所注，输木穴）

【古诀应用】

《玉龙歌》：小腹胀满气攻心，内庭二穴要先针，两足有水临泣泻。

《杂病穴法歌》：赤眼迎香（内迎香）出血奇，临泣太冲合谷侣。

《医宗金鉴》：颈漏腋下马刀疮，连及胸胁乳痈疡，妇人月经不利病，下临泣穴主治良。

《玉龙赋》：内庭临泣理小腹之膜。

【简析】 临泣为输穴，为水经木穴。主治下述诸病。

（1）**五官病症：** 眼目之症；牙风面肿（配颊车、合谷）。

（2）**其他：** 头痛，腋下马刀连及胸胁，妇人乳痈，月信不调，小腹膜胀（配内庭）。

丘墟

（足少阳脉之所过，为原穴，亦六阳经之溜穴）

【古诀应用】

《备急千金要方》：主胸痛如刺，脚急肿痛。

《玉龙歌》：脚背疼起丘墟穴。

《玉龙赋》：商丘解溪丘墟，脚痛堪追。

《灵光赋》：髀枢疼痛泻丘墟。

《百症赋》：转筋兮金门丘墟来医。

《胜玉歌》：踝跟骨痛灸昆仑，更有绝骨共丘墟。

《医宗金鉴》：丘墟主治胸胁痛，牵引腰腿髀枢中，小腹外肾脚腕痛，转筋足胫不能行。

《卧岩凌先生得效应穴针法赋》：大抵脚腕痛昆仑解愈，应在丘墟。

【简析】丘墟为原穴，为木经木穴。主治下述诸病。

（1）**胸胁满痛**，不得息。

（2）脚部局部痛：脚痛（配商丘、解溪）；脚背疼（配解溪、商丘）；脚腕痛（配昆仑）；踝跟骨痛（配昆仑、绝骨）；髀枢脚痛；行步难移（配太冲）。

（3）小腹外肾痛。

阳辅

（经火穴）

【简析】阳辅为经穴，为木经火穴。主治：膝胻痹痛；腰间寒冷；肤肿筋挛；百节痹疼；痿痹偏风不遂。

阳辅为本经子穴，凡胆经实证均可泻治之，又**经主喘咳寒热**，最适治外感实证，因此本穴为治**少阳胆经外感实证之特效穴，对于伤风感冒之偏头痛尤具特效。**配足临泣可治胸胁痛。

阳陵泉

（筋之会，足少阳胆脉之所入，合土穴）

【古诀应用】

《马丹阳天星十二穴》：阳陵居膝下，外一寸中膝廉肿并麻木，冷痹及偏风，起坐腰背重，面肿满胸中，举足不能起，坐卧似衰翁，刺入六分止，神功妙不同。

《席弘赋》：最是阳陵泉一穴，膝间疼痛用针烧。（又）脚痛膝肿针三里，悬钟二陵三阴交。

《玉龙歌》：膝盖红肿鹤膝风，阳陵二穴亦可攻。

《玉龙赋》：阴陵阳陵，治膝肿之难熬。

《天星秘诀》：脚气酸痛肩井先，次寻三里阳陵泉。（又）冷风湿痹针何处，先取环跳次阳陵。

《百症赋》：半身不遂，阳陵远达于曲池。

《通玄指要赋》：胁下肋痛者，刺阳陵而即止。

《杂病穴法歌》：胁痛只须阳陵泉。（又）脚连腰胯痛难当，环跳阳陵泉内杵。（又）冷风湿痹针环跳，阳陵三里烧针尾。（又）热闭气闭先长强，大敦阳陵堪调护。

《医宗金鉴》：阳陵泉治痹偏风，兼治霍乱转筋疼。

《卧岩凌先生得效应穴针法赋》：胁下肋边者，刺阳陵而即止。

《灵光赋》：阴跷阳跷两踝边，脚气四穴失寻取，阴阳陵泉亦主之。

【简析】阳陵泉为合穴，**为木经土穴，善治木土不和之病，及风（木）湿（土）之病**。主治下述诸病。

（1）**胁痛**：胁下肋边（配支沟），胁肋疼痛。

（2）**偏风**、半身不遂（配曲池）。

（3）**膝痛**并麻木，举足不能起，膝痛（灸），鹤膝风（配阴陵泉），膝肿痛（配阴陵泉）。

（4）冷痹；冷风湿痹（配环跳、三里）。

（5）脚气酸痛（配肩井、足三里）；脚气（配阴跷、阳跷、阴陵泉）。

（6）其他：痛从鬓出，霍乱转筋，热秘、气秘（配长强、大敦），**疾高而外者取之阳之陵泉，善治少阳头痛、肩痛及少阳病**。

第十二节　足厥阴肝经

大敦

（足厥阴肝脉之所出，井木穴）

【古诀应用】

《玉龙歌》：七般疝气取大敦。

《席弘赋》：大便秘结大敦烧。

《百症赋》：大敦照海，患寒疝而善蠲。

《通玄指要赋》：大敦能除七疝之偏坠。

《天星秘诀》：小肠气痛先长强，后刺大敦不用忙。

《胜玉歌》：灸罢大敦除疝气。

《杂病穴法歌》：七疝大敦与太冲，（又）热闭气闭先长强，大敦阳陵堪调护。

《备急灸法》：孙真人治卒暴小肠疝气，疼痛欲死，灸两足大指上七壮。

《外台秘要》：卒疝暴痛，灸大敦，男左女右，三壮立已。

《玉龙赋》：期门大敦，能治坚痃疝气。

《乾坤生意》：兼三阴交治小肠气痛，治一切冷气连脐腹结痛。

《验方新编》：妇人血崩不止，灯心一根蘸香油点燃，烧大敦穴一下即止。

《医宗金鉴》：大敦治疝阴囊肿，兼治脑衄破伤风，小儿急慢惊风，炷如小麦灸之灵。

《玉龙赋》：大敦去疝气。期门、大敦能治坚痃疝气。

《卧岩凌先生得效应穴针法赋》：稽夫大敦去七疝之偏坠，王公谓此，应在阑门。

《灵光赋》：大敦二穴主偏坠。

【近人处方】 配横骨、关元、合阳，治阴囊漏血。配至阴，治逆产。

【简析】 大敦为井穴，为木经木穴。

（1）**治疝气之要穴、效穴**：坚痃疝气（配期门），寒疝（配照海），阴囊肿，七疝偏坠，肾强疝气（配关元），七疝（配太冲阑门），小肠气痛（配长强）。

（2）大便闭涩：热秘，气秘（配长强、阳陵泉）。

（3）其他：破伤风，小儿急慢惊风，脑衄。本穴为**木之木穴，善治筋病风病，治阳痿**亦甚效。

行间

（足厥阴脉之所溜，为荥火穴）

【古诀应用】

《百症赋》：雀目肝气，睛明行间而细推。（又）行间涌泉，治消渴之肾竭。

《通玄指要赋》：行间治膝肿目疾。

《杂病穴法歌》：脚膝诸痛羡行间。

《胜玉歌》：行间可治膝肿病。

《医宗金鉴》：行间穴治儿惊风，更刺妇人血蛊症，浑身肿胀单腹胀，先补后泻自然平。

《杂病穴法歌》：腰连脚痛怎生医，环跳行间与风市。脚膝诸痛羡行间，三里申脉金门侈。

《卧岩凌先生得效应穴针法赋》：脐腹痛泻足少阴之水，应在行间。行间治膝肿目疾，应在晴明。

【简析】行间为荥穴，为木经火穴。主治下述诸病。

（1）**目疾**：雀目肝气（配晴明），目疾（配晴明）。

（2）**脚膝诸疾**：膝肿，腰连脚痛（配环跳、风市），脚膝诸痛（配申脉、三里、金门）。

（3）消渴肾竭（配涌泉）。

（4）其他：脐腹痛泻（配阴谷），小儿急慢惊风，妇人血蛊癥瘕，浑身肿胀，单腹胀等。

太冲

（足厥阴肝脉之所注，输土穴）

【古诀应用】

《马丹阳天星十二穴》：太冲足大指，节后二寸中，动脉知生死，能医惊痫风，咽喉并心胀，两足不能动，七疝偏坠肿，眼目似云蒙，亦能疗腰痛，针下有神功。

《席弘赋》：手连肩脊痛难忍，合谷针时更太冲。（又）脚痛膝肿针三里，悬钟二陵三阴交，更向太冲须引气，指头麻木自轻飘。（又）咽喉最急先百会，太冲照海及阴交。

《素问·至真要大论》：太冲脉绝，死不治。

《素问·上古天真论》：女子二十七，太冲脉盛，月事以时下，故能有子。

《标幽赋》：心胀咽痛，针太冲而必除。

《通玄指要赋》：行步难移，太冲最奇。

《胜玉歌》：若人行步苦艰难，中封太冲针便痊。

《肘后歌》：股膝肿起泻太冲。

《杂病穴法歌》：赤眼迎香（内迎香）出血奇，临泣太冲合谷侣。（又）鼻塞鼻痔及鼻渊，合谷太冲随手取。（又）舌裂出血寻内关，太冲阴交走上部。（又）手指肩连相引疼，合谷太冲能救苦。（又）七疝大敦与太冲。

《百症赋》：太冲泻唇喎以速愈。

《医宗金鉴》：太冲主治肿胀满，行动艰辛步履难，兼治霍乱吐泻证，手足转筋灸可痊。

《十二经脉证治主客原络歌》：气少血多肝之经，丈夫溃疝苦腰疼，妇人腹膨小腹肿，甚则嗌干面脱尘，所生病者胸满呕，腹中泄泻痛无停，癃闭遗溺疝瘕痛，太冲光明即安宁。

《玉龙赋》：行步艰楚，刺三里、中封、太冲。

《卧岩凌先生得效应穴针法赋》：神门去心内之呆痴，应在太冲。且如行步难移，太冲最奇，应在丘墟。

【近人处方】配行间、五里，治肝脏肿大。

【简析】太冲为输穴，**为木经土穴。善治肝脾不和之病。**主治下述诸病。

（1）有多个歌诀指出治疗**行步艰难**：行步艰楚（配足三里、中封）；行步艰难（配中封）；两足不能行；行步难移（配丘墟）；行步艰难（配三里、中封）；股膝肿。这都与行步艰难有关。

（2）**咽痛**：咽喉痛（配内庭），咽喉急痛（配百会、照海、阴交）。临床**以太冲治疗咽喉痛确有特效**。

（3）心胸胀满（穴下太冲脉经过，亦善治心脏病）。

（4）手指肩足趾痛：手连肩脊痛（配合谷），足趾麻木，手足转筋经。

（5）**五官病：唇㖞（口眼歪斜）**，眼目似云蒙，**赤眼**［配迎香（出血）、临泣、合谷］，舌裂出血（配内关、阴交）。

（6）其他：腰痛（配承山），惊痫风，七疝（配大敦），伤寒（配内庭），呆痴（配神门），肿满，霍乱吐泻。

中封

（一名悬泉，足厥阴肝脉之所行，经金穴）

【古诀应用】

《胜玉歌》：若平行步苦艰难，中封太冲针便痊。

《玉龙歌》：行步艰难疾转加，太冲二穴效堪夸，更针三里中封穴，去病如同用手抓。

《玉龙赋》：行步艰难，刺三里中封太冲。

《杂病穴法歌》：肝疟中封。

《医宗金鉴》：中封主治遗精病，阴缩五淋溲便难，鼓胀瘿气随年灸，三里合灸步履艰。

【简析】中封为经穴，为木经金穴。

【主治】

①**行步艰楚**（配足三里、太冲）；**行步艰难**（配太冲、足三里）；**行步艰难**（配太冲）。

②其他：肝疟，梦泄遗精，阴缩，五淋不得尿，鼓胀、瘿气。

曲泉

（足厥阴肝脉所入，合水穴）

【古诀应用】

《席弘赋》：男子七疝小腹痛，照海阴交曲泉针，更不愿时求气海，开元同泻效如神。

《肘后歌》：风痹痿厥如何治，大杼曲泉真是妙。

《医宗金鉴》：曲泉癀疝阴股痛，足膝胫冷久失精，兼治女子阴挺痒，少腹冷痛血瘕癥。

【简析】 曲泉为合穴，为木经水穴。主治下述诸病。

（1）脐腹痛，少腹冷痛，阴股痛，小腹痛（配照海、阴交）。

（2）七疝，癀疝。

（3）男子失精；女子阴挺出，阴痒，血瘕。

（4）膝胫冷痛，风痹痿厥（配大杼）。

第二十四章
五输穴与太极对应

易学的太极元气论，基于中医学中一个重要的论点——"天人相应"的整体观，认为人身体为一个小宇宙，而人体的任一局部又为一小人身，即整体包含局部，同时局部亦有整体的信息，这种思想用之于中医诊断及临床，即成为中医特有的全息医疗方法。

早在《吕氏春秋》中就提及"天地万物，一人之身也，此之谓大同"。朱熹更明确提出"物物具一太极"之说，从人与宇宙的关系而言，人身为一小宇宙，有宇宙的全息；从人身与局部而言，人体之任一局部又为一小人身。

人身整体之太极以肚脐为中心，此为众所皆知，膈以上为上焦，膈至脐为中焦，脐以下为下焦。但从"一物一太极，一处一太极"之全息观来看，全身又有许多的太极。下面就详述几种太极与五输穴。

一、大太极（肘膝太极）

大太极即手足各有一太极，即手足各以肘膝为太极（肘为手臂之太极，膝为大小腿之太极），对应于人身整体之太极——肚脐，因而有顺对及逆对，又有正像及倒像之分。因五输穴足不过膝，手不过肘，这里仅就有五输穴分布之小腿及上肢略加分析。

例如，将上肢自然下垂与躯干呈顺向并列对置（可称为**手躯顺对**），则有如下对应：即上臂与胸（或背）脘，肘与脐（腰），下臂与下腹（腰骶），手与阴部对应。如腰骶或下腹有病可取下臂穴位治疗，阴部病可取手部穴治疗（反之下臂病也可取下腹或腰骶部穴位施治）。可以尺泽治腰痛，以曲池治腹痛腹泻。

将上肢与躯干呈逆向并列（可称为**手躯逆对**），则有下列对应关系：即手（腕）与头（颈），前臂与胸（背）脘，肘与腰，上臂与下腹（或腰骶），肩与阴部对应。如笔者常取三间、液门治疗头痛；取前臂穴位治疗胸脘之病变

（如用内关或支沟治心悸、胸闷等）。

将下肢与躯干顺向并列对置（可称为**足躯顺对**），则有如下对应：即大腿与胸（背）脘，膝与脐（腰），小腿与下腹（腰骶），足与阴部对应。如胸背有病可针大腿，下腹有病可针小腿，反之大腿及小腿有病，亦可在胸腹施治。笔者常以陷谷治经痛，大敦、隐白治崩漏，以及复溜治腰骶痛，三阴交治下腹病等，其运用皆与此原理相合。

将下肢与躯干呈逆向排列（可称为**足躯逆对**），则有下列对应关系：即足与头、踝腕与颈项、小腿与胸（背）脘、膝与脐（腰）、大腿与下腹（腰骶）对应。如胸脘有病可针小腿，下腹有病可针大腿，反之针胸脘及下腹亦能治大小腿病。笔者常以足临泣治偏头痛、陷谷治阳明头痛、束骨治后头痛，都与此对应法有关。由于膝对应肚脐，而阴陵泉紧贴膝部，亦如同水分穴正在脐上，因此水分为治疗水肿病之要穴，阴陵泉亦为治疗水肿病之要穴。

上述对应，手指及足趾可对应于头顶，因此等同于百会、神庭等穴，是以井穴能治神志病变，急救能治中风急症，如厉兑、隐白常用于治疗梦魇不宁，大敦、少商共用合称鬼哭穴，可治疗痴癫之症。腕踝相当于颈部，亦常用腕踝穴位治疗颈项病，如列缺、昆仑即善治颈项强痛。

将上述方法列表则如表 24 - 1。

表 24 - 1　手足顺对及逆对表

对应部位	头	胸脘（背）	脐	下腹（腰）	阴部
手躯顺对	肩	上臂	肘	下臂	手
手躯逆对	手	下臂	肘	上臂	肩
足躯顺对	髋	大腿	膝	小腿	足
足躯逆对	足	小腿	膝	大腿	髋

由此，我们可以得出一个结论，即肘膝可治腰腹病，下臂可治胸脘（背）及下腹（下腰），小腿亦可治胸脘（背）及下腹（下腰）。手可治头及阴部病，足亦可治头及阴部病。如此，五输穴之合穴可治腰腹脐病，经穴可治胸脘（背）及下腹（下腰）病，井穴可治头顶及阴窍，荥输穴可治头面及阴部病。

这种关系在手与足间也可对应互用，即成为手足顺对和手足逆对。将上肢与下肢顺向并列为**手足顺对**，以肘对应膝为中心对应，可有下列对应：即肩对髋、上臂对大腿、肘对膝、下臂对小腿、手对脚。如髋有病可取肩部穴位施治；膝部有病可取曲池或尺泽（见《肘后歌》）施治（反之肩部有病也可取髋部穴位施治，肘部有病也可取膝部穴位施治）。

将上肢与下肢呈逆向排列为**手足逆对**，可有如下对应：即肩与足、上臂与小腿、肘与膝、下臂与大腿、手与髋。如足踝部有病可取肩部穴位治疗，大腿有病可取下臂穴位治疗（反之肩部有病可取足部穴位施治，下臂有病也可取大腿穴位施治），可取手上合谷、后溪等穴治疗大腿痛、坐骨神经痛，笔者亦常取支沟、外关治疗大腿痛酸，均系此原理之应用。

这里我们可以进一步得出一个结论，即肘膝可以互治，下臂可治大小腿疾病，小腿可治上下臂疾病，手可治脚及髋疾病，足可治手及肩疾病。即五输穴之**合穴**可治肘膝疾病（如曲池、尺泽治膝痛肘痛），**手经穴**可治大小腿疾病（如支沟治腿痛）。**足经穴**可治上下臂疾病，**手荥输穴**治脚及髋疾病（后溪、三间治腰髋痛）。**足荥输穴**治手及肩疾病。井穴治手指、脚趾疾病。

将上述对应以图示如下，则为图 24 - 1。

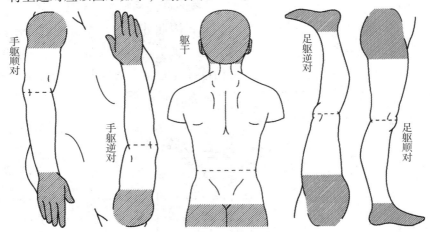

图 24 - 1　大太极人体对应图

其中，最常用者为"手足顺对"，此种方法之原理基于《易经》之先天八卦之对应关系而来。其对应见表 24 - 2

表 24 - 2　手足顺对表

手足顺对	肩	上臂	肘	下臂	手
	髋	大腿	膝	小腿	足

"手足顺对"中又以"同名经应用"为多，即手太阴肺与足太阴脾互用，手阳明大肠与足阳明胃互用，手少阴心与足少阴肾互用，手太阳小肠与足太阳膀胱互用，手厥阴心包与足厥阴肝互用，手少阳三焦与足少阳胆互用。详见本书之"五输穴通经取穴法"章节。

二、中太极

中太极是以腕踝为太极（中心点），上至手指和脚趾，下至前臂及小腿中段。其分布全在井、荥、输、经穴范围内。其对应见图 24 - 2 及表 24 - 3。

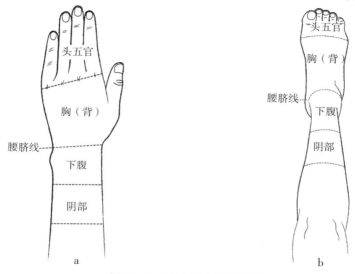

图 24 - 2　中太极人体对应图

表 24 - 3（1）　中太极人体顺对应表

对应部位	头	胸脘（背）	脐	下腹（腰）	阴部
手	指（井）	掌（荥输）	腕（阳原阴经）	前臂（前段）（阴经经穴）	前臂（中段）
足	趾（井）	跖（荥输）	踝（阳原阴经）	小腿（下段）（阴经经穴）	小腿（中段）

表 24 - 3（2）　中太极人体逆对应表

对应部位	头	胸脘（背）	脐	下腹（腰）	阴部
对应部位	头	胸脘（背）	脐	下腹（腰）	阴部
手	前臂（中段）	前臂（前段）（阴经经穴）	腕（阳原阴经）	掌（荥输）	指（井）
足	小腿（中段）	小腿（下段）（阴经经穴）	踝（阳原阴经）	跖（荥输）	趾（井）

表 24 - 3 (3)　　中太极五输穴对应表

部位 穴位	耳	眼	咽	心胸	胃	腰脐	小腹	肛门
上肢	关冲	二间	二间、三间	劳宫	鱼际	腕骨	内关	支沟
下肢	窍阴	行间	太冲、太白	涌泉	公孙	中封、昆仑	交信、三阴交	承山

由此，我们可以做一个结论，即：①指趾（井）可治头及阴部；②掌跖（荥、输）可治胸脘（背）及下腹（下腰）；③腕踝（阳原阴经）能治脐腹腰；④前臂（前段）小腿（下段）（阳经经穴）可治下腹（下腰）及胸脘（背）。

中太极（腕踝太极）应用在古法针灸的治疗取穴中（见常用针灸歌诀）可谓极多，虽不自觉，但其中甚多与全息相符。举例列表如下［见表 24 - 3 (3)］。

综合前述之**大中太极**，则五输穴之应用大致如下。

（1）**井穴**可治头及阴部。

（2）**荥、输穴**治：①头面及阴部病。②可治胸脘（背）及下腹、下腰。③**手荥输穴**治脚及髋，**足荥输穴**治手及肩。

（3）**经穴**可治：①胸脘（背）及下腹（下腰）病。②阴经经穴能治脐腹腰。阳经经穴可治下腹（下腰）及胸脘（背）。③手经穴可治大小腿，足经穴可治上下臂。

（4）合穴可治腰腹脐病及肘膝病。将前述**大、中太极**综合交互应用，归纳常见病之用穴，五输穴之用穴如下表（表 24 - 4）。

表 24 - 4　大、中太极常见病的五输穴应用

患病部位	频度最高穴位
头面	合谷
眼	合谷、太冲
咽	少商、合谷、照海、太冲
颔	阳谷、侠溪
项	后溪、束骨
胸	大陵、涌泉、间使
胁肋	支沟、阳陵、腕骨

患病部位	频度最高穴位
腰	委中、昆仑
腹	足三里
脐	阴陵、曲泉、中封
尿道	阴陵、大敦
子宫	三阴交、交信
阴部	三阴交、大敦
肛门	承山、支沟

三、小太极

小太极又称局部太极，可以说每个部位都有一个太极。若将面部及手臂足腿每一部分再予区分，每一部分仍能各自治疗全身疾病，此一事实充分反映了人身整体相关，按现代生物全息论，人体任一肢节，包括头部，都是整体的缩影，都有与整体相应的穴位。

（一）四肢

关于部位的划分，每个局部都可分为三部分，即上、中、下三部分。上部诊治头部及心肺疾病，中部诊治脾胃、肝胆疾病，下部诊治肾、膀胱与下肢疾病。例如：手臂（将手举起从腕至肩为正像）之前部治上焦头面心肺病，中部治中焦脾胃、肝胆疾病，下部治疗下焦肾、膀胱与下肢疾病。如前臂前部之支沟穴治疗心悸，前臂后部之尺泽、曲泽、小海穴都治疗下焦病膝痛，前臂中部之曲池穴治腹泻。

其他部位如手掌、上臂、小腿、大腿、面部也是如此。小腿上部诊治头部及心肺疾病（疾高而内者，取之阴之陵泉，故阴陵泉能治头面心肺病），中部诊治脾胃、肝胆疾病，下部诊治肾、膀胱与下肢疾病（如复溜治小腹及肾脏病）。

同大、中太极一样，小太极也有倒像。从倒像来看，也是上部诊治头部及心肺疾病，中部诊治脾胃、肝胆疾病，下部诊治肾、膀胱与下肢疾病。如此则手臂之前部能治下焦肾、膀胱与下肢疾病。中部治中焦脾胃、肝胆疾病，下部治疗上焦头面心肺病。例如：支沟治疗便秘甚效，少海、小海治疗心脏病效佳即是显例。

(二) 手部

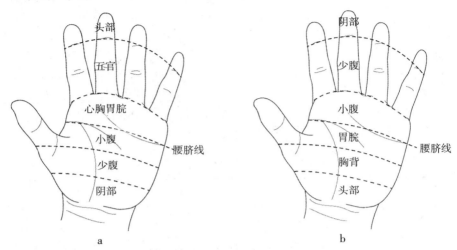

图 24 - 3　手掌小太极图

整个手掌、整个面部都可算是一个太极，从三间至后溪穴作一连线，为腰脐线，位于这条线上的穴位皆能治疗腰痛。正像则以此线之上至指缝间为心胸部，指缝至指尖间治五官病；指尖治疗头部及神志病；腰脐线以下至掌根间为小腹部，掌根为阴部。例如，三间、后溪、中渚皆治腰痛，二间、液门皆治五官病，少泽治神志病，少府、劳宫治胃病，掌根处大陵治子宫病、坐骨神经痛等。

手掌亦有倒像，手掌之倒像，则此腰脐线（三间至后溪穴作一连线为腰脐线）以上至指缝间治小腹部病，指缝至指尖间治少腹部病，指尖治阴部病。腰脐线以下至掌根间为心胸部，掌根为头部。

例如，五间穴治疝气、尿道炎、前列腺炎；掌根处大陵穴治疗口腔炎、口臭等。

手掌太极（小太极）对应见表 24 - 5。

表 24 - 5　手掌小太极对应表

部位	指尖	指缝间	腰脐线	手掌	掌根
正像对应	头及神志	心胸部	腰腹	小腹部	阴部
倒像对应	阴部	少腹部	腰腹	心胸部	头部

四、微太极

许多部位亦有其太极，谓之微太极。

若将手臂足腿每一部分再予区分，每一部分仍能各自治疗全身疾病，此一事实充分反映了人身整体相关，按生物全息论，人体任一肢节，包括头部，都是整体的缩影，都有与整体相应的穴位。

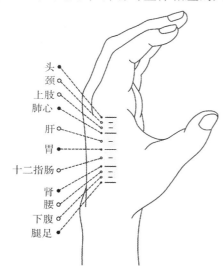

头
颈
上肢
肺心
肝
胃
十二指肠
肾
腰
下腹
腿足

图 24 - 4 第二掌骨微太极图

例如：张颖清研究第二掌骨侧，也可分别对应于头、颈、上肢、肺、肝、胃、十二指肠、肾、腰、下腹、腿、足等各部位穴位，第五掌骨侧也有这样的对应。一般分为十一个定位。对应有头、颈、上肢、肺、肝、胃、十二指肠、肾、腰、下腹、腿、足等各部位穴位，这十一个穴位的具体定位：头穴与腿足穴连线的中点为胃穴；胃穴与腿足穴的连线中点为腰穴；胃穴与头穴连线的中点为肺心穴；肺心穴与头穴的连线分三等分，中上三分之一交点是颈穴；中下三分之一交点是上肢穴；胃穴与肺心穴的连线中点是肝穴；胃穴与腰穴的连线三等分，中上三分之一交点是十二指肠穴；中下三分之一交点是肾穴；腰穴与腿足穴的连线中点是下腹穴（图 24 - 4）。

从第二掌骨侧的五输穴来看，三间靠近头点，能治头面病。合谷能治中焦病。倒像则三间靠近腿足点，亦能治腿足之病。

第五掌骨侧也有这样的对应。前臂、后臂、小腿、大腿都可这样划分为十一部位，但这样的划分似乎过细了一点，应用时简单地以三焦划分，也就是说部位的划分，每个局部都可只分为三部分，即上、中、下三部分。事实上身体许多小局部也有三焦的排列，例如，自大陵至郄门穴就呈现了这种排列：大陵（对应头面）治口腔病；内关（对应心胸）治心胸病；间使（对应上腹）治胃病；郄门（对应下腹）治肛门病。

小结

太极针法的综合应用，可以使穴位的应用发挥到极大，所谓极高明于平常。

例如：**三间穴。在大太极能治头面病**，包括头痛、面神经痛、面震颤，亦能治下腹痛、坐骨神经痛。**在中太极可治胸脘（背）及下腹下腰**，能治落枕、心口痛、下腹痛，治脚及髋，治腿足痛、坐骨神经痛。**在小太极**位于腰脐线，**可治腰腹痛。在微太极**则因三间穴则三间靠近头点，**能治头面病**，包括头痛、面神经痛、面震颤，倒像三间靠近腿足点，亦**能治腿足之病**。若再发挥，其他可治病还多。

又如，前臂前部之支沟穴治疗气虚心悸，倒像则能治便秘等。前臂后部之小海治疗下焦病膝痛及尾椎痛，倒像则能治心悸、心肌炎、心脏病等。如此一个穴仅就大中小太极的对应用施治，就能治疗许多病，如再结合经络，五体（皮、脉、肉、筋、骨）所在，又能治更多的病，可以把一个穴的应用发挥到极大，这是一针疗法的极致，但基础却在太极的对应。

第二十五章
五输穴通经取穴法

通经取穴法，又称"同名经取穴法"，也称六经相通取穴法，是接经取穴法的延伸，也是经络疗法的一种。所谓六经相通，即手太阴通足太阴，手阳明通足阳明，手少阴通足少阴，手太阳通足太阳，手厥阴通足厥阴，手少阳通足少阳。

手足同名经之运用可以说也与开合枢有关。手足太阳经皆主开，手足少阳经皆主枢，手足阳明经皆主合，其手足同名经间皆有着统一的运动规律及同类的性质。阴经之手足太阴同名经皆主开，手足少阴同名经皆主枢，手足厥阴同名经皆主合，其手足同名经间亦有着同类的运动规律及性质，因此其作用彼此相通，可以称作同名经相通。

有关同名经配穴法古人早有很多用例，这里举述几个《百症赋》中的例子，如："耳聋气闭，全凭听会翳风"，听会为胆经穴，翳风为三焦经穴，这是手足少阳同名经配合用；又如"倦言嗜卧，往通里大钟而明"，通里为心经穴，大钟为肾经穴，这是手足少阴同名经配用的例子；还有"热病汗不出，大都便接于经渠"，大都位于足太阴脾经，经渠位于手太阴肺经，这是手足太阴同名经配用的例子。

此外，《席弘赋》说："手足上下针三里，食癖气块凭此取。"两穴一个在足阳明，一个在手阳明。以上这些都是很好的例证。其他古代医家应用此法者亦多，在此就不再多赘。

"同名经相通"确实也有相通的路径，例如：手足太阴经在中府穴附近相连；手足阳明经在迎香穴相连；手足少阴经在心中相连；手足太阳经在睛明穴相连；手足厥阴经在天池穴相连；手足少阳经在瞳子髎穴相连等（表25－1）。

表 25 – 1　三阴三阳同名经连接表

手经	手太阴	手少阴	手厥阴	手太阳	手少阳	手阳明
相接处（或穴）	中府穴	心中	天池穴	睛明穴	瞳子髎穴	迎香穴
足经	足太阴	足少阴	足厥阴	足太阳	足少阳	足阳明

同名经相通之应用，常用以下几种方法。由于五输穴手不过肘，足不过膝，在手足同名经相通之运用方面，则更为方便而有实效。以下仅以五输穴举例说明这些方法。

（一）手足同名经互相治疗对方（交用）

这种用法一般以对侧相应部位最佳（表 25 – 2，除五输穴外，也包括部分大腿及上肢），采用巨刺法配以动气，效果尤其速捷。亦即四肢疾病较为适用，即以左上治右下、右上治左下、左下治右上、右下治左上。例如：手太阴之井穴少商有病痛可针足太阴之井穴隐白；手少阴之荥穴少府有病痛可针足少阴之荥穴照海，其他各经皆可依此类推。

表 25 – 2　同名相通经常用交叉对称取穴表（数字为穴位代号）

手经		交叉对称应用穴		足经
手太阴 肺经 LU	11 10 9 7 5	少　商←→隐　白 鱼　际←→太　白 （或公孙） 太　渊←→商　丘 列　缺←→三阴交 尺　泽←→阴陵泉	1 3 (4) 5 6 9	足太阴脾经 SP
手阳明 大肠经 LI	1 4 5 10 11 12 14 15	商　阳←→厉　兑 合　谷←→陷　谷 阳　溪←→解　溪 手三里←→足三里 曲　池←→犊　鼻 肘　髎←→梁　丘 臂　臑←→伏　兔 肩　髃←→髀　关	45 43 41 36 35 34 32 31	足阳明胃经 ST
手少阴 心经 H	8 7 5 3	少　府←→然　谷 神　门←→照　海 通　里←→太　溪 少　海←→阴　谷	2 6 3 10	足少阴肾经 K

手经		交叉对称应用穴		足经
手太阳 小肠经 SI	1 12 3 4 5 6 7 8 10	少　泽←→至　　阴 前　谷←→通　　谷 后　溪←→束　　骨 腕　骨←→金　　门 阳　谷←→申　　脉 养　老←→昆　　仑 支　正←→承　　山 小　海←→委　　中 臑　俞←→承　　扶	67 66 65 63 62 60 57 40 36	足太阳膀胱经 U. B
手厥阴 心包经 P	9 8 7 4 3	中　冲←→大　　敦 劳　宫←→太　　冲 大　陵←→中　　封 郄　门←→蠡　　沟 曲　泽←→曲　　泉	1 3 4 5 8	足厥阴肝经 Liv
手少阳 三焦经 S. J	1 3 4 5 9 11 14	关　冲←→足窍阴 中　渚←→足临泣 阳　池←→丘　　墟 外　关←→绝　　骨 四　渎←→阳陵泉 清冷渊←→风　　市 肩　髎←→环　　跳	44 41 40 39 34 31 30	足少阳胆经 G. B

（二）手足同名经互相配合治疗（五输穴彼此合用）

此种用法，即一处有病可以两个同名经穴并用，即同名经上下互用，效果亦较佳，前面已举过几个《百症赋》及《席弘赋》中的用例。这里另举几个笔者自己的用例。如：手太阳输穴后溪与足太阳输穴束骨同用治疗颈项及腰背痛甚效。手少阳输穴中渚与足少阳输穴临泣同用治侧面所有少阳之病甚效；手阳明输穴三间与足阳明输穴陷谷同用治人体前身各种病痛皆效。证明同名经相通配用确实是一种常用、实用的针法。

（三）手足同名经互相配合治疗（五输穴与他穴并用）

这种取穴方法，即一处有病可以两个同名经穴并用，即在上下同名经皆取穴而互用之，效果亦较佳，前面已举过几个《百症赋》及《席弘赋》中的用例，这里另举几个笔者自己常用的用例。这种用法可以其他治疗针配合五输穴并用，例如：左肩阳明部位痛，可针右阳明经穴位（依经验条口穴甚效），再针同侧手阳明经之输穴三间可立止疼痛；又如，右肘三焦经处（少阳经）痛，可针左脚少阳胆经穴位（依经验采对应取穴，阳陵泉甚效），再取同侧手少阳经之输穴中渚效果甚佳。笔者常用内关配太冲（手足厥阴通）治膝痛并强心特效，也是手足同名经之应用。这种针法，在同名经两处远端取穴，两穴皆为治疗针，同侧较近之远端穴既有治疗作用又有牵引作用，所以疗效甚为突出。

（四）手足同名经互相取代治疗（代用）

手足同名经相对应的部位由于在全息学说上处于相对应的位置，因此有同质的作用，皆能治疗相同的部位，因而常常互相取代应用。例如：手足三里都能治胃肠病；神门、大钟都能治痴呆；就可互为取代应用。又如，公孙可治脾胃虚寒、消化不良，相对应的鱼际亦可治疗脾胃虚寒、消化不良。中渚、临泣皆能治耳病。临泣可治环腰一周之酸痛，相对应的中渚也专治环腰一带酸痛。悬钟能治落枕，相对应的外关也可治落枕。足太阳束骨能治疗颈项及腰痛，相应的手太阳后溪也可治疗颈项及腰痛，如此皆可互为取代治疗，也可共同配对，更能加强治疗效果。此外，足小趾端的至阴穴可治妇科胎位不正，手小指端的少泽亦能治妇科病产后少乳，也有着类似的作用。

（五）手足同名经治疗相通经之脏腑经络病

通经取穴法，单穴应用除能治疗对侧相应点之四肢病外，也可治相通经之脏腑经络病。例如肾经的俞府穴处疼痛，可灸心经的少海神门而立解。又如梅尼埃病用曲池治疗甚效，曲池穴为手阳明大肠经之合穴，透过肝与大肠相通能治头晕（肝之病也），透过手足同名经相通能治呕吐（胃之病也）。又如脸面病针手阳明经之三间穴有效，因手足阳明经相通，整个脸面皆属阳明因此有效，这是很灵活的方法。

病案举例

李某某，42 岁，后溪部位风湿疼痛，病属手太阳，治取足太阳相应部位束骨，下针后疼痛减轻，2 次而愈。

张某某，45 岁，落枕 2 天，颈部左右上下转动皆不适而疼痛，此系手足太阳经同病，取手足太阳经之输穴后溪、束骨并针，立见轻松，1 次而愈。

李某某，23 岁，小腿阳明部位疼痛，针治手阳明经之合谷穴，立刻痛解。

王某某，30 岁，膝盖扭伤疼痛 2 天，蹲下困难，在对侧尺泽针刺后，症状立刻得以缓解。

小 结

通经取穴法，一般以巨刺法为准，即取穴以左上治右下、右上治左下、左下治右上、右下治左上，并配合动气针法效果较佳。在整体治疗时可左右之上下四针共用；也可交叉用针，即左上一针配右下一针，右上一针配左下一针。

通经取穴法不论是用于治疗四肢躯干部疾病，还是用于治疗脏腑疾病，皆疗效较佳，是很实用有效的一种针法。

第二十六章
五输穴配穴原则与方法

一、概述

针灸穴位互相配伍能使穴位作用相辅相成，发挥更大的效果，正如同中药的配伍一样，但穴位之配伍较之中药尤为精简扼要。研究"穴位配伍"在针灸临床中甚为重要。针灸"穴位配伍"正可比拟于中医处方的"成方"，心中有较多的成方或者掌握处方的原则，临证之际，自然能从容镇定、游刃有余。

应用某些"穴位配伍"，或许大家都已习以为常，如合谷配太冲称为"四关穴"，有镇定、镇静、镇痉、疏肝的作用，可以治疗许多疾病。然而许多时候只知其然而不知其所以然，或者只是固定在几个基本的对穴上，而未能温故学习古歌诀及文献，又不能掌握原则知新创新，使"对穴"的应用仅仅局限在狭隘的范围内，大大妨碍了针灸临床的进步与发展，殊为可惜。

五输穴的"穴位配伍"应用已有很久的历史，早在《针灸甲乙经》中即有许多例子，如"大便难，中渚及太白主之"（卷九），"霍乱逆气，鱼际及太白主之"（卷十一）等。一些著名歌赋中也多见对穴相伍的例子，最有名的是《百症赋》，其共治96证，有76证采用对穴治疗。如"发热仗少冲、曲泽之津""半身不遂，阳陵远达于曲池"等，真是信手拈来、多不胜举。

其他歌赋中也列载了不少五输穴"穴位配伍"的治证。这些宝贵的经验都值得我们借鉴，综合古人的经验及个人心得，下面谈谈五输穴"穴位配伍"的规律。

二、五输穴的配穴规律

对穴的配穴规律一般可分为按部位配穴、按经络配穴、按穴性配穴等几大类，下面分类略述。

（一）按部位选"配穴"

这是根据疾病所在，而决定配穴的方法。在其邻近、远道或远近并取，方式又有上下及前后并取。

1. 邻近配对

邻近配对即在病变局部或邻近部位取穴，这类的取穴以治疗五官病最多，其次是治疗发作性的局部病。如《玉龙赋》中说："手臂红肿，中渚、液门要辨。"就是邻近取穴的例子，其作用与《内经》之"以痛为输"相类似，也可以说是对《内经》的发挥。

2. 远道配对

远道配对即在远离病变的部位取穴配对。所谓"病在上者，下取之；病在下者，高取之"。这种取穴方法临床应用最多，其中多用于治疗五官病。如《针灸甲乙经》说："大便难，中渚及太白主之。"《百症赋》说："喉痛兮，液门、鱼际去疗。"《席弘赋》说："牙痛腰痛并咽痹，二间阳溪疾怎逃。"这种取穴法多取四肢肘膝以下的输穴，远处取穴是标本理论的应用及输穴远治作用的发挥。

3. 上下配对

上下配对是指在身体上半部（上肢及腰以上部位），及身体下半部（下肢及腰以下部位）各取一穴配成对穴互用。这种配法对治疗两穴所夹区域及经络病变甚为有效，也可治疗各科疾病。《百症赋》说："半身不遂，阳陵远达于曲池""阳谷、侠溪，颌肿口噤并治""倦言嗜卧，往通里、大钟而明""热病汗不出，大都更接于经渠"。这些都是有用的实例。

（二）按经络配选对穴

根据经络循行及彼此关系，选穴配成对穴，又可分为本经配对、表里经配对、同名经配对、别通经配对等几类。

1. 本经配对

本经配对是以本经输穴相配成对。此类对穴所占比例极大。本经穴位相配，主要治疗本经循行部位之疾病，及所属脏腑之疾病。《席弘赋》说："曲池两手不如意，合谷下针宜仔细。"《杂病穴法歌》则以合谷、曲池对穴治头面耳目口鼻病，两穴皆在大肠经，是常用的实例，其他歌诀还有很多用例。

还有一种本经配对取穴即"董氏奇穴"之"倒马针法"，在同经相邻位取穴配对并用，这种相连腧穴的排刺，接连的刺激反应较强，而有互助合作、一鼓作气的强化作用，全身有很多地方都可使用倒马针法配对，以增强疗效，如内庭、陷骨并用对肠胃病有很大效用，针后溪、腕骨可治颈肩痛、腰痛、臀痛、坐骨神经痛；其他如合谷、三间倒马针，复溜、太溪倒马等不胜枚举。

2. 表里经配对

根据经络的络属关系，可取与本经相表里的经脉穴位配成对穴。常用于治疗本经病及表里经脉病，古人的应用经验也很多。据《百症脉》说："梦魇不宁，厉兑（胃）相谐于隐白（脾）。"《肘后歌》说："鹤膝肿劳难移步，尺泽能舒筋骨疼，更有一穴曲池妙。"《玉龙赋》中也以曲池尺泽配对，治疗肘挛痛。

3. 同名经配对

同名经不但脉气相通，而且在气化上有相同性质。如《素问·阴阳离合论》说："三阳之离合也，太阳为开，阳明为阖，少阳为枢……三阴之离合也，太阴为开，厥阴为阖，少阴为枢。"其中之三阳三阴并没有手足之分。《伤寒论》之六经病也是手足同论，因此同名经穴可以相互治疗彼此之疾病。如手太阳经穴能治足太阳经之病变，足太阳经穴也能治手太阳经之病变，其他各经皆如此。手足同名经互相配对，一走上一走下，有上下交济的作用。

古人对同名经配对的应用也是屡见不鲜。由于手足同名经相对应的部位在全息学说上处于相对应的位置，因此有同质的作用。例如，中渚、临泣皆能治耳病；后溪、束骨皆能治颈腰痛。可互为取代治疗，若共同配对，则能加强治疗效果。笔者常以束骨配后溪（手足太阳）治腰背痛、头项强痛，都是同名经配对的应用。

这些在"五输穴通经取穴法"章节中已有详述，此不多赘。

4. 别通经配对

脏腑别通，首见于明·李梴之《医学入门》。清·唐宗海之《医经精义》，虽略加解说，但以内科应用为主，而且只有五脏别通，亦未列出药物。笔者从《易经》《内经》探源，补上"胃与胞络通"，而与其他之"肝与大肠通，心与胆通，脾与小肠通，肺与膀胱，肾与三焦通"，共成完整之脏腑别通，并于1972年起用于针灸临床，迭获显效。

别通配对法之方法，可以在两条相通之经络上各取一穴配对，用于治疗此两两相通经络或脏腑之疾病。

（1）**肺与膀胱通**：肺经之尺泽与膀胱经之委中相配为四弯配，为刺血最重要之配穴，可治疗许多重病及疑难杂症。肺经善治皮肤病，膀胱经之委中可治烂疮，委中刺血配制污穴刺血治疗皮肤病甚效。此皆膀胱与肺通相配之显例。

（2）**脾与小肠通**：位在脾经线上之阴陵泉配小肠经之后溪治疗五十肩甚效。

（3）**肾与三焦通**：三焦经之中渚配肾经之复溜治腰痛甚效。此皆肾与三焦通之用例。

（4）**心与胆通**：胆经之阳辅配心经之少府，祛风止痒效果甚好。窍阴配神门治失眠多梦甚效，这些是心与胆通的配例。

（5）**胃与包络通**：内关配足三里能治疗许多胃心脏病，就是通过心包与胃通而起作用的。

（6）**肝与大肠通**：合谷配太冲为开四关，除善治鼻病（见《杂病穴法歌》）外，还能治疗许多大病，尤其有极强的镇定作用，为最常用之对穴。又如曲池（大肠）太冲（肝）治头晕、高血压甚效。这些是肝与大肠通的用例。

这种别通配对取穴，或以上治下，或以下治上，或以脏治腑，或以腑治脏，有阴阳相济、上下调整之作用。若上下共刺，又有交济升降之功，疗效之显著有时非一般传统之配穴所能比拟。

别通配对也可以在一条经络上以两针倒马配成对穴，治疗相通经络或脏腑的疾病。如：合谷、曲池（大肠经）治头晕（肝经病）甚效；后溪、腕骨（小肠经）并用祛脾湿、治黄疸效果很好，亦有较好的减肥功效。

5. 其他（异经配对法）

有些配对法不在上述之经络配对法内，也就是说这些配对的属经不在一条经上，亦无表里相通之关系，这样的配对称之为异经的配对法。这类的配穴并不在少数，如《百症赋》说："阳谷（小肠）侠溪（胆），颔肿口噤并治""且如两臂顽麻，少海（心）就傍于三里（大肠）"。其他歌诀中异经配穴的例子也不少。

（三）按穴位配对

五输穴配对即井荥输经合等五输穴的配对。根据五输穴的配对法有两种，一是根据五输穴的穴性和主病来选穴配方，这其中又有同性穴配对及不同穴性配对之分；二是根据五行的生克，依补泻选穴配对。下面略加说明。

1. 五输同性穴配对

即井穴配井穴，荥穴配荥穴，输穴配输穴，经穴配经穴，合穴配合穴。如《百症赋》说：廉泉（井）、中冲（井）舌下痛堪攻""梦魇不宁，厉兑（胃井）相谐于隐白（脾井）""半身不遂，阳陵（合）远接于曲池（合）""喉痛兮，液门（荥）鱼际（荥）去疗"。

2. 五输不同性穴配对

如井穴配荥穴或合穴或其他穴，荥穴配输穴或其他穴等。《针灸甲乙经》中使用荥输配穴较多，有本经、有表里，也有不直接关联的两条经络相配。《百症赋》说"行间（荥）、涌泉（井）主消渴之肾竭""热病汗不出，大都（荥）更接于经渠（经）""发热仗少冲（井）曲泽（合）之津"。

3. 五输穴五行配穴

可分为两种方法。

（1）两针连用：即倒马针法。因两穴毗邻，五行有比和（或）相生作用，相辅相成可使效果加倍。如三间（木）配合谷（木）；行间（火）配太冲（土）；内庭（水）配陷谷（木）；太溪（土）配复溜（金）。

（2）母子穴配对：即本经失调取子母经穴调治，如出现虚证时可取本经母穴，配母经五行本穴。实证取本经子穴，配子经之五行本穴。如肝虚取肝经之水穴曲泉，配肾（水）经之水穴阴谷。肝实取肝经之火穴行间，配心（火）经之火穴少府，其他各经都依此法配对。详细运用可参看第十章"子母配穴疗法"。

▌小 结

掌握前述之原则，灵活配伍，在临床方面即足以运用裕如。

在用法方面又有以下数法。

（1）同肢二穴：双穴均取于同侧同肢之上，两穴可以有一段距离，如井合配伍。也可邻近两穴并用，即倒马针。

（2）在两个上肢或两个下肢各取一穴配伍，如左手一穴，右手另取他穴。

（3）在同侧的上下肢各取一穴，即双穴均取于患侧同侧。

（4）双穴均取于对侧之上下肢，即在健侧之上下肢各取一穴配成对穴。这种取法多用于治疗对侧病痛。

（5）交叉取穴：在左手右脚各取一穴配对或右手左脚各取一穴配对，此法在牵引针法应用最多。

（6）双侧四肢两对对穴并用。如四关（合谷、太冲）并用。

总之，五输穴的配伍必须在熟稔经络及穴位属性的前提下，方能进一步选穴配伍。掌握一些固有的律例及经验配穴固然重要，但深入了解对穴配伍方法，灵活并创新用于临床更为重要。唯有如此，才能将针灸的疗效，提升到更快、更高、更好的境界。

第二十七章
五输穴综合应用

笔者对五输穴的应用从各方面进行了单独深入分析，虽说每一种疗法都有其适应证，但在临床时应全面结合，不可拘泥固执，这样五输穴才能应用得更灵活，临床疗效才能更高、更好。

由于每一输穴都有不止一种以上的用法与治证，这里以尺泽穴、太渊穴、二间穴、三间穴为例来举述，即可知五输穴之运用变化多端、妙用无穷。

一、尺泽穴

尺泽穴为肺（金）经子（水）穴，能泻肺实，这是子母补泻法的一种；尺泽为水穴，能清火，能泻肺热，为治疗咽喉炎及扁桃体炎之特效穴；又能治尿意频数，是金水同气相求的用法；至于"理筋急"则是子母补泻与同气相求之综合法，一则使金不克木，一则贴筋治筋，则筋能得以舒缓，用于治疗筋强痉挛病甚效，笔者常用尺泽泻针治疗五十肩，皆能立见大效。另外善治气喘则包括了内经用法及同气相求用法，即尺泽为合穴，"合主逆气而泻"，又尺泽为金之水穴能金水相通。尺泽位于肘部，对应于膝部，能治膝病，配合前述善治筋病之原理，治疗膝不能下蹲甚效。尺泽能治腰痛，此系大太极肘部对应于脐腰，故能治之。肘部之尺泽、曲泽、曲池、小海皆能治腰痛，取压痛明显的穴位治之。

二、太渊穴

太渊穴能治一切肺虚症状，为子母补泻法，盖太渊为金（肺）经土穴，能补土生金；能治感冒之体重节痛为内经"输主体重节痛"之用法；治伤风感冒而肠胃不适，为金之土穴之同气相求疗法；治咳嗽以中午时间针刺效果最好，则是时间疗法，即朝刺荥、午刺输、夕刺合之应用。

三、二间穴

二间穴为大肠经子穴，能泻大肠实热，为子母补泻法的应用；能泻火治牙痛为难经用法；能治腰痛则系同气相求疗法……这些例子实在不胜枚举，因此治疗时必须做多方面的考虑，可以某法为主单独应用，也可结合他法应用。不过应用之大要仍应从《内经》《难经》之一般用法先着手。同气相求应用的场合，如相生、相克、真五行、相应、相交等也很多，也是临床之际常考虑的用法。此外，子母补泻法常配合时间应用。

四、三间穴

三间穴为手阳明大肠经之输穴，输穴主体重节痛，为治痛最常用之穴位，头面阳明部位与三叉神经区域有关，经脉所过，主治所在。三间穴五行属木，与风相应，风之性常突如其来，三叉神经痛常突发而至，有风之突发性。因此**本穴治疗三叉神经痛甚为有效**。如系多年疼痛，中医认为久病多兼肾虚，本穴再向前贴骨，即董氏奇穴大白穴，大白穴接近第二掌骨侧，属全息点之头点，因此亦为治疗头面痛之特效点，不仅用治头痛有效，而且治疗其他面部病亦见效。如多年疼痛，中医认为久病多兼肾虚，大白穴贴骨，刺之效果尤佳。

面肌痉挛基本上属于风证，三间为大肠经之输穴，颜面为手足阳明经所过，经络所及，主治所在。输穴属木应风，从脏腑别通看，大肠经与肝经通亦可应风，故能治之。

这些虽然可以说都是根据风性特点之取象而用穴治疗之常例，但其中也包含了经络、输穴、同气相求、五体对应、辨证等多种综合。

三叉神经痛取后溪亦有效，配合三间则可整体治疗之。其原因为；颊、颧、鼻、目内外眦皆为小肠经所过，与三叉神经分布区域大致相合，经脉所过，主治所在，后溪为手太阳小肠经之输木穴，输主体重节痛，尤其是对阵发性疼痛更为有效（输主时间时甚之病），后溪穴五行属木，与风相应，风之性常突如其来，亦常含抽搐性；三叉神经痛常突发而至，有风之突发性及抽搐性。因此本穴治疗三叉神经痛甚为有效。

此外，颜面神经震颤根据病象来治疗，也以后溪及三间最效，其原因为：面肌震颤抽搐多与风有关。后溪系手太阳之输木穴，对本经之风病甚效。后溪又为八脉交会穴之一，通于督脉，有通阳镇定之功，对于抽搐之病疗效尤佳，故为治面肌抽搐常用且有效之穴。透劳宫疗效更强，劳宫为手厥阴经荥水穴，能清虚热、养阴血，与足厥阴肝经手足同名经相通同气相求，亦能清肝火、息肝风，是治疗面肌抽搐的有效穴。后溪透劳宫，一针两透，效果更快、更好。

第二十八章
杨维杰应用五输穴之经验

五输穴为针灸临床广泛应用又具有特效之穴道，在此笔者特就个人综合时间观、空间观、象数观、同气相求等观念与理论，融入古法经验，在临床应用验证后之心得及体会，对五输穴之应用经验做提要说明，这是笔者临床40多年，临证诊治40万人次的经验精华，希望能有助于针灸临床之提高及发扬。

本篇穴位之次序，按经络循行五输穴之先后排列，阴经为合、经、输、荥、井，阳经为井、荥、输、经、合。

第一节 肺 经

1. 尺泽（合水穴）（LU 5）

（1）本穴是肺经合水穴，为常用要穴。"合主逆气而泄"，**此穴理气作用甚好，因此对肺经之气逆病如气喘、咳嗽等疗效颇佳。**

（2）本穴为金之水穴，**能肺肾双治**，肺（金）主肃降，肾（水）主受纳，治疗咳喘有效。临床治疗胸口苦闷、呼吸困难、气喘、发热等症与并发的肺、支气管、心脏等病效验显著。治哮喘针感麻到手掌，疗效尤佳。本穴亦为治疗扁桃体炎常用之卓效要穴。

（3）本穴**自古即为刺血要穴及常用穴**，点刺出血治疗胸闷、胸痛、心脏病变及肩痹痛（五十肩）、气喘皆极有疗效。善于治上焦之病，如实证性的眼病、鼻病等，以及其他由血压亢进而发生的各种病变等均常取用本穴。笔者治一例口腔癌在本穴及太阳穴放血数次而愈。

（4）临床经验以尺泽**治疗胸闷、呼吸困难、气喘**，病例甚多且效果极佳。治疗心脏病变亦有极大功效。当缺血性心脏病发作之时，在尺泽泻血，去除肺中之瘀血，可以使其缓和舒适。以三棱针刺尺泽出血治疗心痛甚效，这是因为心肺相关，而且尺泽泻血能泻除上焦瘀血及郁热。此外，刺血尺泽还能治狂躁型精神病、高血压、阳霍乱、肝霍乱、心脏停搏。

（5）古代文献，诸如《针灸甲乙经》《肘后歌》《玉龙歌》中都记载本穴**能治手臂拘挛筋急，肘臂疼痛，手臂不能上举**等，针本穴尤其是泻法甚为有效。笔者用此穴以毫针治疗五十肩（肩关节周围炎）极为有效，以本穴采取呼吸补泻法，不论病情多严重，皆能取得疗效，轻者往往一次即愈。

（6）此外本穴透痛点可治网球肘。盖本穴为金之水穴为子穴，泻金当泻本穴，使其不能克木，木不受克，则筋紧可松而挛急可舒，治运动系统疾病甚效。《素问·五脏生成》说："肝之合，筋也，其荣爪也，其主肺也。"也说肺为肝之主。尺泽穴在大筋旁，根据《灵枢·官针》及《素问·刺齐论》所言，刺入筋中，或贴筋而刺，**治疗筋病甚效，对于肢体之拘挛、牵扯、弛缓、强直等均有疗效**。如能配合时辰则疗效更为显著。又手三阴之经筋都结于肘窝。此外，肝经之一条支脉从肝脏横过隔膜，注于肺，肝肺接经相连，肝主筋与半身不遂关系密切。

（7）尺泽为肺之子水穴，可治肺经一切实证。本穴善于清火，**尤其能清肺之火（发炎），治疗扁桃体炎、肺炎、咽喉炎皆有效**，还能治鼻衄、牙痛、痿证、荨麻疹等。

（8）肺主开，膀胱经亦主开，皮肤病变由外在引起者最常表现于此两经，治疗亦以此两经为主。有内在原因者则常基于"诸疮痛痒皆属于心"，加入心胆经之穴位尤佳。

（9）本穴与肾经的复溜穴并用，为五输穴中"同气相求"之相通法。尺泽为金（肺）经水穴，复溜为水（肾）经金穴，如此两穴各具金水之性，两行相关相生，互用之则增强其相生作用。针之能使金水之气更强，合用则能达金水相通之效，治疗肺不肃降、肾不受纳之病，极具疗效。笔者即常以此组合治疗慢性支气管炎、支气管哮喘等病，而迭收卓效。

（10）肺（金）经为水之母，金水相通。尺泽穴亦能理肾，治肾虚证、遗尿、尿意频数（配肾关）、癃闭、闪腰岔气（配复溜穴效果更佳）、半身不遂、咳嗽（配水金）等病证。

（11）根据大太极对应之原理肘部对应于脐腰，以此穴治腰痛甚效。腰部之尺泽、曲泽、曲池、小海因对应腰脐皆能治腰痛，治疗时取压痛明显之穴位刺之。根据大太极对应之肘膝对应，**以此穴治膝关节痛亦颇有效**，尤其治膝不能下蹲甚效。膝不能下蹲筋病也，尺泽在筋旁也有以筋治筋的作用。

2. 经渠（经金穴）（LU 8）

本穴为肺经经穴属金，为金中之金，系真金穴，经穴本治"喘咳寒热"，本穴为肺经之经金穴，则本穴治疗喘咳寒热作用更强。即本穴治由呼吸疾患引发之发热甚效，治由外感所致之气喘咳嗽亦甚效。**最常用于伤风感冒之气喘及咳嗽，效果卓著**。感冒可在此发汗，配合大都穴尤佳（见《百症赋》）。

因咳致气转不过来时，是谓咳逆，针此穴很见效。**咳嗽喑哑时针之能止咳并快速复音**，盖"病变于音者取之经"也。对小儿急性支气管炎尤有特效，对于成人之感冒喘咳亦有疗效。因"经主寒热"本穴亦治朝夕热度悬殊之证如疟疾等（见《医宗金鉴》）。

3. 太渊（输土，原穴）（LU 9）

（1）太渊为肺经（属金）之俞土穴，有土金两性，是呼吸系统疾患（属金）兼有消化系统衰弱（属土）时之有效穴。此外，脾胃亏虚导致肺气虚乏症状亦可借针此穴而达到补土生金之效。治疗肺结核、肋膜炎及心脏病时，应补土生金，土金并治，此穴为肺经母穴，针此穴可调补胃肠功能，能补土生金。

（2）又因输穴"主治体重节痛"，**感冒（属肺）而身体沉重（属湿应土）疼痛时，用本穴甚效**。

（3）由于太渊为肺经（属金）之输土穴，土经气病或气病表现于胃时也常用此穴，**治疗打嗝（即呃逆）**，证属肺胃之气不降之病，治之疗效甚佳，有下针呃逆即止之效。胃（土）经循经乳部，**本穴可治两乳气痛**（见《席弘赋》）。

（4）本穴具有宣肺降逆、止咳化痰之功，可治咳喘。**临床对于老年慢性支气管炎及胸闷、咳痰不爽的患者疗效较好**，具有明显的镇咳祛痰、解除支气管痉挛等作用。

（5）《杂病穴法歌》说太渊可**治偏正头痛**，配列缺穴更佳，这是两者皆在局部太极（手臂小太极之最前端对应于头），所以有效。

（6）**本穴为脉之大要会，脉搏有变动时可**取之。故凡与血脉有关之病症，如脉伏不出、血栓脉管炎（血栓性小腿腓肠肌剧痛）、脑血栓形成、出血性疾患、脑出血、咯血等，针刺本穴有相当好的疗效。用治心血管疾病之心悸、心动过速、早搏亦有显效。用之调整血压亦可见效。

4. 鱼际（荥火穴）（LU 10）

（1）鱼际为肺经荥穴，荥主身热，善清肺经火热之证，对于风袭肺卫所致的发热有直接退肺热的作用，主治咽部及胸肺部病证，亦能治疗局部病证，如臂痛挛急等，临床上常用于治疗热邪壅于肺经所致的咽喉肿痛（配液门尤效）及急性扁桃体炎等病症。

（2）"荥输治外经"，本穴为肺经荥穴，**尤善治外感病**（外感与肺关系密切），**治疗感冒、气管炎、肺炎、急性扁桃体炎及喉痛皆有效。多年来笔者以鱼际配液门治疗各型感冒，都有速效**，用之治疗如喉暗、鼻塞、咳喘亦有效。

（3）**本穴为肺经（火）穴，能双向调节，可温肺及清肺。**用治肺炎、肺寒、喘咳（支气管炎及哮喘）、咯血皆有效。本穴亦为强心（属火应心）定喘（金之病）要穴，**为止喘第一要穴。**40多年来，笔者运用此穴治疗支气管哮喘效果甚好，针刺数分钟后喘息即开始缓解，20分钟后喘息和肺部哮鸣音基本平息（用1寸针向掌心方向刺入五分至一寸，使局部酸胀，哮喘会迅速平复，肺部哮鸣音消失）。

（4）本穴亦**善于退热敛汗**。单用鱼际一穴治自汗每见奇效，用一寸毫针，直刺八分，无须捻转提插，不要求强烈针感，留针20分钟至半个小时，男先针左，女先针右，汗可渐止，确有止汗之功。其机制当为肺主皮肤（主表）、主气、司开阖之作用，又心主汗，本穴属火与心有关，屡试屡效，配复溜则效更佳。

（5）本穴位于手掌八卦之艮部（属土）坎部（属水）交会处，有土水之性，董氏奇穴之"土水穴"即此穴，本穴非只治肺，亦治脾肾，**理气及健脾作用亦甚强，能治大便不正常及胃寒**（泻血对热天的霍乱有效），**还能治闪腰岔气、胸胁挫伤**（轻者取患侧，重者取双侧）。本穴有水性，属肺经，有金水之气，其治岔气之作用同于复溜。

（6）此外，本穴还能治手掌痛、腱鞘炎、上肢及肩痛、咳引尻痛、岔气肋腰痛、尾骶骨疼痛、乳腺增生等。

（7）鱼际穴常见细血管怒张，有之称为血络，适于刺血治疗胸肺上焦疾病。心悸亢进、头痛、脑充血时，针此穴有效，在细血管怒张时稍予点刺泻血，最能见到疗效。又治疗乳腺炎发热时，点刺本穴泻血亦有效。掌诊本穴附近青筋之粗细暴张等可以反映肠胃病、颈椎病、腰膝病等。

5. 少商（井木穴）（LU 11）

（1）少商为肺经井穴，《灵枢·顺气一日分为四时》说："病在脏者取之井。"井穴可用于神志突变之急救，或炎症初发期之暴痛，或某一脏器之功能失调。根据"五脏者所以藏精神血气魂魄者也"，古人以失神形而无知者为病在脏，取井穴治疗。用三棱针在本穴点刺出血，能泄脏热，疏通经脉中气血凝滞，开郁醒脑通窍，对中风（脑出血或脑栓塞）、热厥、喉肿、狂疾有特殊疗效。最常用于急救，治疗中风、昏厥、心脏停搏等病急性发作者，取十二个手指尖之井穴放血尤效，为起死回生急救之妙穴。笔者以十二井穴刺血治疗中风昏迷患者苏醒者甚多。

（2）**本穴配大敦治疗癫狂、瘨病性失音、惊风。**少商一名鬼信，合隐白穴共用则名为鬼哭穴，**四穴合治有镇定狂疾、治疗瘨病癫狂等作用。**

（3）井穴在经络之最前头，其性属"开"，善治急症及外感证。**在此穴泻血，治疗感冒发热、喉痛、扁桃体炎甚效。**少商对咽喉痛有特异作用，急性咽喉性及急性扁桃体炎二症，皆为肺经郁热、邪袭肺卫之急症，用三棱针在少商点刺出血效果良好。针刺本穴对咽喉肿痛、乳蛾、急性腮腺炎，常有特殊疗效。笔者治疗感冒喉痛数十例，在少商点刺后当场止痛，感冒亦快速痊愈。

（4）**本穴点刺能治疗小儿重症肺炎及小儿高热。**肺炎为小儿最多见的肺部疾患。重症肺炎一般起病急，全身中毒症状明显，或合并急性传染病，多较危重。本穴为肺经之井穴，具有疏风解表、泄血清热、宣肺化痰之功，**是治疗小儿急性病之要穴，**可配三商（少商、中商、老商）点刺，退热效果很好。成人感冒发热用之亦能退热。笔者治一例冬日夜晚发热、咽痛、憋气，用少商放血后，当即呼吸舒适，身微出汗，次日即热退而愈。

（5）**点刺本穴治疗小儿腹泻亦极有效，**多数 1 次痊愈，3 次内全部治愈。

（6）**点刺本穴治疗腮腺炎及鼻衄甚效。**鼻衄（即流鼻血）属风热犯肺或胃热引起的病症，少商点刺出血后能迅速止血。

（7）少商**善降血压。**本穴为金之木穴，木亢不降，脑卒中、高血压以本穴治疗有卓效。

（8）点刺本穴放血有通络活血的作用，**治疗中风后上肢麻木甚效，**每于点刺后，轻者三四次即愈，重者七八次见效。

（9）少商**善治气逆，**常以点刺本穴治疗憋气，立刻感觉轻松。针刺本穴**治疗顽固性呃逆**甚效，一般性指掐即可见效。

（10）此外，在少商泻血**治疗乳腺炎**可收到意外的效果。若与天宗、膻中施灸并治，常有惊人的疗效。

（11）肺主皮肤，配耳尖或厉兑点刺出血治疗痤疮（粉刺）甚效。

（12）笔者以少商刺针治后背痛亦有效。

第二节　大肠经

1. 商阳（井金穴）（LI 1）

本穴为大肠经井金穴，主治下列诸病。

（1）**中风昏厥**：商阳穴为手阳明大肠经井穴，依据"病在脏者取之井"的原理，针刺本穴，尤其是用三棱针点刺出血，能泄脏热，疏通经脉中气血凝滞，开郁通窍，对中风昏厥有立起恢复之功，配合其他井穴更效。

（2）**风邪感冒**：井穴在经络之最前头，其性属"开"，在此穴泻血，可治感冒发热、扁桃体炎。

（3）**喉部附近病变**：喉为肺系，此穴善治喉痛、喉肿、颔肿，点刺出血疗效甚佳。治感冒喉痛，笔者常以商阳配少商点刺出血少许，可立止喉痛。

（4）能将头部之充血下引，可治耳鸣、脑卒中等病。商阳与二间、三间两穴之主治病症相同，对于急性病之病邪初期尤其适用。在血压亢进时如欲急救，使血压一时降下时可应用。由于大肠经经别至于耳，大肠经之穴位治耳鸣有效。

（5）**治呃逆特效**：配合屏息（短暂停止吸气）数次，每次30秒左右。重症配足三里留针15～20分钟，止呃逆效果很好。

（6）**点刺治疗小儿腹泻**亦极有效。成人急性肠炎发热时在此穴刺血能退热消炎。用于治疗慢性结肠炎、结肠手术后大便功能紊乱亦有良效。针刺商阳，可直泻大肠经火热，故治疗慢性结肠炎有卓效。治疗每2～3天放血1次，5次为1个疗程。疗程间休息5天，一般需2～3个疗程。轻者，1个疗程即愈。针此穴或点刺本穴治疗便秘亦有效。

（7）笔者以商阳治坐骨痛及髋骨痛，系师法灵骨大白之意。用治急性者疗效尤佳。

2. 二间（荥水穴）（LI 2）

二间为大肠经荥水穴，系本经子水穴，本经之实证可泻之，本经之热证可清之。

（1）**治齿痛甚效**。古诀（《玉龙赋》《天星秘诀》《席弘赋》）认为本穴可治牙痛，确有效验，配太溪更佳。

（2）本穴可**治咽喉疾病**，配合谷、少商更佳。毫针泻血可止鼻出血，配迎香、风府亦可治鼻衄。

（3）本穴善**治目昏**，《卧岩凌效应穴歌》及《通玄指要赋》皆说："目昏不见，二间宜取。"此外，以二间灸治睑腺炎特效，一般灸 3 ~ 5 壮。

（4）**小儿抽搐、高热**时，在此穴泻血，亦颇见功效。

（5）用本穴治肩关节周围炎有效，所谓"荥输治外经"也。

（6）本穴**还能治岔气**，本穴穴性属水，穴在肺经（属金），有金水之气，其治岔气之作用同于复溜。董师景昌即常用此穴治腰痛，交叉取穴以左治右，以右治左，甚效。笔者亦常用此穴治腰痛，疗效甚佳。

（7）本穴治膝关节炎亦有效，盖本穴与行间穴相对，行间穴为治膝痛特效穴，而肝与大肠脏腑别通也。

3. 三间（输木穴）（LI 3）

（1）三间为大肠经输穴，输主体重节痛，对于大肠经上之痛证甚有疗效，董师景昌之奇穴大白即为此穴贴骨，董师常用毫针针刺本穴治坐骨神经痛；**用三棱针在此穴旁之静脉刺血治小儿气喘、高热及急性肺炎（特效）**。以毫针刺之治小儿外感咳嗽及成人之哮喘亦有效。

（2）本穴善于治疗大肠经循行所过之病，荥穴对应于耳眼，输穴对应于鼻口，**本穴治疗牙痛及咽喉、鼻病等甚效**，亦常用于治疗头面各种病变。**本穴治疗三叉神经痛、目痛、头痛（感冒头痛效果尤佳，配液门甚效）疗效甚佳**，还能治失眠、嗜睡、恶阻、腹痛、腰痛、坐骨神经痛、心口痛、落枕、咳嗽、手指痉挛、五十肩、网球肘等，皆有效。

（3）本穴为输木穴，木与肝、与风相应，主风，善治风病，尤其是头面之风病，因此**治三叉神经痛、颜面神经震颤皆甚效**。

4. 合谷（原穴）（LI 4）

合谷穴为大肠经原穴，原穴与三焦有密切关系，关系着整个人体的气化功能，为增强自然治愈力之要穴。

大肠与肺相表里，肝与大肠脏腑别通，又阳明经多气多血，因此本穴对呼吸系统疾病、消化系统疾病、循环系统疾病皆有调整作用。

（1）《四总穴歌诀》说："口面合谷收。"本穴常用于治疗五官病，包括齿、眼、鼻、喉，皆有卓效。大肠经之支脉从缺盆上入颈，通过颈部入下齿龈，回绕上唇，在人中交会，由左向右，由右向左上挟鼻孔，再与足阳明经交会，透过经络表里而治面口之病变（常配曲池）及下颌关节脱臼。合谷治头面部贫血诸症有效，颜面神经麻痹时眼不能闭，针此穴立见大效。本穴治疗眼睑下垂及颞颌关节炎亦有效。

（2）**治鼻蓄脓及鼻炎**。依上述经络表里关系，用本穴治鼻病有卓效，治疗时一般左病右取，右病左取，加刺迎香为引针，效果显著。

（3）**治齿痛及牙齿敏感、急性扁桃体炎**。本穴为治牙痛特效穴，一般左病治右，右病治左，用动气针法（即针合谷时，令患者轻轻咬牙）强刺激可立止牙痛，用治下牙痛效果尤佳。配足三里，则可治上下齿痛。

（4）**治咽喉肿痛、急性扁桃体炎、感冒**，配少商疗效很好。**用治鼻出血、眼病、耳鸣**（大肠经有一条支脉通至耳）等亦有效。合谷在虎口位置，与脑连络密切，治脑神经系统疾患有效，对癫痫、小儿抽搐、神经衰弱等均有很好的治验。可久捻针及多灸。

（5）本穴能**降热发汗止汗**。泻合谷补复溜止自汗（耳尖点刺亦止自汗）及药汗，效果甚好。合谷为大肠经原穴，为降低大肠经热及表热之代表穴。在此穴捻针，四五呼吸间即能起到发汗作用。配复溜，汗多可止，无汗可发。

（6）**治疗痈**。灸合谷穴，可治化脓性疾患，一般配曲池灸，并且要多灸壮数（数十分至数小时）。亦为治面疗有名之灸穴。

（7）**治冷嗽，慢性咳嗽**。补合谷、泻三阴交治冷嗽甚效（此与针灵骨穴有效同理），即受寒后咳嗽日久不愈，胸闷憋气，咽喉不爽，合谷用补法，配三阴交用泻法，效甚佳。

（8）**止喘**。合谷穴为大肠经原穴，原穴有增强自然治愈力的功能。大肠与肺相表里，理气作用甚好。配内关能止喘定喘。

（9）**治晕针、晕厥、昏迷**。大肠经多气多血，合谷为大肠经原穴。系全身镇痛、镇静之要穴，可治癔病、晕厥等神志疾患。针灸时所引起的气血逆乱，刺合谷或足三里有解晕针的作用。因其反应强大，所以古人列为回阳九针之一。笔者曾针中风昏迷患者的合谷，起针后患者眼即可动（合谷对应于口面及眼，脏腑别通则与肝通）。

（10）**止呃逆**。针刺合谷能调整肠胃功能及三焦气机，故能止呃逆、安肠胃。按压合谷即达止呃逆之效，针刺效果更佳。盖大肠与肺相表里，与胃手足同名经相通，且原穴里气之故也。

（11）本穴还能**调理大便异常**，用治便秘与溏泻交替者有效。对于化疗后的异常反应亦有效，盖系大肠原穴且胃手足同名经相通。另外，本穴指针还治腹痛。

（12）**治急性腰扭伤，髋关节扭伤**。依小太极和微太极定律，合谷穴部位与髋部及腰腹部对应，以平补平泻刺入患侧合谷穴，行针时依动气针法活动患部，疼痛立解，亦治手脚不利、拘急等关节风湿病。

（13）治**妇人经痛、滞产及产妇宫缩无力**。阳明经多气多血，妇女以血为本，产妇宫缩无力，多由气虚无力使然，补合谷有益气增强宫缩的作用。孕妇宜泻不宜补，《针灸聚英》说："合谷妇人妊娠可泻不可补，补堕胎。"笔者曾治一孕妇颜面神经麻痹，眼不能闭，他处不敢为之针灸，笔者泻合谷3次而愈，后平安产下一女。

（14）**治足跟痛**。依对应规律，脚跟点（大陵五分）与脚跟对应，从合谷进针向脚跟点透刺，行捻转手法可治足跟痛。

（15）**治关节痛**。本穴除可治前述之髋关节痛外，还能治肘痛、肩周炎、大腿痛等。

（16）合谷与太冲穴同用，称为**"四关穴"**或**"开四关"**。一属阳经代表性"原"穴，一属阴经代表性"原"穴，基于阴阳上下相交相济之理，为全身镇定、镇静、镇痛之要穴，用治中风、小舞蹈病、全身进行性瘫痪、高血压、血管性头痛、头晕目眩、失眠、癫痫、脏躁、奔豚、口噤、癔症性失语、思想不集中、过敏性鼻炎、阴缩都有良好疗效。

（17）合谷透后溪可治急性腰扭伤、胸胁挫伤。

（18）合谷配合足三里为强壮全身之要穴，能振奋全身生理功能，增强抵抗力。

5. 阳溪（经火穴）（LI 5）

本穴为大肠（属金）经火穴，经主寒热，金亦主寒热，大肠经属金，与肺相表里亦主表，因此对表热证有卓效。治表热证时，可与商阳、二间等穴同用。

本穴治咽喉、齿、耳等处疾病有效。有医者常在局部用针治疗腕关节炎，笔者则取对侧阳溪刺针治疗腕关节炎，疗效甚好，亦治腱鞘炎。董师景昌用本穴治腰痛亦甚有效。

此外，笔者常以列缺穴横针透向阳溪戒烟甚效。

6. 曲池（合土穴）（LI 11）

曲池是笔者临床常用要穴，治疗病证甚多。

（1）**治外感热证**。阳明经多气多血，调理气血功能极好，曲池穴善于治疗气分血分实证热证，本穴能治阳明热盛之证，又大肠与肺相表里，因此本穴能治外感高热。

（2）**治筋肉及关节疼痛**。曲池为治上肢疾病之要穴。治疗半身不遂、肩周炎（肩痛不能上举），曲池为不可少的穴位，本穴五行属合土穴，土能生金，补脾胃则筋肉自强。常用曲池治半身不遂及肩臂不举等病变。治疗肱骨外上髁炎（网球肘）、膝关节疼痛及扭伤甚效。一是基于对应的关系，一是基于手足阳明经相通（胃经通过膝眼）。本穴亦能治对侧之肘痛。配人中可治伛偻（腰直不起来），也能治气滞肋痛及腹痛。

（3）治疗急性腰扭伤，以动气针法配合强捻针甚效，亦系大太极腰脐对应肘膝之应用。

（4）**最善治头晕**。头晕在中医谓之肝风，由高血压所引起的肝阳上亢或低血压所引起的肝阴不足，均会引起头晕，中医头晕都认为与肝有关，所谓"诸风掉眩皆属于肝"，由于脏腑别通，肝与大肠通，合穴又善治腑脏病，因此针刺曲池穴可治疗各种头晕。近年来以曲池治疗梅尼埃病甚多，有立竿见影之效。

（5）**降血压**。《素问·刺法论》说："木欲降而地晶窒抑之……当刺手太阴之所出，刺手阳明之所入。"手太阴之所出指少商穴，手阳明之所入指曲池穴，少商及曲池皆能降木气治肝阳上亢而降血压。从五行来看，则是由于本穴为金之土穴，金能制木而土能疏木，对于肝阳上亢，木气不降之病有特效。对1级和2级高血压疗效甚好。常有血压高之患者来诊时头晕脑涨，笔者针其曲池后即头晕立止。

（6）**清利头目**。本穴除治头晕特效外，还治头面各病，包括痤疮、鼻炎、齿牙咽喉之病。对所有眼科病皆有效，常用治结膜炎、睑腺炎。

（7）**为治皮肤病及疮疡之要穴**。本穴为大肠经合土穴，阳明经多气多血，调理气血功能极好，通过表里及"合治腑病"的原则，本穴有疏风解表、调和气血的作用，因而为治疗全身皮肤病的要穴，又透过肺与大肠相表里，肺主皮肤，亦善治皮肤病变，针刺曲池可治荨麻疹（强刺激甚效）、湿疹、皮炎、皮肤瘙痒症、丹毒、疖肿等，为治疗全身疥癣疮痒之特效穴。治疗带状疱疹亦极有效。治疗丘疹及面部痤疮，配血海、三阴交疗效更佳。配臂臑治瘰疬（颈部淋巴结核）疗效较好。

（8）**治泄泻及急性细菌性痢疾**。本穴为合土穴，"合主逆气而泄""合治腑病"，治疗大肠经实热腑病疗效最好。治疗腹泻（尤其是急性腹泻）极为有效，治痢疾（尤其急性细菌性痢疾）亦甚效。

（9）**治急性乳腺炎、乳房红肿**。本穴善于疏通阳明经气，清泻阳明实热，特别是退热消肿消炎之功较佳，针刺曲池穴有活血化瘀、通络消肿的作用，可治疗急性乳腺炎、乳房红肿或疼痛硬结等症。其清泻之功又治所有眼病，尤其是风热所引起的各类眼睛实证。治乳房病及眼病有效的原因亦与手足阳明经相通及大肠与肝脏脏腑别通有关。所谓"经脉所过主治所在"也。

（10）**治癫狂瘛疭善惊**。本穴为十三鬼穴之一，有镇定作用，能治百邪癫狂，可降血压，有安眠作用。对于癫狂癎病所引起的瘛疭、善惊疗效颇佳。亦善治手足抽搐症。

（11）**清热搜风，治各类风湿性疾病**。曲池配三阴交，善于搜风祛湿，能清血中之热，活血养阴，因此用治风湿诸痹、腰痛脚气有效。

（12）**调治妇科**。用本穴治疗妇女崩带、癥瘕经闭皆有良好疗效。其他治妇科之月经不顺亦常取用，与三阴交、阴陵泉、照海等并用，有相互调和之效。曲池**为强壮身体及整体治疗之要穴**，配足三里能调整肠胃功能，振奋全身阳气，用以治全身关节痛疗效好。

第三节　胃　经

1. 足三里（合土穴）（ST 36）

足三里为胃经（土经）之合穴，为土经之土穴，补土作用最强。脾胃为后天之本，阳明经又为多气多血之经，因此足三里疏通经络、调理气血作用极强，为全身强壮要穴之一，可治疗之病极多，疗效亦高，可谓百病皆治，俗称为"万病有效之穴"。足三里治疗不同疾病的关键在于针刺深度及角度，还有是针同侧，还是针对侧。

（1）**消化系统疾病**。古谚："肚腹三里留。"本穴对腹部及小腹之肠胃病皆有疗效。此本于手足阳明同名经相通之理。由于脾胃表里，治一般的消化系统疾病均有效，如胃、肠、肝、胆、胰等疾病。

（2）**胃脘病、腹痛肠鸣**。"和胃降逆"，为足三里最大的作用，故可治食欲不振，胃痛胃胀，脘闷不舒，食滞中脘，胃溃疡，呕吐，吞酸，消化不良，及肠鸣泄泻、便秘、疳积。刺血治疗年久胃病及急性肠胃炎尤效。

（3）**感冒发汗**。足三里能"发汗解热"，"伤寒过经"汗不出，可针期门及足三里，但宜先在三商点刺出血，再配针曲池、合谷为佳。预防感冒灸治足三里有效。

（4）**强心定喘**。胃与包络通，故能强心，治心脏停搏、心脏病、胸闷。补土能生金，且"逆气而泄取之合"，故能定喘，治气喘痰喘甚佳，本穴擅于调理脾胃、健脾利湿，"无湿不作痰"，针刺足三里，可治痰喘，依五行土生金，脾胃健，肺气安，则喘可定。治气喘可配列缺，治痰喘可配中脘或丰隆。治心脏病及气喘皆宜深针并久留针，在此穴刺血亦甚效。能强心还可治心悸气短，并治产妇血晕休克。这也是因为本穴能提补诸阳，补益气血，故可治心阳不足所致的心悸气短及产妇失血之病症。

（5）**急救复苏**。本穴为胃经合穴，胃经多气多血，针刺足三里有振奋阳气、复苏醒脑的作用，对久病气虚及急病阳气暴脱而引起的病症如昏厥、休克等具有急救功效。

（6）**改善血压**。本穴为足阳明合穴，阳明经多气多血，疏通经络、调和气血效果甚好，针刺本经合穴可使循环功能恢复，从而改善血压。

（7）**头晕额痛**。本穴为胃（土）经合（土）穴，属土之真五行穴。合治逆气而泄，对于高血压引起的头晕、热病前额痛疗效很好。晕针时针足三里有效。针下半身，或针刺过度，引起脑缺血，觉得苦闷时，可置针于足三里或在此穴施灸。若系针上半身所致，则宜用少府（曲池或合谷亦可）。足三里能引火下行，对火气上冲之患者用以降火有效，所谓厚土灭火也。

（8）**治颞颌关节紊乱症**，张口难开，弹响。本穴为胃经合土穴，为治疗消化系统疾病的有效穴和强壮身体之要穴。阳明经行于人身之前，上行于颞颌关节附近，有下关、颊车、地仓等胃经穴位相应，针刺本穴可治疗颞颌关节病变，经脉所过，主治所及，效果甚好。

（9）**治疗鼻病**。由于阳明胃经起于鼻的关系，治疗蓄脓症、鼻炎、嗅觉异常、过敏性鼻炎、肥厚性鼻炎、鼻孔干燥等都有效。又补土可以生金治肺，所以也能治上述鼻病。

（10）**治疗某些精神症状**。肺为贮痰之器，脾为生痰之源。"合治腑病"，本穴能化痰通络，故治咳嗽痰多，亦治癫狂喜笑、痫证等因痰湿作怪之病。而精神错乱者多食欲亢进，亦须调胃。对于虚性之神经衰弱，用本穴治疗亦有效。

（11）**治高脂血症**。补土能祛湿，脾胃为痰湿之源，本穴能清利痰浊，治血脂过高有良好疗效，高血脂属中医"痰湿浊聚"范畴。足三里能健脾强胃、化痰通络，故治之有效。

（12）**治胸腹瘀血**。本穴能行瘀止血，以治吐血为主，配血会膈俞效果更好，对胸中瘀血亦有疗效。

（13）**利尿消肿**。《杂病穴法歌》说："小便不通阴陵泉，三里泻下溲如注。"本穴善于理脾胃、调中气，气行则水行，故治小便不通、尿潴留（配阴陵泉尤效）、浮肿等症，笔者治疗多例小便不利患者，先针阴陵泉，然后泻足三里，小便即通。

（14）**痿证独取阳明**。阳明经所过多为肌肉丰厚之处，肌肉痿弱常取阳明经以肉治肉，针阳明经合穴足三里有效。董氏奇穴亦取阳明经上之驷马穴针刺"以肉治肉"，效果良好。

（15）**治关节病变，半身不遂，腰痛，乳痛**。本穴通经活络，治疗关节病变疗效亦佳，配曲池、阳陵泉治半身不遂，配曲池、外关治全身关节疼痛，配人中、复溜或后溪治腰病。尺泽点刺出血后，再用本穴配支沟、阳陵泉治乳痈（急性乳腺炎）。又治脚气、腓骨神经痛、坐骨神经痛、膝关节及足关节之痛、风湿等也有效。

（16）**治肾绞痛**。本穴有较好的镇痛作用，《针灸甲乙经》曾指出足三里可治"腰痛不可以顾"及类似肾绞痛的一类病症。临床上对于体外碎石后，因排石时所发生的肾绞痛有较明显的镇痛作用。

（17）**治其他各种疼痛**。足三里为振奋全身精气的要穴之一，能提补脾胃之气，气行则血行，通则不痛，有"抑制疼痛"的作用。补土能祛湿，本穴又能疏风化湿、通调经络气血，搜风逐湿。对于全身诸多部位的疼痛皆可抑制。①上则治头痛、喉痹疼痛、项强肿痛。②中则治胸胁痛，肠鸣、腹泻、腰痛。③下则治髋骨痛、膝肿、膝痛、脚痛（笔者治疗这些下肢疼痛常于远处取穴）。对于痛风疼痛单纯踇趾关节红肿热痛足不任地者，针刺本穴，针感直传病处，效果最好。

（18）**治颜面神经麻痹甚效**。笔者以足三里配大肠经下合穴上巨虚治疗治颜面神经麻痹数百例，皆可在短期迅速而愈。

（19）**灸可补治虚弱病变**，针刺也能补虚。足三里、关元是常用的保健穴位，可增强抵抗力。小儿忌灸，恐眼目不明，唯30岁以外方可灸之，可令眼目光明也。针或灸足三里，能治恶性肿瘤化疗后白细胞减少症，并防治化疗时导致胃肠道反应，本穴能健脾补元气，增强免疫功能，可预防感冒。

2. 解溪（经火穴）（ST 41）

（1）本穴为胃经母穴，多用于胃虚之证，尤其是土虚不制水之风水证（肾脏炎）疗效甚佳（《医宗金鉴》），临床常与肾俞、阴陵泉、足三里、三阴交、复溜交互应用治疗肾炎及水肿。

（2）治局部病如足关节的扭挫、关节炎、风湿等，用此穴非常见效。又解豁治足下垂、腓肠肌痉挛亦有效。本穴配商丘、丘墟可治脚背痛及足踝肿、脚踝扭伤（《玉龙歌》），从对应亦治手腕挫伤。

（3）《针灸甲乙经》及《针灸大成》都认为本穴能治腹胀。本穴治腹胀、便秘、胃肠痉挛等有效。

（4）面为阳明，本穴治疗前额痛，项部、下颌及前颈之病变效果亦佳（常配阳交穴应用）。本间氏认为本穴治疗脑神经症导致的颜面或目发赤、充血，头痛，眩晕，或癫痫、痛病等都有效。董师景昌常在解溪至内庭线上刺血治牙痛，甚效。

3. 冲阳（原穴）（ST 42）

（1）本穴为胃经的原穴，胃经病不论虚实，均可以取用本穴，因而为有效之穴。

（2）本穴治神经衰弱、发狂等有效。一般配百会及治疗心（心主神志）之穴位如大陵、神门、后溪、心俞等。

（3）本穴亦治疗食欲不振。对颜面麻痹（阳明绕口）也有效。

（4）本穴可治跗跖关节风湿、扭挫。配绝骨、条口可治足痿（缓）难行（《天星秘诀》）。

（5）本穴因近足动脉，《针灸大成》将其列为禁针穴，《医宗金鉴》亦有出血不止则死之说法，因此针刺本穴时，宜避开动脉，以小针浅刺，起针宜缓，勿使出血。但以脉治脉在此刺针可治心动过速及胃蠕动过快。

4. 陷谷（输木穴）（ST 43）

本穴为胃（土）经输（木）穴，能调理肝脾，治肝脾（木土）不和之病。"输主体重节痛"，治本经所过之沉重及疼痛有效。荥"输"治外经，本穴治阳明经之各种疼痛皆有效。

（1）高热无汗，热不下降时取此穴。发热无汗，阳明火郁内则发热无汗，针刺本穴清热泻肺之火，则热退汗出［此董氏奇穴之所以将陷谷穴后贴骨之穴名之为门金（肺属金，主气）也］。

（2）本穴为胃经输穴，输主体重节痛，对本经所过之各种疼痛病皆有疗效，临床常用本穴治疗**太阳穴附近偏头痛**即刻见效。治胃痛亦甚效。

（3）本穴治疗**眼肌下垂**（上眼皮下垂无力），无力睁眼，轻者1次而愈，重者针刺时可配公孙、液门，亦仅数次可愈。治疗重症肌无力效果亦颇佳。

（4）胃经五行属土，补土能生金，陷谷为胃经输穴，针刺可治**鼻炎鼻塞**，本穴属木，亦有补土疏木之功。另大肠（金）及胃（经络）手足同名经相通亦是有效原因。本穴亦治呃逆，配合屏息甚效，盖亦同治鼻之理也。

（5）**还能治下述各病，疗效极佳**。治耳聋、耳鸣、齿痛、目赤痛。凡阳明经所过之处，皆可治之。阳明经上至头面颊侧，故能治耳、齿、眼的病症，亦可治颈肿大。

（6）可治颞颌关节紊乱症，张口难开、弹响。疗效较足三里尤佳，一则经络所过主治所在；一则此为胃经木穴，对于痉挛性紧张性病变尤为有效。

（7）治疗痛经甚效，**治乳部痛亦甚效**，盖与疏肝理脾调木土有关，且胃经循经乳头。

（8）治**腹泻腹胀**。本穴为胃经输穴，笔者用治各种急慢性腹泻皆特效。本穴为土经木穴，可以治疗木土不和之病，对因肝木克土所致的腹胀、痛泻皆甚效，对紧张性腹泻亦甚效。

（9）有清热泻火、宁神定志的作用，故用于治疗癫病狂疾，疗效甚佳。

（10）可治痔漏，大肠腑热下注则生痔疮，针刺本穴清泻肠胃之火热的作用很强，祛胃热则大肠之热亦除，故可治疮痔漏出血，亦能治疥疮生疣。

（11）治三叉神经疼痛。胃火清则肠火亦清，针刺陷谷清热泻胃火，小肠之火亦随之清，故可治三叉神经疼痛。此外，本穴能治臂外侧痛手腕痛。

（12）治上述各病，若与内庭穴倒马并用疗效更佳。与内庭倒马还可治脱肛。

5. 内庭（荥水穴）（ST 44）

（1）内庭为胃经荥穴，善清胃火。能治下述多种病证。

治牙痛龈肿，鼻衄，扁桃体炎，咽病。胃经别支从大迎前下入人迎，循喉咙入缺盆下膈归属胃经，"经络所过，主治所及"。又胃火旺则龈肿，针刺胃经荥水穴内庭清热泻火，故可治牙痛龈肿、鼻衄、扁桃体炎、咽病。本穴点刺亦可治睑腺炎。

（2）**治湿热泻痢**。本穴为胃经荥水穴，水穴皆能清热祛火，有清胃肠湿热、理气镇痛的作用，对于湿热郁结所致之病皆有疗效，治湿热泻痢配曲池、天枢。

（3）**治夜间磨牙**。本穴善清胃火，善治牙病，又胃不和则卧不安，因此本穴治夜间磨牙效甚佳。

（4）**治胃肠弱，腹胀，下痢有效**。腹胀不消多因胃肠湿热所致，甚则火热下痢不爽，针刺胃经荥穴，可祛肠胃火热，亦治腹胀攻心赤痢。

（5）**治瘾疹**。由于湿热血热所引起的瘾疹（风疹块）皮肤病，皆因肺胃之火所致，所以泻胃火、化湿、清热可以治之。

（6）**治经痛**甚效。本穴为土经之水穴，能脾肾同治，穴属阳明经，多气多血，调整气血作用甚强，故能治经痛。

（7）本穴能**治难产**，因此孕妇不宜针此穴。1998 年笔者在缅北义诊，一孕妇难产，针其内庭、至阴遂即顺利生产。

6. 厉兑（井金穴）（ST 45）

（1）本穴为胃经井穴，又为胃经子穴（五行属金），胃实之证可于此处泻之。扁桃体肿、齿痛（上齿痛尤效）、**精神错乱多为胃经实证，以此穴治之甚佳**。

（2）本穴有清泻胃火、活络开窍、回阳救逆的作用，急救效果较强，配百会、人中、中冲治晕厥、中风、中暑等。

（3）本穴为井穴，镇定及安神效果亦佳，根据胃不和则卧不安及井穴主治神志病，胃经井穴厉兑配脾经井穴隐白，**治夜眠多梦睡而不宁极**为有效。此外，治精神错乱、癔病等与脾主思有关的症状也有效。

（4）厉兑是趾端的井穴，有退热之功。发热的急性症，在此处泻血常奏卓效。点刺治疗头面五官病甚效。治目赤肿痛、睑腺炎、牙痛及痤疮皆甚效。本穴配内关能治胃脘火热之痛。

（5）本穴还能治腹胀黄疸等胃肠症状。对腹膜炎、腹水有效，亦可治面肿、颜面麻痹。

第四节　脾　经

1. 隐白（井木穴）（SP 1）

本穴为脾经井穴，井穴能用于急救治脏腑神志病。本穴又为脾（土）经井木穴，有土木两性，能肝脾并治，治证极多。

（1）本穴能祛湿治呕吐、泄泻、腹满。本穴为足太阴脾经井穴，有健脾宁神、调经统血的作用，其所治各症皆与脾之运化有关，土能胜湿，土衰湿反侮之，则呕吐、泄泻、腹满诸病生焉，针刺隐白可健脾益气化湿，临床上常用于治疗呕吐食不下、泄泻、腹满、善呕暴泄等消化系统疾病，泻血尤能治胃肠中热，急性胃炎。其他肝胆炎症及黄疸等亦每多见效。隐白穴点刺出血治疗非细菌性腹泻常 1 次而愈。

（2）本穴**治梦魇不宁甚效**，本穴也是**十三鬼穴**之一，急救的作用极强，配百会治尸厥（休克）。井穴镇定及安神效果亦佳，根据胃不和则卧不安及井穴主治神志病，胃经井穴厉兑配脾经井穴隐白治疗夜眠多梦、睡而不宁极为有效。此外，白天瞌睡不断是脾虚，可在此穴用灸。

（3）本穴能**治妇女血崩及功能失调性子宫出血**，针刺或灸之止子宫痉挛、止月经过多甚效。针刺本穴能扶脾益胃，又井穴有温阳回厥之功，且脾统血可调整血行，因此对不正常的出血有特殊疗效。直接灸治本穴可立即达到升阳举陷、收敛止血之功。如不便使用灸治，针刺亦有效。由于脾统血，肝藏血，针刺隐白配大敦，疗效更好，对于各类出血症状尤其是急症皆有特效。当然本穴为土经木穴，兼肝脾之性，较大敦尤佳。本穴治白带效果亦佳，寒者灸之，热者针之或点刺之。

（4）本穴治癫狂厥证，小儿惊风抽搐，小儿夜啼。阴经井穴五行属木，与肝与风相应，除治血证外，皆有醒脑开窍、急救厥逆之功，故可治癫狂、小儿惊痫、抽搐等病症。对失神、癫狂等病，针刺或施灸，对于恢复意识，亦为有名之穴。对中风偏瘫（尤其是下肢瘫痪），大指、食指痛亦有效。

（5）**本穴治狂证**。配少商为手脚两大指之井穴，镇定作用最强，自古被用作治疗神经病之要穴。

2. 大都（荥火穴）（SP 2）

（1）本穴为脾经母（火）穴，用于治疗胃肠病、腹胀呕吐、胃痉挛等，尤其是虚证能补火生土，在脾胃有热时，取其荥穴能泻火祛邪热，如隐白能治漏血。《备急千金要方》认为本穴可灸治人便难，但《医宗金鉴》认为怀孕及生产之百日内均不宜灸。

（2）此穴为荥火穴，能清火亦能补火，有**治疗手足冷**（厥）之功能（《医宗金鉴》亦有记载），与肝经的荥火穴行间有同效。配中冲、关冲，或合谷、太冲开四关治四肢厥逆甚佳。

（3）此外，据《席弘赋》及《肘后歌》言，**本穴治新旧腰痛亦有特效**。也就是说：本穴能治疗的腰痛，包括闪腰疼痛及年久腰痛，临床应证，均极效验。治腰椎间盘突出之足指麻木，配隐白有效。

3. 太白（输土原穴）（SP 3）

太白是脾土经中的土穴，是为真土穴，又为脾经原气的代表原穴。虚实皆可用此穴。

（1）**本穴治疗痔漏、便秘**、腹胀及腹痛。《医宗金鉴》说："太白主治痔漏疾，一切腹痛大便难。"本穴亦可治便秘及痔漏，对于脾经之各种病变皆有疗效。消化不良、腹痛、呕吐等可取用此穴。这是因为本穴为脾经输穴，亦为原穴，调理脾胃作用甚强，尤其是在调理气机方面（见《通玄指要赋》）效果更佳，可配三阴交、足三里、内关等穴治疗腹胀及腹痛，亦能治腹泻，配陷谷更佳。

（2）本穴亦可治脾经之病，如神经衰弱、失眠、肠病、精神病，甚至狂证等。**又治疲倦，效果甚佳**，此系脾为后天之本，本穴为脾（土）经之输（土）穴，又为原穴，调理气机之作用极大之故，身体沉重可取太白，四肢无力亦可针太白。

4. 商丘 （经金穴）（SP 5）

本穴为脾（土）经金穴，凡脾虚而致肺虚之病皆可治之，对于病见中气不足之证皆可治之，盖土金两补，肺脾并治也。

（1）如皮肤色白、干燥，有咳嗽（体虚之咳嗽尤佳）症状时可取本穴。本穴配鱼际、尺泽亦可治百日咳。

（2）胃肠弱、身体倦、肺脾之脉虚等病症，取此穴治之有效，本穴为脾经金穴，即本经子穴，对本经一切实证，如身体困重、腹满胀痛、黄疸等湿热诸症，皆能用此穴施泻法而治之。配天枢、足三里、陷谷可治急慢性肠炎。

（3）本穴又可治局部病，如足关节扭挫伤、关节炎等。依历来歌诀均认为本穴系治疗脚背痛之要穴，配合解溪、丘墟，效果更佳。配行间、内庭可治痛风；配三阴交、阴陵泉、足三里可治下肢浮肿。

5. 阴陵泉 （合水穴）（SP 9）

本穴为脾（土）经合（水）穴，能脾肾双补，**为治水要穴**（水肿及小便不利）。

（1）"合治腑病"，本穴调理脾胃作用甚好。"合治逆气而泄"，本穴**为治腹满**及慢性腹泻之要穴。"疾高而内者，取之阴之陵泉"，本穴治疗肩周炎及慢性头面病疗效亦好，用于治疗心肺病亦有疗效。

（2）董师景昌用此穴治疗心脏病及高血压、心脏病所引起的头晕头痛、臂痛、失眠等症，此即"合治腑病"及"厚土灭火"之用。本穴还可治疗项部及胸膺强紧。本间氏亦用此穴治妇人之更年期高血压，此亦"疾高而内者，取之阴之陵泉"之用。

（3）本穴**治前头痛、眉棱骨痛甚效**。笔者已用此法 40 年之久，疗效甚佳，此亦"疾高而内者，取之阴之陵泉"之用，本穴**对肩周炎及慢性头面病**

疗效亦好。

（4）本穴善治胃肠病，"合主逆气'而泄'"，**为治泄泻要穴**。急性细菌性痢疾在三阴交和阴陵泉经络上常有压痛点，针之有特效，配曲池应用更佳。"脾主湿，脾主泄泻"，合穴善治脾失健运之慢性泄泻，治慢性腹泻亦甚效，急慢性腹泻皆可配曲池。阴陵泉**也治胃酸过多及反胃**，董师景昌常以此穴与肾关相配治疗胃酸过多、反胃等。

（5）本穴**为治满要穴**，满是一种气逆的现象，又"诸湿肿满皆属于脾"，故针刺本穴治脾湿肿满疗效甚佳。心、胸、胁、腹之满皆能治之。

（6）本穴为脾经的合水穴，与肾水同气相求，故调整水液的功能甚强，可用本穴配足三里**治疗小便癃闭不通**，甚效，治水肿盈脐、腹水、遗尿不禁及脚气等亦疗效极佳。

（7）本穴为脾（土）经合（水）穴，**可脾肾双补**，用于治疗肾炎、糖尿病、尿蛋白过多、肾衰竭甚效。配复溜或三阴交治头晕眼花、腰酸背痛，单用治眉棱骨痛。配梁丘穴治胃酸过多效果较佳。

（8）因本穴为脾经合穴，脾主运化，脾统血，故本穴有促进运化、统血的作用，穴位在下肢可改善局部血液循环障碍，有利于疮面愈合，若在同侧手拇指制污穴放血数滴，则效果更好。

（9）除此之外，本穴尚治妇科病，对腰、膝、足病亦有效。

（10）从太极对应来看，本穴对应于脐上之水分穴，水分为治水第一要穴，本穴功能亦同。

第五节　心　经

1. 少海（合水穴）（H 3）

本穴是心经的水穴，治精神异常（心主神）而肾虚者，补此穴效好，盖系同气相求（火经水穴）之用。

（1）本穴有化痰涎、疏心气之功，常用治瘰疬（《医宗金鉴》《胜玉歌》），配天井疗效尤佳。

（2）因系水穴能清火，可治头面上火所致的头痛、牙痛（配内庭、合谷治牙痛）、颈痛等。此外，对由头部充血所引起之病症亦有效，如眼充血、鼻充血等。

（3）**本穴为治疗心疼、手颤之效穴**，《灵光赋》《席弘赋》《杂病穴法歌》

中都有相关叙述，配阴市或后溪效佳。亦可治尺骨神经痛与肘关节之病。

（4）本穴为治疗耳鸣之特效穴，可配翳风、听会、听宫、滑肉门。

（5）本穴配手三里，能治两臂顽麻。

（6）因对应关系，本穴治疗腰痛亦效。

2. 灵道（经金穴）（H 4）

（1）"病变于音者取之经"，**本穴治暴喑有特效**（《医宗金鉴》）。与通里穴同为治暴喑要穴之一，亦可治心痛及癔病。

（2）"经主喘咳寒热"，能治"骨寒髓冷火来烧"（《肘后歌》），也就是冷热差距较大之病如疟证等。

（3）本穴为心经金穴，遇到心经之病或神志病而见喘咳时可取此穴。

（4）循经治疗，本穴用治尺骨神经痛或麻痹有效。灵道、神门倒马治疗失眠有效。

3. 神门（输土原穴）（H 7）

（1）本穴为手少阴心经原穴，心主神志，针刺本穴既能补益心气、镇静安神，又能泻心之火、开窍益智，可治各类神志疾病，**为治神志疾病之要穴**。其宁心通络之功又可治心血管系统疾患、脑神经系统病症及消化系统病症，常用于治疗心脏肥大、心悸怔忡、心脏衰弱、癔病失语等。

（2）本穴为心经土穴，在心脏功能及原气衰弱之际，神门穴因有原穴补元气之特质，故为常用之穴。用于各类神志病变而见胃肠功能衰弱者，更为相宜，盖火（主神志）之土（主脾胃）穴也，亦系同气相求之应用。

（3）本穴为心经原穴，为火经土穴，五行火能生土，**主治与心脾（火土）有关的疾患**，如失眠健忘、神经衰弱（多为心脾两虚）、心悸怔忡、心烦恍惚、痴呆悲哭、癫狂痫证等。

（4）神门为调理神志的要穴，专治痴呆（见《玉龙歌》《杂病穴法歌》《通玄指要赋》《卧岩凌效应歌》）。本穴配中脘治发狂奔走，配后溪治各种痫证，配内关、心俞治心绞痛、心律不齐，配风池、百会治神经衰弱所致的失眠。

（5）本穴能安神定心理脾（脾统血），降血逆，清心火，气血不逆行，因此可治呕血吐衄自止。

（6）本穴亦治高血压，本穴可清心理脾，针刺本穴有调降血压的作用，加刺曲池、阳陵泉效果更佳。

（7）因神门部位的关系，治尺骨神经痛或麻痹也很有疗效。治疗腕关节炎或风湿，也可取此穴。

4. 少府（荥火穴）（H 8）

（1）少府为火中之火穴，"诸痛痒疮皆属于心"，**少府穴止痒甚效**，用治各种痒。又可治阴部之病如遗尿（《医宗金鉴》），配关元、足三里可治尿闭。治疗小儿遗尿亦有效，一般不留针，强捻速出。

（2）本穴有宁心调神的作用，**可治疗晕针**，《内经》说："病变于色者取之荥。"晕针时脸色必变，可针荥穴并强心，少府为心经荥穴，因此能治晕针。亦能治心悸亢进症。

（3）《肘后歌》说：心胸有病少府泻。本穴配内关、心俞治心悸、心绞痛、心律不齐。局部用针可治疗中风后遗症之手指痉挛。也可治急性腰扭伤，配合动气针法速效。

5. 少冲（井木穴）（H 9）

（1）少冲为心经井穴，五行有木火之性，善治脑卒中与高血压，点刺出血尤效，此多为肝阳上亢（木病也）及痰迷心包（火病也）之病，故少冲能治之。胸闷、精神不安、时时有悲感、呼吸微弱等症，多取此穴。对心脏疾病皆有效，刺血尤佳。

（2）井穴有急救之效，凡遇中风猝倒、痰涎壅盛、不省人事、卒然昏沉、牙关紧闭、水药不下之急症，速以三棱针点刺本穴，并配合其他井穴出血，有起死回生之功。

（3）本穴配中冲、人中、足三里可治中暑、休克、晕厥。

（4）本穴为井穴，用治急性炎症有效。本穴清热镇心之功尤佳，少冲点刺，配曲池针刺，治高热有效。掌心及口中有热时用此穴有效。点刺本穴治疗乳腺炎亦效。

（5）本穴为火经木穴（通肝胆），又透过心与胆通，可治胆虚、心虚、怔忡、癫狂（《玉龙歌》《玉龙赋》《医宗金鉴》）。

（6）此外，本穴配合行间可治前阴臊臭。

第六节　小肠经

1. 少泽（井金）（SI 1）

（1）本穴为井穴，井主心下满，能治疗心烦和胸满。井主神志，适用于急救。凡遇卒中风暴卒昏沉、痰涎壅盛、不省人事，急以三棱针点刺，配合其他井穴同时出血有起死回生之功。

（2）本穴治寒热无汗。十二经井穴都具有开窍祛寒的作用，针刺本穴治伤寒外感无汗，甚有疗效，如加刺合谷、复溜，则效果更好。

（3）本穴能镇定止痛，**点刺本穴治疗三叉神经痛有镇定止痛之效**，尤其是三叉神经之第二支。近40年来，以少泽放血治疗三叉神经痛及三叉神经麻痹有良效。

（4）本穴治眼病胬肉攀睛，少泽能清火、散郁、祛湿热（又肝脾冲合亦有关），治赤烂年久之眼病，针刺本穴有特殊疗效。点刺本穴治疗睑腺炎速效。

（5）本穴可治咽喉肿痛、头痛、耳聋、耳鸣。本穴有通经活络、开窍散热之作用，根据五脏别通及表里经络关系，本穴治疗咽喉肿痛、头痛、耳聋耳鸣疗效甚佳，配少商点刺治疗腮腺炎颇效。

（6）本穴尚有**开窍通乳之作用**，亦能治乳腺炎。

（7）此外，本穴还能治尺神经痛，点刺本穴治疗产后尿潴留亦有效。

2. 前谷（荥水）（SI 2）

（1）前谷是荥水穴，能清本经之热病，尤擅治头颈部热性诸症。对于耳、咽喉、鼻等部疾患，皆有显效。对于水虚火实之病，即热证而有肾虚现象用之尤佳。

（2）本穴同少泽一样能治产妇无乳。依据"经络所及，主治所在"，本穴治颈项肩臂痛疗效甚佳。本穴治疗腮腺炎甚效，亦能治癫痫。

3. 后溪（输木）（SI 3）

（1）后溪为小肠经输穴，属木，输主体重节痛，木主筋、主风，因此有较好的止痛舒筋祛风之功。本穴又**系奇经八脉交会穴之一**，通于督脉，督主一身之阳气，腰痛、闪腰岔气是由督脉阳气受阻所致。针后溪能转输阳气，腰痛可愈。又后溪通督脉，督脉入脑又统诸阳，因此本穴**治脑病神志病及热病疟疾等有效**。以下略作表述。

（2）**本穴为奇经八脉交会穴**，通于督脉，可治疗阳经病变，用治头痛、落枕、目赤肿、咽喉痛、手足麻木拘挛、肩背腰腿痛皆有良效。

（3）因通于督脉，脉行脊里上入脑，所以**有醒脑清神之功**，临床上针刺后溪常用于治疗癔病、癫痫、精神病、中风不语、惊厥（透劳宫治惊厥，重症配足三里）、督脉失衡等疾患。治夜卧不安、手足躁扰甚效，因后溪通督脉，督脉入脑有镇定之功。

（4）**本穴可治颈项强硬不能回顾**，治疗落枕、颈椎病亦甚效。小肠经有一支脉与督脉相通，又手足太阳经同名经相通，整个项后皆为后溪经脉所及，因此后溪穴能治头项强痛及后头痛（《通玄指要赋》）。临床上颈项强痛不能左右转，取刺后溪。不能前后俯仰取束骨有特效。此外，因其为输木穴，木主筋，因此对于太阳经所行有关"筋"之病变皆能治之，例如，颈项强硬、弯腰不便、腿弯难伸等皆有疗效。治对侧肩背痛亦有效，此亦为经络所过，主治所及。

（5）**本穴可治疗急性闪腰岔气**。本穴通经活络散瘀之功较强，治腰部扭伤甚效。**配人中为治急性腰扭伤常用有效方法**。治腰骶痛亦甚效（对因受寒引起的腰骶痛疗效更好）。

（6）**本穴可治疗腰椎病及太阳经坐骨神经痛**，手足太阳同名经相通，膀胱经行从腰臀而下腿部后侧，临床上经治疗坐骨神经病以后溪、腕骨二穴倒马，配合束骨牵引治疗，腰连腿部后侧痛有奇效。

（7）**本穴治疗风病如疼挛抽搐等疗效亦佳**。本穴为小肠经之木穴，木与风相应主风，治疗面肌疼挛（颜面神经震颤），透劳宫甚效。三叉神经痛常突然而至，呈疼挛性疼痛，其性质亦如风，针小肠经之木穴甚效，而且后溪为输穴，专治时间时甚之病，治疗三叉神经痛之第二支尤效。用治半身不遂之手握不开及前臂疼挛亦有效。针入后强刺激，大多患者手即能伸开或变软。盖本穴通于督脉入脑，又为木穴与肝筋同气相求也。

（8）**本穴可治外感病**。太阳主表，后溪能治疗外感伤寒身疼痛、发热恶寒、无汗而喘，恶性感冒，肺炎，急性风湿及其他内脏性诸热症等。大肠与肺相表里，又大肠主津，其所主表证，与外流之津如汗泪有关，针大肠及肺经有效。小肠经的热与体液排泄运行有关，如急性肝炎、急性肾炎等，以后溪穴治疗较有效。又中医认为疟疾之寒热与督脉有关，针后溪有效，常配间使并用。

（9）**治荨麻疹**。太阳主表，本穴属木亦主风，点刺本穴出血有通经开窍、散风清热之效，加刺曲池、足三里清泻阳明、调和营卫，治疗急性荨麻疹效果突出。

（10）头部充血性之眼、鼻、耳和颈项有异状时，可用此穴。灸此穴治疗睑腺炎疗效更佳。

（12）心经与小肠经相表里，两经都属火，本穴为火经木穴，有清心导火之功，可治疗心热移于小肠致小便短赤之症。

4. 腕骨（原穴）（SI 4）

（1）腕骨穴亦属木主风，用于风病如痉挛抽搐等疗效亦佳。

（2）历来认为**本穴为治疗黄疸之要穴**（见《通玄指要赋》《玉龙歌》《玉龙赋》），本穴为小肠经原穴，小肠为分水之官，因此腕骨穴清湿作用极强，通过"脾与小肠相通"之原理，也可治疗脾经的病变。脾主湿，中医认为黄疸系脾胃湿热所致，所以治疗黄疸特效。用本穴配中脘或至阳，则疗效更佳。

（3）**治糖尿病**。中医认为糖尿病多由脾虚所致，透过脾与小肠通治疗糖尿病有效。以本穴配脾俞、足三里或中脘、阳池疗效更佳。

（4）**治多种风湿病**。小肠经络循行所过，皆为本穴主治范围，腕骨亦可治疗多种风湿病，对腕痛、肩背颈疼痛尤为卓效。除治疗颈、腰、腿弯有卓效外，与后溪同用治疗坐骨神经痛亦特效，本穴五行含木性，主屈伸不利之病。

（5）**治腰痛**。《杂病穴法歌》云："腰连腿疼腕骨升。""**腕中无力**痛艰难，握物难移体不安，腕骨一针虽见效，莫将补泻等闲看。"针腕骨实证要用泻法，虚证要用补法。

（6）**治四肢风湿病**。脾与小肠通，脾主四肢，故针刺本穴治四肢风湿病效果较好。

（7）**减肥**。肥胖在中医属"痰""脾虚"范畴，针刺腕骨疏太阳经邪，清小肠湿热，分水利湿，配梁丘、公孙、关元等穴可抑制肠胃蠕动，降低吸收功能，用于减肥有相当好的疗效。

（8）后溪、腕骨二穴单独所能治疗之病，两穴合针效果可增强数倍，因此临床以合用为佳。

（9）本间氏认为耳及其周围发热，或充血性头痛、齿痛、肋间神经痛、手半侧麻痹、小儿惊风等，又内热汗不出时，用之有效。腕骨为原穴，是代表小肠经之名穴。

5. 阳谷（经火）（SI 5）

（1）本穴系火经火穴，为真火穴，治疗火热之病有效；又为经穴主寒热，发热时针阳谷即可退热，亦为同气相求之应用。

（2）阳谷主治头面之病，配侠溪可治颔肿口噤（《百症赋》）。

（3）本穴可治手腕诸疾，如手神经痛等。亦能治痔漏阴痿。

（4）本穴配支沟、膈俞、申脉可治胁痛。

6. 小海（合土）（SI 8）

（1）小海为小肠（属火）之子穴（合土），泻之可通小肠热结，能治头部热证，治喉龈肿痛甚效。本穴亦可治全身热证，对心悸疗效尤佳。

（2）治逆气而泻，本穴可治下腹疼痛、过敏性结肠炎。

（3）本穴泻之可治肘臂实痛。小肠主液，基于对应可治膝痛治退化性关节炎。

（4）本穴配合谷、大陵、神门、行间、心俞可治精神疾病。

（5）基于对应即同名经相通，用本穴治疗太阳经腰痛有效。

第七节　膀胱经

1. 委中（合土）（UB 40）

（1）委中为血郄，郄穴能治急症，此穴刺血能治多种急症，**系刺血第一要穴**。与尺泽一样，委中是静脉浮出之处，自古以来即常用于刺血疗法。膀胱经为少气多血之经，适于刺血。本穴为民间急救霍乱最常用之特效针，用于治气喘亦甚效（治疗气喘、严重吐泻配合尺泽穴刺血，则效果更佳）。

（2）本穴清热泻火，引火下行，点刺本穴对急性之上部充血及出血有效，用治脑卒中、高血压确有卓效，且能止鼻衄。对内脏及腰背腹腔等瘀血皆有特效，亦可用于急性热性疾患、急性膝关节炎、风湿疾病等病症。

（3）**治腰背疾患**。本穴为膀胱经合穴，**又为四总穴（腰背委中求）之一**，有舒筋活络、强健腰腿之功，**最常用于治疗腰背病症**，刺血治疗闪腰岔气可立即见效。对于膀胱经所过之重性疼痛及久年疼痛，刺血均能见大效。笔者在本穴刺血治疗项强、后头痛、脚踝扭伤、脚跟痛、脚跟骨刺等亦具卓效。

（4）**能舒筋活血，蠲除痹痛**。本穴位于腘窝中，经气结于其中，在本穴刺血蠲除痛痹的作用最强，临床上可用于治疗下肢痿弱、偏枯不遂、肿痛酸楚、小腿拘急痉挛等。又可治跌仆闪挫损伤，气血瘀滞不通而作痛，以三棱针刺委中浮络出血效果甚佳。

（5）**治热病阳毒**。本穴有清热解毒的作用，能泻膀胱之热。凡热病汗不出，小便困难，脊强反折，痉病瘛疭，癫痫，淋毒风疹，阳邪火毒，血分邪热，乳痈、疔疮痈疡，急性肠胃炎，点刺出血具有特效。马丹阳用本穴治疗鹤膝风，杨继洲用本穴治丹毒、痈疽、鼻衄。

（6）董师景昌以此穴**治疗痔疮**，有**立竿见影之效**。膀胱经经别至肛，经络所过，主治所在，治疗痔疮在委中刺血，纵使系多年重症，亦可二三次而痊愈。

（7）委中治上述的急性病及上述的慢性痼疾有效。

（8）使用本穴要注意：实证可用，虚证禁用。取刺委中用于治疗由于跌仆损伤、闪挫等原因所致的急性疼痛。若因房劳伤肾、水亏火弱虚损所致的酸痛，则当用补肾之法，不宜点刺出血。临床上本穴对于体质素弱、精血不足、病久体虚、孕妇、贫血、流产失血者等一切虚证一般禁用。

2. 昆仑（经火）（UB 60）

（1）本穴系膀胱经之经穴属火，有疏通经络、消肿止痛、强健腰腿的作用，素为治疗腿足红肿（红肿属火，本穴亦属火）之要穴（见《玉龙歌赋》《通玄指要赋》）。临床上还可治下肢痹痛、足下垂、足跟肿痛、脚气病等病症，治腰腿肿配申脉、太溪，治外踝痛配悬钟，治脚跟痛配丘墟、悬钟。

（2）本穴**清利头目**，可治后头痛、眉棱骨痛。风热之邪袭于经络气血，瘀滞则发生疼痛，相当于西医学之筛窦炎。此系膀胱经起于睛明穴附近，经络所过，主治所及，本穴治眼肌麻痹甚效，亦可治眩晕、目痛、衄血、落枕、腰背痛等，对高血压、肾火上炎之牙痛亦有效。因本穴系水经（通于肾）之火穴。"病变于音者取之经"，经穴对应于发声器官，亦为治疗牙痛之因也。

（3）**本穴疏通筋络，治功能性腰痛**。由外感风寒、外伤劳损所引起的骨关节炎、周围筋膜炎，或关节不利称为功能性腰病，用本穴治疗疗效良好，亦可治落枕、肩拘急等。

（4）**治脊痛特效**。膀胱经夹脊，经别亦上至脊，且此处骨高，以骨治骨甚效。

（5）《针灸甲乙经》《针灸大成》载有本穴主治孕难胞衣不出，妊妇刺之胎落等症，盖膀胱经通于子宫也。

（6）本穴为水经（通于肾）火穴，治命门火衰、完谷不化之五更泻甚效。

3. 京骨（原穴）（UB 64）

（1）本穴为膀胱经原（木）穴。能治衄血（肝不藏血）、目赤、颈强、高血压等与肝与木有关之疾病，可谓对水不润木之症均皆有效。

（2）本穴有通经活络、宁心安神作用，对本经虚实证候皆可取用。

（3）本穴能治膝痛及股关节痛，亦可治后头痛，配太冲可治剧烈头痛。

（4）本穴配内关、通里、心俞治心痛、心肌炎。

4. 束骨 （输木）（UB 65）

（1）束骨穴为输穴，主体重节痛，五行属木，与风及筋有关。治疗本经所过之处的疼痛及屈伸不利的病变皆有疗效，又本穴为水经（膀胱经）木穴，补水润木的效果极佳，因此治疗适应证极多。

（2）本穴与京骨皆为膀胱（水）经之木穴，主治症状及原理与京骨大致类同，亦能治衄血、目赤、眩晕、后颈部强硬及脑充血、高血压等，唯京骨穴理气作用较强。本穴为输穴，镇痛作用亦较强，笔者用本穴治**巅顶头痛极效**，一则与经络循行有关，一则即系水木之五行关系。

（3）本穴治疗膀胱经循行所过之强急病，**如颈项强硬、腰紧痛、后腿紧痛皆效**，盖本穴属木主筋，又太阳经亦主筋。

（4）临床应用本穴**治疗后头疼痛效果显著且迅速**，盖后头为膀胱经所行，"输"穴对疼痛之调整有极大功效（输主体重节痛），因此应用束骨治后头痛确有特效。历代医家治疗头顶痛均以涌泉为主穴，笔者则以束骨穴治疗，效果较涌泉有过之而无不及，此亦与经脉循行有关，盖膀胱经会于颠并入于脑，因此有特效。

（5）由于经络循环之故，本穴对腰（腰痛）、背（肩胛内缘痛）、股腿（太阳经坐骨神经痛）等凡膀胱经所过处之疼痛皆有效。其原因为：①膀胱经夹脊而行，其经别并入脊中，肾主骨。②本经与其表里，故可**治颈椎、腰椎骨刺**，与后溪或风市并用，为有效成方。

（6）《灵枢·杂病》篇说："项强不能俯仰者取足太阳。"即为本穴，临床应用本穴**治疗项强不能前后运动者**，确有卓效。

（7）本穴为膀胱（水）经之木穴，治膀胱经上痉挛之病甚效，可用治小腿抽筋、腓肠肌痉挛。

（8）本穴用**治痈疽、疔疮**疗效很好，尤其背后膀胱经循行所过之处之疔痛，疗效更佳（《杂病穴法歌》）。

5. 通谷 （荥水）（UB 66）

（1）本穴为膀胱经之荥水穴，荥主身热，本穴对肾虚火实有热之病如头痛、眩晕、衄血、项痛、目视不清，即脑卒中、高血压之症状有效。有人用本穴治疗子宫充血有效，即系此理之应用。本穴对脑缺血亦有效。

（2）气乱，在于头，或头顶痛，取天柱、大杼不应，可取此穴。

（3）本穴配绝骨、窍阴，可治口苦。

6. 至阴（井金）（UB 67）

（1）本穴为膀胱经井金穴，有疏通经络、调整阴阳、清头明目的作用，对于头面病（《肘后歌》：头面之疾针至阴），尤其对头痛、目痛、鼻寒、鼻血、转筋，针之效果极佳。

（2）**矫正胎位有效**。妇女气血阻滞肾门，真阳受损，则胎位不正，艾灸本穴有升清阳之作用。治妇人损产逆转，艾炷如小麦大，火下即产，艾灸开穴可振奋阳气，促进气化功能，利于疏泄胎气津液，双侧交替艾灸即有转胎感，灸后立即有胎动感。

（3）**治产难**。笔者 1999 年于缅北高原义诊时遇一孕妇难产，针其至阴不到 1 小时即生产。盖膀胱经通于子宫也，至阴穴为膀胱经井穴，能开子宫之窍也。

（4）**治胞衣不下**。胎儿娩后半小时以上，胞衣仍滞留腹内者，乃因宫缩无力或产后失血，若处置不当会直接危害产妇。任之胞胎，冲为血海，肾主藏精，针刺本穴，助肾气调经气，通胞脉，运胞宫，使气血调和，促进胞衣排出。

（5）本穴治**产后或术后尿潴留**亦效，刺血尤佳。点刺治疗前列腺炎及前列腺增生亦效。灸本穴还能治性冷感。

（6）**治痒症**。至阴、屋翳能清火泻热，为治痒症之要穴，治疗各类皮肤病可针曲池、血海、三阴交，效差时可加刺本穴或劳宫、少府，轮流配穴效果极佳。

第八节　肾　经

1. 涌泉（井木）（K 1）

（1）本穴为少阴井穴，五行属木，能开窍祛寒，温少阴之肠，急救常用。肾属水，木气通于肝，故涌泉可通肝肾二经，急症多有肢厥及抽风症状，用之最宜。补水润木则**痉挛抽风**可止，也**常用于各种病证**、**小儿惊风**等。风证多为水不涵木，火郁风动，该穴能滋肾，又能解郁，引火下行，对肾阴素虚、阴不制阳，因情绪激动而诱发之气厥恰到好处。

（2）因本穴系井穴，治本经急性炎症有效，所以常用于扁桃体炎及其周围发炎。

（3）本穴**为回阳九针**，镇定作用极强，常用于气血逆乱。水经木穴能补水润木，水为肾主藏精，木应肝主藏血，精血同源，二者相互资生。若肾阴不足，肝火滋养出现肝阳偏亢，风阳升动，扰乱清窍，气血逆乱，针刺本穴能滋水涵木、滋阴潜阳、则逆乱自止。所以治疗上冲性病症，如血压升高、动脉硬化及失眠有效。由足、腰、腹受热而引起的高血压，亦可灸此穴使火下降。无论艾灸还是药物贴敷都有导热下行、引火归元的作用。鼻衄时针刺涌泉以阴平阳秘、则鼻衄自止。

（4）**治疗咯血及剧烈呕吐**。咯血多由火灼肺俞，上实下虚，火盛气逆，血热妄行所致。本穴能滋水涵木，则木气不亢、不动风火，故能治疗上冲性病症。亦可治剧烈呕吐及顽固性呃逆。男用左涌泉，女用右涌泉。

（3）因本穴系水经木穴，常用**治厥阴头痛**（补水润木）。也治耳聋、耳鸣，因肝肾同源，肝属木，肾窍于耳，本穴是足少阴之井木，功可开窍，木喜条达，郁结患者突然之气，气随血升闭塞耳窍，取涌泉穴既可疏肝行气、清肝泻火，又可开通耳窍。

（6）治**产后乳汁不通**。本穴系足少阴经之井穴，具有醒脑开窍、交济心肾之作用，产后乳汁不通，为乳窍闭，而乳房位于胸膺，根据上病下取法则，针刺涌泉穴，可通乳窍，促进乳汁分泌，治疗乳汁不足或乳汁不通都有效。

（7）对于神经衰弱所致的失眠症，多为肝虚证，可针灸涌泉或肝俞而治愈。此穴对呼吸系统疾患之发热、咳嗽，或心肌炎、心悸亢进、喘息等心脏病，无论慢性、急性的肾脏病均有效。

（8）因本穴系水经木穴，也常用于生殖器病症。对于足、腰、下腹部寒痛有效，尤其是下腹有硬块疼痛的妇科病有特效；对因膀胱、生殖器和肠病引起的痛症，亦皆有效。因不孕症的一些症状常与上述症状相符，故亦有效。

（9）此穴一般都感觉灵敏，深刺久灸，容易觉得热痛，故应注意不要针灸太过。对感觉敏感的人；可采用隔姜灸、隔盐灸、隔蒜灸等间接灸法。

（10）本穴能补水润木，肝肾并调，祛风寒及开窍。还能治半身不遂，腿屈不灵，失语症，血尿，紫癜，尿潴留，婴儿夜啼，脑外伤后遗症，昏睡不醒，黄疸，疝气，消渴，蛋白尿，狂证，奔豚，癫病，射精障碍症。

2. 然谷（荥火）（K 2）

（1）本穴为水经火穴，**治疗命门火虚**（水中火虚）之病极为有效，命门火虚多伴随五更泄，完谷不化，"然谷"亦有"燃谷"之意。本穴为水经火穴，亦能交通水火，与火经水穴少海并用治失眠极佳。

（2）本穴为水经火穴，**主泻肾脏之热**（《通玄指要赋》），配阴交穴应用更佳（《卧岩凌效应穴歌》：然谷泻肾，应在阴交）。治疗与涌泉穴多有类似之处，能治妇科疾病、泌尿系疾病、咽喉部疾病、心脏病等，如子宫充血、泌尿系感染（尿道炎、膀胱炎）、扁桃体炎、心肌炎等病症，取之为泻穴，疗效很高。

（3）本穴能**治小儿破伤风**（《医宗金鉴》《百症赋》），还可**治脚转筋**、眼花（《杂病穴法歌》：脚若转筋眼发花，然谷承山法自古），宜配承山穴应用。本穴配曲池、合谷、复溜、冲阳治自汗多汗，配风池、合谷、支沟、间使治失音不语；配内关、巨阙、足三里治精神疾病；配涌泉治足趾尽痛。

3. 太溪（输土）（K 3）

（1）本穴为肾经原穴，为先天气之所发，对内脏有调解作用，故一切肾经疾病，都可取用此穴。不论肾阴亏损还是肾阳不足，皆可治之。肾阴为一身阴液之本，肾阳为机体生命活动的动力，针刺本穴临床上治疗妇女经痛带下、月经不调、男子阳痿、遗精、遗尿、癃闭、水肿等症，以下略作申述。

（2）**治肾虚头痛眩晕**。本穴可以补肾益脑，滋阴降火，故肾精不足、髓海空虚所引起的头痛眩晕，精血不能上充所致的耳聋耳鸣等，针刺本穴可补益肝肾，则头痛眩晕自止。水之所制在脾（土），水之所主在肾（水）。本穴主治首先在肾，其次在脾。脾阳虚，则湿积而为水；肾阳虚，则聚水而从其类。水气上泛蒙蔽清阳，则头目眩晕。本穴土水两治，还可治疗水气上泛之眩晕。

（3）**治疗频尿**。由于肾气虚弱，膀胱失职，小便不能约束而导致频尿，针刺本穴可补益肾气，固摄小便。

（4）**治肾绞痛**。肾不主水则水液停聚，受膀胱之热煎熬而成结石，湿热与结石阻于水道致通降失利，发为肾绞痛。针刺本穴可强腰补肾，清利湿热，畅通气机，行气化水，通利水道而止痛。配合中药服用并可排石。

（5）太溪是水经土穴，可治疗**水土不合之病**，为肾病而有脾胃症状时之治疗要穴，如胃痛、呕吐（尤其尿毒症呕吐）、便秘等症。临床上本穴亦治疗因肾脏虚寒、火不生土所致的病症，笔者常用以治五更泄亦极有效，取刺太溪，可健脾利水，同气相求。

（6）本穴为水经土穴，为先天气之所发（肾主先天），又通后天之气（土），可脾肾并治，**笔者常用其治疗糖尿、蛋白尿、肾衰竭等**。

（7）此外，本穴还能治小儿惊痫风瘼、脚气、足跗痛、足部冷感、足关节炎、足跟痛、风湿、口燥咽干、耳痛、近视等。心脏疾患、手足冰冷、喘息并作时，宜用此穴。又支气管炎、肋膜炎、咽喉发肿出血时，用此穴亦有效。

4. 复溜（经金）（K 7）

（1）本穴为肾（水）经母（金）穴，可治肾虚之病，能补肾温阳利水，又能滋补肾阴，对肺虚之证有效，常配尺泽应用，能达"金水相通"之效果，常用治下述各病。

（2）**治小便不利**。本穴为水经金穴，补肾的作用甚强，有疏利玄府，利导膀胱，祛湿消滞，滋肾润燥的作用，能通利小便。

（3）**本穴善治无汗，自汗及盗汗**。复溜为肾经之经（金）穴，经主喘咳寒热，金与肺、与皮毛相应。又本穴有调整水液的功能，用于治疗身热无汗或汗出不止、自汗盗汗、腹泻肠鸣疗效颇佳。止汗配合谷穴（见"合谷"条）。本穴有回阳温逆的作用，能治疗四肢逆冷。

（4）本穴**善治急慢性腰痛**，因本穴系肾经母穴属金，肾经虚证可针取本穴补之。除肾亏腰痛外，治疗肾之气病甚效，治疗**闪挫岔气**疗效亦佳。笔者常用本穴治闪腰岔气，疗效极佳，盖肾之气病也。肾又主骨，常用治足跟痛、骨刺。

（5）**治疗各类眼病**。本穴为肾之母（金）穴，能滋补肾阴，治疗各类眼病。本穴与董氏奇穴之光明穴位置相符，临床上用于治疗散光、眼内障、飞蚊症、眼肌疲劳无力、眼痛等均有卓效。

（6）**治手脚指端麻木**。本穴为肾经母穴，依五行原理能生水润木，滋补肾气，治疗双手或双脚指端麻木，甚有疗效。

（7）此外，本穴还能治脚气、寒饮喘逆、水肿、眼皮不能睁闭、颈项痛。

5. 阴谷（合水）（K 10）

（1）本穴为肾（水）经合水穴，系水中真水，最具水之代表性，常用于治疗妇科病，如出血不止、腹胀、呼吸不便。治男子阳痿亦有效。

（2）除治上述病外，**本穴利水作用**亦极强，所以还能利小便（《医宗金鉴》《太乙歌》），治慢性淋证、小便不通（配肾俞、关元、阴陵泉、三阴交等）有效。配水分与足三里消水肿；配足三里亦可治中邪霍乱（吐泻）。

（3）又因肾经挟任而行，膝对应于脐，故本穴还**可治脐腹痛**（《通玄指要赋》《医宗金鉴》），可配行间穴应用（《卧岩凌先生得效应穴针法赋》：脐腹痛泻足少阴之水，应在行间）。

（4）此外，本穴又可治膝痛。

第九节　心　包

1. 曲泽（合水）（P 3）

（1）合能治腑，本穴为治心脏病常用要穴，本穴为心（火）经水穴，对水虚火实之病甚效，尤其对心火上逆之病，如口疮、眼赤等效果更佳。

（2）治瘟疫吐泻。本穴为心包络合水穴，疏通心络、泻湿热、止痛、止泻作用极强，合治逆气而泻，点刺出血治疗时症瘟疫、霍乱吐泻，对暑厥、暴绝厥逆有回阳救逆之功，也可治急性胃痛。配委中点刺出血可治急性肠胃炎及中暑高热。

（3）治胸闷气喘。肾不纳气及各类心脏病和心肺功能障碍，都会导致眩晕、胸闷、气喘，针刺曲泽出血可以凉热解毒、疏通经络，针刺出血可在双手肘弯出血，只要有青筋就可以点刺出血，不必拘泥于本穴穴位上。

（4）**治失眠癔病**。本穴为心经合水穴，可治心肾不交的疾病，如：失眠癔病、肾气奔豚、厥疝等症。

（5）古来认为本穴**系止颤要穴**。本穴为手厥阴心包经合穴，手足厥阴同名经相通，因此与肝相通。又脏腑别通与阳明胃相通，肝主风，胃主痰，本穴又贴于大筋旁，筋亦与肝、与风相应，故治疗颤证有效。

（6）治痼疾难病。人体双侧肘部和双侧腘窝是放血的要穴，曲泽位于手肘部位，能治风痰之病，原理同前条，**放血可治多种病包括难治病**、**痼疾**等，都会收到意想不到的疗效。

2. 间使（经金）（P 5）

（1）本穴为心包经金穴，能疏解厥阴与少阳邪气，又"经"穴能治"喘咳'寒热'"，所以本穴素为治疟要穴，本穴又系心之"金"穴，亦能治失音（《百症赋》）、骨鲠于喉。下面略加叙述。

（2）"经"穴能治"喘咳'寒热'"。古人经验，**本穴素为治疟要穴**，宜配大杼、大椎应用，发作前一时针刺（称为截疟），针后加灸，效果更著。

（3）本穴亦**常用治癫痫**（《灵光赋》《杂病穴法歌》），应用时配合人中穴针刺效果较佳。本穴配合谷、后溪、百会亦治癫痫、躁狂。配郄门**治心痛**、狭心症有效（配心俞或内关或少府皆治心脏病）。又治热病或中风及其他原因导致的精神异常。

（4）"病变于音者取之经"，本穴**可治呃逆**。本穴配天鼎，**可治失音**

（《百症赋》）。

（5）五行属金与肺相应，肺主表，又心主汗，因此本穴配阴郄、后溪可治盗汗。

（6）本穴**治疗骨鲠喉间**亦有效。胃与胞络脏腑别通，又本穴为经穴，对应于喉舌口部，故治骨鲠喉间有效，亦可治梅核气。

（7）本穴单配内关穴，互相倒马，可加强内关穴所治疾病之疗效。配内关可治心经之坐骨神经痛、大腿后正中央痛、胸闷、胸痛。

3. 大陵（输土）（P 7）

（1）心包经为火经，本穴为心包（火）经土穴、本经子穴，能泻实热之证，治热病、身热、头痛等。对于脾胃经（土经）虚热（有火）之病，以本穴治疗亦颇为有效。本穴用途很广，分述于下。

（2）**治癫狂、痫、癔证**、心热之证，本穴为火经土穴、本经子穴，取刺本穴具有清热泻火、开窍醒神、宁心定志（心脾两治）的功效，临床上用治热病、身热、头痛等，亦用于治疗癫狂、痫（可使癫痫脑电波趋向正常）、癔及心热心悸失眠（对思虑过度、心脾两虚之失眠证尤效）。

（3）**治疗口臭，急性胃炎**。对于脾胃经（土经）虚热（有火）之病，以本穴治疗颇为有效。因此常用以治疗口臭（《玉龙歌》《玉龙赋》《胜玉歌》）、口舌生疮、急性胃炎，当然包络与胃脏腑别通，又对应于口，亦是其有效原因（心火旺则胃滞，胃火旺，轻则口糜、口臭，重则口舌生疮，刺大陵降心包之火，心包火降，胃火自亦降）。

（4）本穴为心包经输穴亦即原穴，**为治心胸病的要穴**，为回阳九针之一，可治疗心脏疾患、呼吸困难、胸痛、心痛、喜笑、惊恐。针刺本穴能舒筋活络，亦可治疗胸臂拘急等病。

（5）**治风疹、疮疾**。"诸痛痒疮皆属于心"，取刺本穴配劳宫，可治疗鹅掌风、心闷、疮疾，再加风门、曲池、肩贞可治全身疹疥疮痹。

（6）治疗局部筋脉损伤。本穴位于腕部，与足跟相对应，所以针刺本穴可用于治疗局部筋脉损伤及**足跟痛**（奇穴脚跟点应在大陵直下五分）。

（7）此外，本穴还可治腕关节炎及由风湿所致之手指不能屈伸。

4. 劳宫（荥火）（P 8）

（1）本穴为心包（火）经荥火穴，系火中之火穴，泻火之效极佳，能清心火、除湿热，尤擅清胸膈之热，导火下行，亦有温阳作用。

（2）**治口疮、结胸痞闷、疮疾**。本穴为心包经荥火穴，有清火除湿热的作用，所以治疗心包火旺所产生的口疮龈烂、中风昏迷、中暑等症颇有佳效。

（3）**治心悸失眠、心烦**。心包络为心外围，代心受邪，故心包络受邪出现的症状基本上与心经表现出的症状是一致的，因此劳宫穴也可治疗心经病变，取刺本穴具有清心火、泻烦热、安神定志的作用，能治疗心火亢盛所引起的病症，如热伤神明之心悸、失眠、心烦等病症。

（4）**治吐衄**。热伤津液则口干舌燥，热移小肠则尿短赤，热伤血络则吐衄、舌红脉数及诸疮红肿，取刺劳宫能清心火、息风、凉血、安神和胃，可治疗吐衄、小便短赤等症。

（5）治呕吐干哕、噫气吐酸。本穴位于手掌中部，与胃对应，又包络与胃脏腑别通，故能治呕吐干哕、噫气吐酸。

（6）此外，本穴还能治掌肌挛痛、掌中热、鹅掌风。

5. 中冲（井木）（P 9）

本穴为心包井穴，有通心络、开神窍、回阳救逆之功，常用于治疗急症，如中风及心包急性症状。由于木性条达，所以本穴治疗胸闷尤具特效。井主心下满，所以治疗热性病之闷苦及心脏疾患之胸口苦闷等效果很好。分述如下。

（1）**为中风急救要穴**。本穴为心包经井穴，有通心络、开心窍、回阳救逆之功，为急救之要穴。配人中、内关可急治中暑、休克、晕厥、中风昏迷。点刺本穴出血可直接刺激心包，影响心经的作用，因此治疗中风昏迷、痰涎塞窍时，可先点刺本穴出血再加针其他穴位以疗之。中风不外溢血及血栓脱落之栓塞，前者为肝阳上亢，后者为心包痰病，不外木火，且指尖对应头部，亦为急救中风有效之因。

（2）**治急性角膜炎**。本穴位于本经之末，下接手少阳、三焦经，终止于目锐眦，故可治疗眼部部分病变，临床上点刺中冲出血，治疗急性角膜炎颇有疗效。

（3）**治疗正中神经麻痹**。正中神经麻痹是因为不当的药物注射，损伤正中神经所致患者腕关节下垂无力、中指麻痹，在本穴放血疏畅经络可治疗中指神经麻痹。

（4）包络与胃脏腑别通，故本穴能治胃经急症，常用于防治晕车。

第十节　三焦经

1. 关冲（井金）（SJ 1）

（1）本穴为三焦经井金穴，**急救作用亦强**，又三焦主气，金亦主气，是以本穴极具代表性。本穴有开窍回阳救逆之功，对于突然昏仆、痰涎壅盛、牙关紧闭、不省人事之证，可急以三棱针针刺本穴及其他井穴出血，有起死回生之妙。本穴配人中、内关、十宣可治晕厥、休克、中暑；配哑门可治舌缓不语，最适合初发中风（卒仆昏沉、痰涎壅盛、不省人事、牙关紧闭、药水不下、口苦咽干）。

（2）本穴能**治三焦之热上壅所致之证**。《玉龙歌》《玉龙赋》均强调"关冲"治壅热盛于三焦之证甚效。刺少阳井穴关冲治头部疾患，如眼（大眦）痛、咽喉疾病（急性咽喉炎以点刺出血甚佳）、舌充血、肿胀、发热，以及脑卒中并发症的头痛、眩晕、剧烈风热等，有卓效。

（3）**治口苦咽干**。《玉龙歌》："三焦热气塞上焦，口苦舌干岂易调，针刺关冲出毒血，口生津液病俱消。"口苦咽干，点刺出血，效果极佳（《玉龙赋》《玉龙歌》）。

2. 液门（荥水）（SJ 2）

（1）可以说本穴"一针多透古来稀"，自液门进针透过中渚、后溪、少府，深针还可透腕骨，也包括了董氏奇穴之中白、下白。六穴之效果皆融入其中。进针时在筋下贴骨进针，针达中渚、腕骨等输原多气之所。可谓筋骨肉皆治，亦即风寒湿、脾肝肾皆能治及。

（2）本穴**为治五官病第一要穴**。三焦经荥穴，荥主身热，针本穴能疏利三焦邪热，尤其是对上中焦壅热所导致之五官咽喉疾患，效果甚好。从太极对应律来看，荥穴对应于五官，本穴透针而入，可谓眼耳口鼻区皆能透达，因而为治疗五官病之要穴。笔者常用本穴治咽喉痛（对喉痛甚效，配鱼际效更速），又用治耳鸣、耳痛、中耳炎、鼻塞、牙痛等。又外感之邪壅塞三焦，则气机不利，上、中二焦气血逆乱，则病咽喉头面眼耳，针刺本穴可以疏利三焦邪热，因此治疗头面五官咽喉之病有积极效果。

（3）本穴**擅于治外感证**，为三焦经荥水穴，三焦与肾间动气及免疫功能有关，人体免疫功能低则抵抗力差，机体易为外感所袭，"荥输主外经"，本穴能补正气，驱邪气，治疗感冒甚效。笔者常以此穴作为治疗感冒起手针。

对发热恶寒患者，针刺本穴可以壮水制火，增强免疫功能，防止感冒。笔者以此穴配鱼际穴治疗感冒常有针到即愈之效。

（4）本穴能**消除疲劳**。本穴功同桂枝汤，桂枝汤能治久逸突劳之疲倦，因此笔者用此穴消除疲劳效果极佳。

（5）**治头痛、目赤肿痛、眼皮下垂**。本穴具有清热泻火、疏经活络、散风解表、聪耳明目之功，能治头部的充血及阳性证。临床上针刺本穴可治疗头痛及目赤肿痛，再加刺陷谷穴治疗眼皮下垂、张开无力效果极好。笔者**治各种头痛**，常以液门配三间，一般皆能迅速止痛。

（6）**治热病汗不出**。本穴属三焦经，"三焦者决渎之官，水道出焉"，为阳经之精液血津出入的门户，针刺本穴有促其液出之意，治疗热病汗不出等毛孔闭塞之病效若桴鼓。

此外，本穴还能治中风猝死失神（对由上焦、中焦壅热所致的头面五官疾患皆有特效）、偏瘫上肢肿胀（配中渚）、手臂红肿（配中渚）、恶心呕吐、心悸、心脏风湿病（配中渚）、大腿痛、口舌痛（包含口腔溃疡）、心动过速、腰痛、颈部软组织损伤（落枕）、肩痛、胸肋痛、荨麻疹、皮炎瘙痒。

3. 中渚（输木）（SJ 3）

本穴为三焦经之输木穴，木主筋主风，对于三焦经循行所过部位之疼痛及筋肉不利皆有卓效。"输主体重节痛""荥输主外经"，对于三焦经所经之肩、上臂、前臂等疼痛甚效。

依据古诀所载，对于上肢（肩臂肘指）疼痛、肩背痛、心痛彻背、久患腰痛均有特效。三焦经循行循手腕，出臂外两骨之间，上贯肘循臑外，上肩而交出足少阳之后，中渚为三焦经输木穴，输主体重节痛，针刺本穴能畅通三焦经气、疏散风寒、活络止痛，如配合肩部运动可以治疗急性臂神经损伤、肩周炎及手腕无力等症。**本穴最常用于治疗上肢肩臂疼痛，治落枕及脊间心后痛甚效，亦治心痛彻背。**

依据笔者所述之五输穴的空间观，输穴亦对应于五官，因此常用于治疗眼、咽喉、齿、耳等头部症。三焦经循行入缺盆，其支者，从脑中上出缺盆，上项侠耳后，直上出耳上角，以屈下颊，其支者从耳后入耳中，出走耳前，过客主人前交颊至目锐眦。"经络所过，主治所及"，故针刺中渚穴可疏通三焦风热、调和三焦气机，**治疗急性扁桃体炎、牙痛、耳鸣及突发性耳聋亦甚效**。三焦与肾脏腑别通，本穴有较好的补肾作用，故用于治疗肾亏所致各病效果甚好。本穴对久患腰痛极为有效，亦能治肾脏病所致之腰痛、腰酸、背痛、头晕、眼散光、疲劳，肾脏性之坐骨神经痛，足外踝痛，四肢浮肿。此外，本穴尚可治疗脊柱骨刺。**本穴对于急性腰扭伤及慢性腰痛亦甚效，笔者常用于治疗起坐性腰痛。**

手少阳与足少阳同名经同气相求相通，因此本穴亦能治足少阳经之病痛，如侧面（少阳经）之坐骨神经痛、肋痛。因手少阳三焦与心包经表里，所以本穴还能治心悸。由于本穴与足少阳胆经之临泣（八脉交会）相应，临泣能治环腰一带痛，因此中渚也**能治环腰一带痛。**

三焦输穴中渚属木，木应肝，则本穴能肝肾并补，治梅尼埃病及**眼散光有效。**

此外，本穴还能治胃脘痛、流行性乙型脑炎及中风后遗症如手握难开等效果都不错，亦可治舌颤及无名指、小指麻木不仁。

本穴五行属木，亦能舒解理气。

4. 阳池（原穴）（SJ 4）

本穴为三焦经原穴，原穴本通三焦之气，因此本穴为三焦经特质最显著之穴位，**为原穴中之原穴，**调气作用极强，为整体调节常用之穴，除善治子宫位置异常外，亦**为治糖尿病之常用要穴。**

灸本穴及府会、中脘，**治疗子宫位置不正效果尤佳，亦可治妊娠呕吐（灸之最宜）。**本穴亦为治疗糖尿病（消渴）之要穴，对治疗口渴、烦闷疗效甚佳（《医宗金鉴》）。

本穴**治疗手腕痛**效果甚佳《医宗金鉴》，治疗腕痛所致之肩不上举（《神农经》《医宗金鉴》），效果尤佳。基于对应，本穴亦可治踝关节扭伤。

三焦属少阳，因此本穴亦可治寒热疟疾（《医宗金鉴》）。

本穴配曲池、合谷、外关可治肘部和腕部疼痛。

灸阳池亦可治急性睾丸炎（同侧）。

日本医生泽田健说：在整体治疗中，中脘和阳池绝对不能缺少。常说的"病气"，就是气受了障碍。气在三焦，一定要用阳池、中脘，刺激阳池有调节内脏功能的作用。因此泽田先生在治一切病时，必灸左侧阳池，以提高三焦的原气，使自然治愈力加强，并以此穴治子宫位置异常，颇有疗效。

5. 支沟（经火）（SJ 6）

本穴为三焦经经穴，"病变于音者取之经"，亦与气有关，但属性为火，因此不但善于调理气机（善治痞闷），亦能活络散瘀，因此善治咽喉肿、突然不能出声，亦可治呼吸困难、胸闷，或热病汗不出等病症。此外，本穴亦为治疗便秘之常用特效穴。

治胸脘痞闷、胁肋疼痛、肋间神经痛。本穴为三焦经经穴，有通关开窍、活络散瘀、调理脏腑之效，对于气机运行失常所致的胸脘痞闷、胁肋疼痛之症有特殊疗效。治疗肋间神经痛以本穴配阳陵泉，效果极佳。阳陵泉和支沟都是治疗肋痛的要穴，而以阳陵泉治侧面、支沟治前侧效果最好。

治腹痛便秘。针刺支沟（经火穴）单穴即治便秘，笔者于临床见患者因其他病证前来治疗，兼有便秘者则于支沟加刺一针，每见大效。便秘严重者，可配合照海、足三里、天枢等穴则效果更佳，配大陵、外关可治腹痛秘结。

治急性腰扭伤，腰疼难转侧。三焦为原气之别、主持诸气，三焦有导引原气出纳运行于一身之中的功能，内外上下无所不通，对气机运行失常而致的气滞血瘀，改变疏通三焦之经气可起调理气血之作用。又三焦与肾通能治肾病，腰痛为肾病之一，本穴为宣气机、散郁结的要穴，急性腰扭伤及气机受阻，气滞血瘀、不通则痛，故可选用支沟穴宣通气机、疏通经络，如严重者配合拔火罐及委中放血，则效果更好。

治坐骨神经痛。依经验以本穴配外关，对于侧身"胆经"的坐骨神经痛效果极好。

此外，本穴治胆固醇偏高亦有效，配阳陵泉和丰隆则疗效更佳。

6. 天井（合土穴）（SJ 10）

本穴是火经的土穴，系三焦子穴，泻之可治疗少阳经之郁火邪热、凝滞经络所成之瘰疬，因此本穴素为治疗瘰疬（颈淋巴结结核）之要穴（见《玉龙歌》《玉龙赋》《胜玉歌》），灸之效果较佳。配曲池透臂臑，或配小海治疗颈淋巴结结核。至于肘关节的疾病如风湿性关节炎等，与湿、与土有关，本穴亦可治之。

本穴素为治疗瘰疬（颈淋巴结结核）之要穴（《金鉴》《玉龙赋》《玉龙歌》《胜玉歌》），此乃因本穴为三焦（属火）经子穴（合土），泻之可治疗少阳经之郁火邪热，凝滞经络所成之瘰疬（灸之效果较佳）。

泻本穴亦**可治疗各种瘾疹**（《医宗金鉴》《玉龙歌》）。

本穴治疗肘痛、尺骨神经痛，效果亦佳。

本穴是火经的土穴，对因脾土虚证所致的某些神经症状（火主神志），如癫痫或脑神经病变，以及癫狂等均有卓效。

第十一节 胆 经

1. 阳陵泉（合土穴，筋会）（GB 34）

本穴为胆（木）经合土穴，又为筋会穴，因土主肉，主四肢，因此用本穴治疗四肢筋肉不利之运动系统障碍及病变颇为有效，**为治疗半身不遂之主要穴道**。又本穴为足少阳合穴，合治腑病，因此治少阳病（胸胁苦满、寒热往来、口苦咽干等）效果亦佳。又因系木经之土穴，因此对于肝（木）脾（土）不和，肝木侮土或木不疏土之病也极具特效。又木主筋，土主肉，木主风，土主湿，筋肉及风湿并治，又少阳主骨所生之病，因此本穴筋骨肉病皆治，为治关节风湿的重要穴位。以下略作叙述。

（1）**治偏头痛、三叉神经痛、上肢神经痛**。《灵枢·九针十二原》说："疾高而外者取之阳之陵泉"，针刺本穴对于偏头痛、三叉神经痛、上肢神经痛、手腕痛、五十肩等疗效颇佳，治疗落枕亦有效。针刺阳陵泉治疗上肢疼痛系从远处泻络治之，所谓上病下取，健侧取穴，此系既疏导又平衡，因此疗效颇佳。

（2）**治半身不遂**。本穴为筋之会，筋病皆能治之，对于运动系统之障碍及病变皆有疗效，为治半身不遂的主要穴道，也可治霍乱转筋。

（3）**治膝盖痛**，为治疗膝关节病变的要穴。《玉龙赋》《席弘赋》《玉龙歌》《马丹阳天星十二穴治杂病歌》皆以阳陵泉治疗膝痛。少阳主骨，筋会于此，故可治膝痛，常与阴陵泉、足三里并用，治疗膝痛、膝肿疗效甚佳。

（4）**治疗疟疾、口苦吞酸**。本穴为胆经之合土穴，少阳主半表半里，其热型为寒热往来，其主症为口苦、咽干、目眩，所以少阳经合穴阳陵泉对寒热往来之疟疾及口苦吞酸之症亦皆有效。

（5）**治肝胆疾患**。阳陵泉为胆经合穴，"合治内腑"，穴位近于膝关节，根据根结的理论，可喻为江河水流的汇集，并治于湖河之处，经气由此深入，进而入脏腑调理气血，所以肝胆疾患或胁痛腹满之症，多取阳陵泉。本穴亦能治胆石症、胆囊炎。针刺阳陵泉可增强胆囊的运动和排空能力，也可将结石顺利排出。

（6）**本穴治疗胁痛有特效**，已于支沟穴说明，可参考。**点刺本穴治带状疱疹甚效**。

（7）**治月经过多**。本穴为胆经之合穴，与肝经相表里，月经过多乃肝不藏血及脾不统血所致，针刺本穴可以疏经通络、肝脾并治，气摄血藏而月经自敛。

（8）**治药物注射后遗症**。某些刺激性较强的药物，如注射的位置近坐骨神经，常会引起局部肌肉痉挛、水肿并激发坐骨神经痛，有的半小时或一周内仍不能缓解，针刺阳陵泉，可以舒筋活络而止痛，一般可以立即获得止痛的效果，以手指重压本穴亦有相当的疗效。盖本穴为木经土穴，木主筋，土主肉，而少阳主骨，则本穴筋骨肉皆治也。

2. 阳辅（经火穴）（GB 38）

（1）本穴为胆经经火穴，为本经子穴，凡胆经实证均可泻治之，又"经主喘咳寒热"，最适治外感实证，因此本穴为治少阳胆经外感实证之特效穴，对于伤风感冒之治扁桃体肿、偏头痛尤具特效。

（2）本穴亦可治胆经经络上的疼痛，常配支沟、内关、足临泣治胸胁痛；配足三里、三阴交可治湿脚气。

（3）此外，本穴又治全身关节痛、腋下淋巴结肿，有一定疗效。

3. 丘墟（原穴）（GB 40）

（1）本穴为胆经原穴，理气导滞、舒经活络作用甚强，又本穴含木性，为本（木）经木穴，为真木穴，因此治转筋、胸胁病极效，又为治胆经虚实证之有效穴，也是治肝实脾虚之病的有效穴，治髀枢痛亦常用。

（2）治头目耳痛。本穴可清泄少阳郁热，治肝胆郁热循经上扰清窍所致的头目耳病颇有疗效。

（3）治肋间神经痛、胆囊炎、胆绞痛。本穴为胆经之原穴，具有疏肝利胆的作用，可疏通少阳经气血，为治疗肝胆郁滞胸胁疼痛之要穴，故可治胆囊炎、胆绞痛及肋间神经痛。水胸、气胸、胸膜炎等引起的胸胁痛、呼吸困难、喘息等症，均可立即取效。

（4）治脚背、脚腕疼痛。本穴为胆经原穴，舒筋活络、理气导滞作用极强，又是胆经之原穴，胆经虚实皆可调之，因此主治之症甚多，用于治脚背、脚腕疼痛最为有效，治脚踝、关节疼痛亦有良效。如配合董氏奇穴五虎穴施治，不但对脚腕背疼痛有立刻止疼之效，对于脚趾痛亦有特效。此外，本穴治髀枢痛亦甚效。

（5）本穴为胆经原穴，胆经虚实证皆可用之，因此本穴还能治疗目疾（肝开窍于目）、肋膜炎（寒热、咳嗽、半表半里）、疝气（胆经的流注）等有佳效；对肝实脾虚、肝木侮土之胃炎痛、胃痉挛等最具疗效。

4. 临泣（输木穴）（GB 41）

（1）本穴为木经之输木穴，亦属真五行，对胆经所行部位之疼痛皆有疗效，也可作为牵引针加强疗效。本穴**为眼科要穴**，又善于治小腹胀（宜配内庭）。由于本穴系八法交会穴，通于带脉，因此又善治妇科病。

（2）据《医宗金鉴》对本穴功效之说法，常用治结膜炎、流泪症、乳腺炎、颈淋巴结结核、腋下淋巴结肿。

（3）本穴配风池、百会、合谷治头痛、目眩。

（4）本穴配内庭治小腹胀满。

（5）**本穴为八法交会穴之一**，通于带脉，常配外关穴治疗手、足少阳经所经过部位与其所属络之脏腑的病症。

（6）**本穴是对子宫、胃、胆等痛症有效的经穴**，可治妇人病，如月经不调、月经痛，又可治心脏病诸症及胃痛、胆石痛，均见效。

5. 侠溪（荥水穴）（GB 43）

（1）本穴为胆经荥水穴，为胆经母穴，胆虚证皆可补之。又"荥主身热"，本穴亦可治伤寒发热、汗不出之证。透过水木同气相求尚可治晕眩。另本穴治结膜炎有效，也是同气相求之应用。

（2）本间氏所说之十指（趾）间的经穴均有发汗作用，是指荥穴善于治疗外感病，这是指"荥输治外经"而言，凡感冒宜浅针，这是因为病情不深，且以皮治皮所以应浅刺，浅刺亦对应于肺也。

（3）本穴配阳谷可治颔肿口噤（《百症赋》《医宗金鉴》）。

（4）本穴为木经水穴，能肝肾并治，治眼病及胆经之坐骨神经痛有效；治头晕、目眩亦有卓效。

（5）配内关、膈俞本穴治胸胁胀满疼痛。

（6）本穴配大椎、曲池、三阳络、足三里治周身串痛，痛无常处。

6. 窍阴（井金穴）（GB 44）

（1）本穴五行属金，因此能治木反侮金及气虚气滞、肝不条达之病。又本穴为井穴，镇定性极强，可治睡眠不正常之病（胆热则好眠，胆虚则不眠）。另外，肝胆之窍为目，井穴空间对应于孔窍，本穴名为窍阴，**故治肝胆之窍目疾甚有效。**

（2）**治疗失眠**。中医学认为睡眠与胆关系密切，胆热则好眠，胆虚则不眠，虽然心虚亦能导致失眠，但透过五脏别通之"心与胆通"。故亦可治疗心虚所致失眠，为治疗失眠之要穴。配曲泉、郄门可治心烦胆怯不得安眠，配内关、神门、足三里可治失眠多梦。

（3）**治目疾及胁间痛亦有效**。本穴与金相通，治胸痛、咳嗽、发热之呼吸系统疾患（《医宗金鉴》所谓：咳不得息热躁烦），亦为有效穴。对手足烦热、心烦热等引起的头痛、胸闷等亦见效。

第十二节 肝 经

1. 大敦（井木穴）（LIV 1）

（1）本穴为肝经井穴，为木经木穴，木性极强，善于治疗肝经病变。井穴能祛寒，由于肝经绕行阴部，**所以本穴治疗生殖器寒证如子宫下垂、阳痿、疝气、小便不禁均极有效**，灸法效果好，针刺效果亦佳。又因肝藏血，并有急救之功，所以用本穴治疗血崩效果亦极佳。

（2）**治疗疝病**。本穴为肝经井穴，为治疝的特效穴。盖肝主筋，前阴为宗筋之所聚，而肝经又环绕阴部一周抵小腹，所以各种疝病皆属于肝，大敦为肝经井穴，取刺本穴可以舒筋调肝祛邪，可治女子寒微下坠阴肿痛以及男子阴疝，病引小腹，治疗可配合太冲、照海、三阴交互用，效果良好，加刺关元则效果更好。肝经循行于生殖器，对于生殖器的痉挛或剧痛，此穴可为急救之重要治疗点。

（3）**治疗阳痿**。肝经绕行阴部，大敦为肝经井穴，能开窍祛寒，又为木经木穴，最治筋木之病。阴茎勃起与肝筋有关，故灸大敦治阴茎不能勃起甚效，针刺亦效。

（4）**治小便不禁**。本穴能调理下焦经气，气行则水行，调气可以摄小便，用治小便不禁极有效，针刺本穴男取左、女取右。

（5）**灸治血崩**。本穴能泻肝火、安脾胃。脾统血、肝藏血，故灸隐白配大敦能治血崩，如再加灸百会取其陷者，则其效更佳。三穴合用对于女子子宫大量出血或尿血、血崩，可立即急救，疗效极佳。无灸则毫针刺之亦有效。

（6）**治漏血逆产**。以本穴配横骨、关元、合阳，治阴道漏血配灸至阴治逆产。

（7）**治小腹阴部病变**。对侧腹部至下腹部及下腿内侧的疝痛、子宫出血、睾丸炎、子宫脱出、阴茎神经痛、腹部痉挛性疼痛等均有效。

（8）**治昏厥中暑**。本穴可疏逆厥气、调经和营、回阳救逆、清神志，针刺本穴及人中、百会、中冲、厉兑可治晕厥、中暑。对癫病发作、人事不省、猝死等，于此穴施以强刺激疗法，可以救愈。

2. 行间（荥火穴）（LIV 2）

（1）木穴为肝经荥火穴，为肝经子穴，能泻肝经实证。又荥能治热证，本穴因此善治生殖系统热证、炎证。肝郁能生火，本穴能泻之，故又**为疏肝理气之要穴。**

（2）治头痛、耳聋、耳鸣。本穴有清泄肝火、疏利肝胆、息风潜阳的功效，循经取穴又有宣通厥阴经气、通络止痛的作用，主治肝经实证、热证及其循经线上经脉阻滞所致诸症，临床上用于**治疗肝火上炎所致的头痛、耳鸣、耳聋、目赤肿痛、胁痛，有积极的疗效。**

（3）治鼻衄、咳嗽、吐血。本穴有平肝泻火、清肺降逆、凉血止血之功效，对于肝气上逆、木火刑金、肝火犯肺、灼伤肺络所致的咳嗽、吐衄有良好的效果。

（4）**治眩晕头痛。**针刺本穴有平肝潜阳、息风活络的功效，对于肝阳上亢、肝风内动所致的眩晕、头痛、舌卷语謇、口眼歪斜、半身不遂抽搐等症，疗效颇佳。亦常用治疗青光眼。

（5）**治肋间神经痛、胸胁及小腹胀痛。**荥穴治疗肋间神经痛有一定的疗效，《灵枢·五邪》指出："邪在肝即病胁中痛，取之行间。"肝经行胁下所以治疗肋间神经痛确有立即止疼之效。刺行间可疏通经络、理气止痛，治疗属于本经络脉气血郁所致的胸胁满痛、小腹痛。

（6）**治膝痛、膝肿。本穴素为治膝要穴。**《卧凌岩效应歌》《胜玉歌》《通玄指要赋》皆以行间治膝痛。临床上用本穴配足三里或申脉、金门对脚痛、脚肿亦有功效。

（7）行间穴**治生殖系统疾患**（阴部异味、月经不调、子宫出血）、遗溺、胆石疝痛、呕吐等非常有效，又可治小儿抽搐。

（8）此外，本穴还**治下腭痛（开口不灵）**，又可治因血钙降低所致的**手足抽搐**症，可使症状消失，血钙增高，可能与促进甲状腺功能有关。

3. 太冲（原穴，输土穴）（LIV 3）

（1）本穴为肝经原穴，理气调肝作用甚强，由于是原穴，故一切肝经病症均可取用。大敦所治诸症皆可以本穴为配穴，效果更佳。太冲为木经土穴，治疗肝脾（木土）不和之病甚效。有疏肝理脾之功，**为疏肝理气之要穴**，对多种风（木病）湿（土病）疗效显著，**亦为治风湿要穴。笔者常用此穴治疗膝痛甚效。**

（2）肝经绕过阴部一周，本穴为肝经输穴。荥输治外经，因此用本穴**治阴部病甚效**。本穴下有太冲脉经过，能以脉治脉，以脉治心，故对昏厥、心脏病等皆甚有效。因本穴与筋与心血有关（肝主藏血），因此本穴亦为治膝痛特效穴。因其为调肝要穴，所以对肝气、肝火、肝风抽动之病，及眼病、血证、头晕、肝炎、肝硬化等都有效。

（3）肝经上入颃颡至脑。**本穴治喉痛特效**，治神志病亦甚佳，尤其是**与合谷并用谓之开四关，能镇静**治失眠及多梦；**镇痉**治痉挛抽搐；**镇痛**治胆绞痛、痛经、头痛、肋痛；祛风能治中风；疏肝能治肝脾不和、郁证和结石。四关穴亦为治鼻病要穴，由于大肠经绕鼻之外侧；肝经过颃颡治鼻腔内部，因此合谷、太冲合用治疗鼻病甚效。

（4）**能急救强心**。本穴下有太冲脉经过，能以脉治脉，以脉治心，故对昏厥、心脏病等皆甚有效。

（5）**治头痛、眩晕、失眠**。肝阳上亢、肾阴不足、气血上逆，则头痛眩晕，针刺太冲斜刺60°直透涌泉穴，一针二穴可调节阴阳气血之升降，可滋阴潜阳，故用以治疗因肝肾阴虚之头痛、眩晕、失眠。

（6）治血管性头痛及巅顶痛。情志不舒，肝火调达，气郁化火，郁火上逆而犯清窍络所致头痛，巅顶痛又称为厥阴头痛，本穴为足厥阴经输穴、原穴，"五脏有疾，当取十二原"，故取太冲以镇逆潜阳、解郁疏肝、清胆火、平肝木，从而治血管性头痛及巅顶痛。

（7）**开四关治头晕目眩、失眠**。本穴和合谷相配称为开四关，一为阳经原穴，一为阴经原穴，二穴合针可通调三焦原气，开四关可以平肝息风、清热开窍，能镇定、镇静、镇痉、镇痛、疏肝祛风。治疗因肝火上炎、肝气上逆所致的头痛、眩晕、失眠、癫痫以及思想不集中等症颇有疗效。

（8）**治高血压**。肝阳上亢则头眩眩晕，血压上升，针刺太冲，可清息肝火、肝阳，平逆气，血压自平，如加刺曲池、阳陵泉则效更佳。

（9）**治眼病**，如结膜炎、夜盲、青光眼。肝开窍于目，肝经风热上扰或肝火上炎则生各种眼疾，针刺太冲穴可清息肝火、肝阳，疏泄肝经风热，因此用本穴治疗结膜炎、夜盲、青光眼颇有疗效。

（10）**治风火牙痛、虚火牙痛**。肝与大肠经脏腑别通，而手足阳明经脉，分别进入齿之上下，常规取穴合谷、足三里应有疗效，如果效果不好加针太冲必可取得良效。这是根据肝经循行，其支者从目系，下颊里、环唇内，太冲为肝经的输穴和原穴，刺太冲可缓解牙痛。

（11）**治颜面神经麻痹**。肝经循行，其支者从目系，下颊里、环唇内，经络所过，主治所及。太冲为肝经的输穴和原穴，所以刺太冲治颜面神经麻痹甚效。

（12）**治颞颌关节紊乱**。太冲为木土之穴，与筋肉相应，肝经又环唇，所以治颞颌关节紊乱有效。

（13）**治手连肩痛、手脚不利**。《标幽赋》云："寒热痹痛，开四关而已。"针刺合谷、太冲，可疏泄二经瘀滞，通络活血，治疗、手连肩痛、手脚不利及风湿病，疗效颇佳。

（14）**治行步艰难**。久行伤筋、气滞血凝所致的股肿疼麻，痿弱挛急，行步艰难者，取刺本穴施以补法，可旺盛气血、疏经通络、养血强脉，则病愈矣。

（15）**治关节屈伸不利**。对于气阴两虚、寒邪凝滞而致关节屈伸不利之痛痹，采取养阴平肝散寒之法，每获良效，取太冲一穴即可中的。

（16）**治胃痛、呕吐、腹胀泄泻**。本穴具有疏肝理气、扶脾和胃之效，针刺本穴对于肝木乘脾所致的胃病、呕吐、腹胀、泻痢等症有效。

（17）**治胆囊炎、胆石症**。肝胆二经相表里，针刺太冲疏泄肝胆湿热，可清肝利胆，治疗胆囊炎、胆石症颇有疗效，如加刺委中穴则疗效更好。

（18）**治疝气**。肝经绕阴器抵小腹太冲，为肝经原穴，可疏调肝脉，能治愈寒滞肝脉所致的疝气偏坠。肝喜条达而恶抑郁，主疏泄而恶瘀滞，针刺本穴可治疗因肝气不舒、情志抑郁而致的郁证、癔病，妇女月经不调、崩漏等。

（19）**治梅核气**。太冲为木经土穴，治疗肝脾（木土）不和之病甚效。有疏肝理脾之功，为疏肝理气之要穴，又肝经穿过喉咙深处，亦是经络所过，主治所及。

4. 中封（经金穴）（LIV 4）

（1）本穴为肝经经金穴，古诀（《胜玉歌》《玉龙歌》《玉龙赋》）认为本穴**善治行步艰难**（配太冲或足三里更佳），这是因为金能克木，若不克木，木则舒矣，也是同气相求的应用。

（2）**治泌尿生殖系统疾病**。可灸治遗精，对于阴缩、小便困难亦有疗效（《医宗金鉴》）。此外，还能治睾丸炎、膀胱炎、尿道炎等病症。

（3）本穴配合谷、曲池可治急性肝炎。配肝俞、胆俞、期门、章门、足三里亦可治肝炎。

5. 曲泉（合水穴）（LIV 8）

（1）本穴为肝经合穴，合主"逆气而泄"，故能治肝之逆气，对子宫下垂及肝阳上亢之证皆极有效。本穴为肝经水穴，又**善治阴部及与肾水有关之病**，如尿道炎、淋病、阴囊水肿等。由于本穴系肝经母穴，故又为肝虚之病之要穴，为肝经（属木）之水穴，能水木两治，所以是治肝虚肾虚两用之要穴。

（2）本穴有舒筋活络、清湿热、利下焦的作用，又为肝经合穴，因此亦能治疗疝气而为治**阴囊水肿、女子阴挺（子宫脱垂）阴痒之要穴**（《医宗金鉴》《席弘赋》）。本穴配关元、中极、太冲、三阴交治疝痛、阴茎痛；配百会、气海、三阴交、照海、大敦等穴治疗子宫脱垂。

（3）此外，本穴治尿道炎、淋病均有效，又为治肝虚之视力减退、眩晕、神经衰弱、遗精等症的妙穴，**亦能治膝关节风湿疼痛。**